ACHTUNG!

Trotz des leicht verdaulichen
Inhalts ist dieses Buch ***nicht***
zum Verzehr geeignet.

Inhalt

1. Body-Optimierung: »Und morgen fang ich an ...«

Warum wir mit unserem Körper chronisch unzufrieden sind, aber trotzdem nicht in die Hufe kommen, daran etwas zu ändern

Ende der achtziger Jahre. Siebte Klasse. Sportunterricht. Wir waren angetreten zur großen Body-Schau. Ich wie immer mittendrin in der jämmerlichen Resttruppe zwischen den Mauerblümchen und Ladenhütern. »Mannschaften wählen!« lautete der Auftrag fürs Aussortieren. Die beiden größten Sportasse der Klasse entschieden abwechselnd, wer einen der begehrten Plätze in der Herde bekommen sollte. Das ging schnell – bis nur noch die auf der Bank saßen, die keiner in seinem Team wollte: die Flaschen, die Flauschigen, die Langsamen. Ich, einen Kopf kleiner als die Sportskanonen und, selbst wohlwollend betrachtet, nur halb so breit, gehörte dazu.

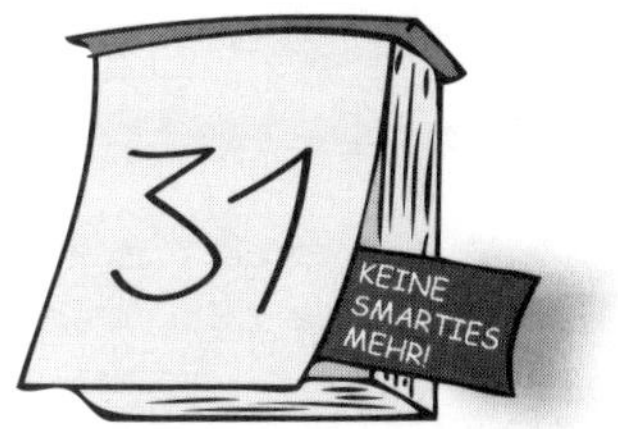

Offiziell hat mir das natürlich gar nichts ausgemacht: »Was sind das schon für Kerle, die sich nur dank Kraft durchsetzen? Sich mit Schönsein oder Tore-Schießen beliebt machen und beim Lehrer mit Klimmzügen schleimen? Da steht der angehende Mann von Welt doch drüber, oder?« – Ehrlich gesagt: ich leider nicht. Und so beschloss ich, nicht länger der Letzte beim Klassen-Casting zu sein. Ich rannte, sprang, turnte und boxte mich durch sämtliche Sportdisziplinen. Ich probierte es mit Fuß- und Federball, wuchtete sehr zum Befremden meiner Eltern und Geschwister sogar Hanteln im Wohnzimmer und kraulte durch alle Badeseen, die ich erreichen konnte. Ich wetzte durch Felder, Wiesen und Wälder rund um meinen Heimatort Kirchzarten im Schwarzwald und merkte schließlich: Da ging was! Irgendwann war ich nicht mehr der Letzte unter den Luschen, wenig später nicht mal mehr der Vorletzte – und dann war die Schulzeit auch bald vorbei. Aber immerhin: Ein bisschen schicker aus dem Strumpf zu kommen – das tat auch danach noch richtig gut.

Auf dem Weg zum ersehnten Body in Bestform stand mir allerdings ein kleines Problem im Weg: ***Ich war süchtig – nach Cola und Snickers-Brötchen.*** Ich kippte die braune Brühe literweise in mich hinein (schmeckte ja – und war cool). Und ich kaufte mir zwei (oder drei) pure Weißbrötchen und bohrte mit dem Daumen Löcher rein, die ich dann mit Snickers stopfte. Wenn ich's noch weicher wollte und gerade kein Snickers greifbar war, nahm ich es auch mit der Ersatzschmiere Zentis Nusspli auf. Das war so lecker, dass ich einfach kein Ende fand.

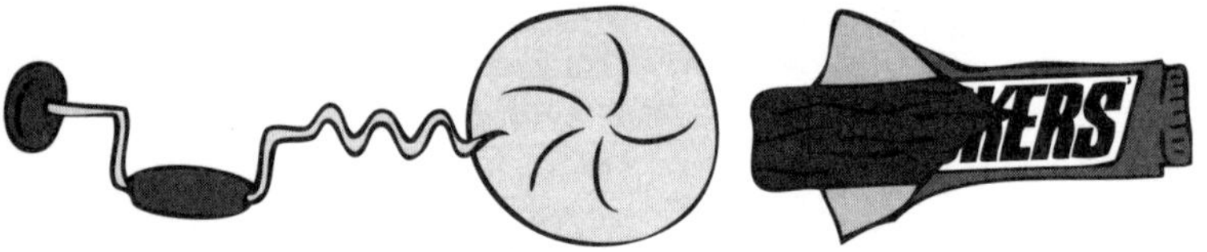

Es dauerte ein bisschen, bis ich kapierte, dass das Gestrampel an der Hantel zwar Problemzonen in Problemzonenrandgebiete verwandeln kann, doch dass der große Wurf ausbleiben musste, solange ich mir das mühsam Abgeturnte wieder anfutterte. ***Der ewige Kampf zwischen Kopf (»Iss gesund!«) und Bauch (»Her mit der Schokolade!«) hatte begonnen*** – und sollte sich fortsetzen ...

... wie bei den meisten anderen Menschen auch. Ich stellte fest, dass ich mich mit meinen Formerhaltungs- und Optimierungskämpfen in riesengroßer Gesellschaft befand: Kaum jemand ist komplett kummerfrei mit den eigenen Konturen. Und gerade wer in letzter Zeit mal wieder Geburtstag hatte, eine Frau ist oder zur Gattung der modernen Männer gehört, die Wert auf ihr Äußeres legen, der weiß genau, was ich meine – und beschäftigt sich wenigstens hin und wieder mit dem Gedanken, ob er nicht etwas tun sollte, um sich selbst zu verbessern. Wie schön wäre es, das Haltbarkeitsdatum ein wenig zu verlängern und die Pflegekasse erst später zu belasten – was nicht heißt, dass wir uns nicht mögen. Nein, »nicht mögen«, das wäre übertrieben. Schließlich wird das mit dem Schönheitswahn ja überschätzt: Was wirklich zählt, sind natürlich nur die Intelligenz und die erkleckliche Anzahl innerer Werte, die uns unschlagbar machen. Und trotzdem – irgendwas ist ja immer. Hier zieht's ein wenig, da quetscht sich was. Rund um Bauch, Beine, Po, Kopf, Füße, Arme, Kinn und Hände besteht Optimierungsbedarf. Die gute Nachricht: »Da geht noch was!« – aber selbstverständlich folgt ihr die schlechte auf dem Fuß: Denn das, was da geht, das geht ... lebenslänglich!

Wussten Sie, dass ganze zwei Prozent aller Frauen sich richtig schön finden? Sie finden das beneidenswert? Dann denken Sie mal scharf nach, schließlich ist dieser Traumzustand nicht von Dauer: Das Glück bleibt flüchtig, Schönheit vergänglich – also heißt es vorsorgen, ausbessern und nacharbeiten, bevor der Traum die Seifenblase macht und zerplatzt.

Ich kenne Leute, die haben sich den Erhalt ihres Traums vom schönen Körper zur Lebensaufgabe gemacht. Isi zum Beispiel, Typ »Beinahe-Miss-Baden-Württemberg«, aber mit Bodenhaftung. Isi war Schönheitskönigin in der neunten Klasse und seitdem auf Erhalt ihres »Adelstitels« bedacht. Inzwischen ist sie erwachsen, steht undefinierbar irgendwo am Anfang der besten vierzig Jahre ihres restlichen Lebens. In manchen Minuten gehört sie zu den zwei Prozent der mit ihrem Aussehen zufriedenen Frauen – glaube ich zumindest, wenn ich mir angucke, wie sie vorm Spiegel steht.

Doch nach der kurzen Freude am eigenen Widerschein befällt sie stets die Furcht, es könne sich etwas verändern – durch Nachlässigkeit, falsche Ernährung, falsche Kleidung, falsche Bewegung, falsche Männer oder versäumte Diäten, Schönheitskuren und Operationen. Moment mal: »Versäumte Operationen«? Gibt es für Isi einen Zwang, zu Skalpell und Botox zu greifen? »Heute geht ja alles«, sagt Isi, »so bin ich den Launen der Natur nicht mehr hilflos ausgeliefert.« In der Tat, vieles ist möglich. Und in Isi weckt jede ungenutzte Möglichkeit die Unzufriedenheit des »Ich hätte, ich könnte, ich sollte«.

Um gegen jeden erdenklichen Selbstzweifel gewappnet zu sein, hegt und pflegt Isi in ihrer Wohnung eine Bibliothek voller Ratgeber zu den Themen »Abnehmen«, »Jungbleiben«, »Fit-Werden«, »Schön-Operieren«, »Schminken«, »Anziehen« und »Glücklich-Sein«.

Ich muss zugeben: Ich gucke da auch ganz gerne mal rein. Den Dauerkampf um die Schönheit fechten nämlich schon lange nicht mehr nur Frauen aus. Knapp 60 Prozent aller Männer wollen jetzt auch gut aussehen – sagen sie zumindest. Für das angeblich stärkere Geschlecht steht allerdings die Nützlichkeit im Vordergrund. Also ein erfüllteres Liebesleben und verbesserte Karriere-Chancen. Ein kerniges »Hauptsache gesund!« reicht nicht mehr.

Wenn ich mir die Männer um mich herum so ansehe und mir ihre Lebenspläne anhöre, kann ich nur sagen: Da kommt was auf uns zu. Nehmen wir meinen alten Kumpel Matti als Beispiel, der bisher mollig mit ausgeprägtem Pommes-Kuchen-Endlager im Frontbereich sein Leben gelebt hat. Er will, gibt er an, demnächst was tun, um die Wampe endlich in ein Waschbrett zu verwandeln. Er hofft, dass das die Suche nach der Frau fürs Leben erleichtert.

Markus, Manager und, wie er sich selbst nennt, eines meiner »Langzeitprojekte«, benutzt das Wort »Body-Shaping« neuerdings nicht mehr wie ein Fremdwort – seit er einen gleichnamigen Kurs belegt hat. Sein Ziel: Ein Upgrade der kompletten Performance – mit Schwerpunkt auf der Abwicklung der Bauchsparkasse. Danach soll dann der Abflug nach oben kommen. Mindestens eine Stufe höher in der Hierarchie muss jetzt mal sein.

Mein Nachbar Klaus, Lehrer, Klugscheißer, Besserwisser, googelt neuerdings immer öfter Wörter wie »Glatze«, »Tränensack«, »Hühnerbrust« – damit er mitreden kann, wenn die männliche Nachbarschaft in der frauenfreien Zone am Grill diskret Geheimrezepte austauscht. Schließlich will er nicht seinen Ruf gefährden, wo er doch sonst immer alles weiß.

Nur Hans-Dieter, passives Mitglied im Kegelklub meiner Tante Käthe, gehört noch zu den Exemplaren, die sich nicht nur vom Haaransatz bis zur Fersen-Hornhaut gefallen, sondern ihre Geburtstage verschlafen, Spiegel übersehen und Abnutzungserscheinungen aussitzen, um das Älterwerden zu verpassen.

Doch diese Gattung stirbt wohl langsam aus. Die Welt ist kein Dorf mehr, in dem der Mann sich allenfalls mit dem Ortsvorsitzenden messen muss. Multimedial sind modelmaßgeschneiderte Männerfiguren überall verfügbar. Die Konkurrenz in Hochglanzmagazinen und auf Flachbildschirmen schläft nie. Und wenn sich jetzt auch noch das 3D-Fernsehen etabliert, wird es ganz hart für die Männerwelt. Da werden knackige Figuren für die Frau neben ihm auf dem Sofa greifbar – und setzen Maßstäbe, an denen keiner mehr vorbeikommt, wenn er eine Frau von Format beeindrucken will.

So eine wie Sabine, Powerfrau mit Männergehalt. Die verdient ihr Geld selbst, ist nicht mehr auf die inneren Werte der Herren-Portemonnaies angewiesen und guckt ihnen deshalb lieber auf den Body als in die Brieftasche. Das ist Stress – für die Männer, die Sabines Scanner-Blicken standhalten müssen.

Da bleibt keiner mehr resistent gegen ein Verbesserungskonzept aus der Kategorie »Ich könnte doch mal«. Denn spätestens wenn der elegante Sprung ächzenden Klimmzügen am Türrahmen gewichen ist, wenn man sich nur noch mühsam aus dem Tiefergelegten schraubt, folgt ein letztes Aufbäumen gegen das Schicksal. Der bis dahin latent Selbstzufriedene ist nun doch zur Prophylaxe bereit.

Die Sabines von heute können an jeder Ecke unerwartet auftauchen und machen von der Macht ihrer Blicke ungeniert Gebrauch – selbst wenn sie schon gut verheiratet sind. Einfach nur so zum Spaß – so, wie sich das früher nur Männer trauten. Das hat Folgen: ***Mit dem Wunsch nach perfekten Formen entdeckt das männliche Geschlecht auch das Gemecker am eigenen Körper.*** Und schon geht der Aktionismus los. Es lässt sich vieles anstellen, um optische Unpässlichkeiten erst einmal wegzuretuschieren: Hüftgold verhüllen, mit orthopädischen Trickschuhen die knorpeligen Beine verlängern, die käsige Haut auf Dynamik bräunen, mit einer Kollektion Baseball-Caps den Haarmangel oben kaschieren, damit die Blicke der Damenwelt (manchmal sogar mit Erfolg) geschickt nach unten gelenkt werden, wo die letzten Föhnfransen unter dem Rand hervorlugen.

Frauen können die Trickkiste der optischen Verschleierung natürlich noch weiter öffnen als wir Männer: Make-up auflegen, Haare färben, Fingernägel neu verkleben, mit hohen Hacken die properen Waden strecken und mit pushender Gummiunterwäsche Problemzönchen in Form quetschen.

Warum auch nicht, solange es funktioniert? Aber sich unters Messer legen, Gift gegen Falten spritzen, Fett an unliebsamen Stellen absaugen oder anderswo aufpolstern – das sind schon härtere Nummern und nicht jedermanns Sache. Ich bin froh, dass es noch etwas dazwischen gibt – die vermeintlich sanften Touren. Ohne Blut, aber mit Schweiß. Ohne große Kosten, aber mit viel gutem Willen. Maßnahmen, die im Prinzip für jeden machbar sind:

Einfach mal ein paar Kilo (oder mehr) abnehmen; schlicht und ergreifend weniger Nahrungsschrott essen und sich endlich zum Sporteln aufraffen; mehr raushauen als reinstopfen; Schwitzen statt Sitzen. So kommt man schließlich auch zum Traumbody. Kann doch nicht so schwer sein. Außerdem steckt noch mehr dahinter als reine Eitelkeit:

Die Gesundheit lacht, die Krankenkasse belohnt's, der Schweinehund schrumpft. Das Leben wird länger und schöner.

Also los – auf geht's zum Totalumbau. Der Wunsch nach Verwandlung ist gar nicht zu bändigen. Während man wohlig warm und satt auf dem Sofa liegt, werden Pläne geschmiedet, die es in sich haben: ***»Zehn Kilo in zehn Tagen«, versprechen gleich acht Frauenzeitschriften im Supermarktregal,*** während die Männerblätter noch das ersehnte Sixpack obendrauf anbieten. Die Entscheidung ist nun wirklich nicht mehr schwer, funktioniert aber nicht ohne kleine Diskussionen mit dem Schweinehund. Bei Männern verlaufen die meistens recht schlicht:

Mann: *»Ich muss mal abnehmen.«*

Schweinehund: *»Klar, ist aber nicht so einfach. Wir haben das im letzten und im vorletzten Jahr doch schon mal probiert.«*

Mann: *»Aber das war die falsche Methode. Ich hatte immer Hunger.«*

Schweinehund *(blättert im Männermagazin): »Mit mehr Muskeln soll's ohne Kohldampf gehen.«*

Mann: *»Super, dann mache ich mir mehr. Morgen fange ich an.«*

Während der angehende Diät-Mann noch mutig zu Hause erzählt, was er vorhat, schweigt die Frau lieber. In Sachen Diät ist sie vielfache Wiederholungstäterin. Sie weiß um die Peinlichkeit, wenn es dann doch wieder nichts wird. Trotzdem nimmt sie das neue Blatt mit den zehn Kilo in zehn Tagen mal mit in die Küche. Ihr Schweinehund hoppelt hinterher, sieht ihren sehnsüchtigen Blick und warnt:

Schweinehund: *»Fang nicht wieder mit so was an. Das klappt sowieso nicht.«*

Frau: *»Aber hier steht, dass es ganz einfach ist.«*

Schweinehund: *»Denk ans letzte Mal.«*

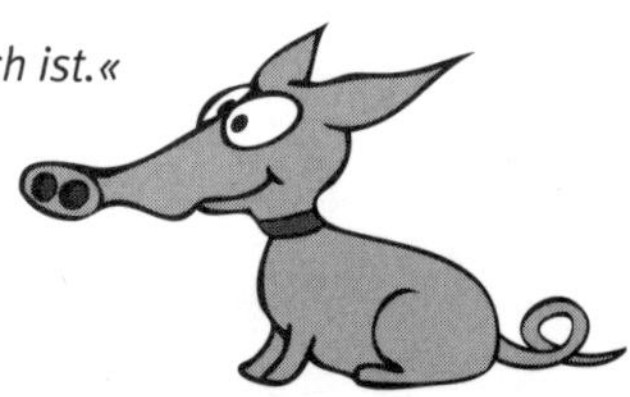

Frau: *»Ja, aber da habe ich auch nach zwei Tagen wieder aufgehört. Diesmal nehme ich mir das ganz fest vor. Ich werde eisern hungern.«*

Schweinehund: *»Das hält keiner durch.«*

Frau: *»Weiß ich, aber mit dieser Diät hätte ich in zehn Tagen alle meine Probleme gelöst. Zehn Tage! Was ist das schon im Vergleich zum Rest des Lebens?«*

Ob Mann oder Frau – wer sein Gewicht Richtung Traumzahl auf der Waage schrumpfen lassen möchte und allen erdenklichen Diätratgebern glaubt, muss offenbar nur wählen zwischen der »Super-Wunder-« und der »Wow-Wahnsinnsdiät«: Frauen mit Essens-Abbau, Männer zusätzlich mit Muskelaufbau.

Wenn Gewichtsreduktion so einfach wäre, wie jede Woche neu versprochen und von den Käufern der Diätblätter heiß ersehnt wird, kann doch etwas nicht stimmen. »Warum habe ich das bloß in den letzten Wochen, Monaten, Jahren und – äh – Jahrzehnten nie geschafft?«, fragen sich Isi und Sabine, während sie in der neuen »Welt für die Frau« Ursula anstarren. »Die 53-jährige vierfache Mutter«, so steht in der Bildunterschrift, »versteckte ihre 130 Kilo früher unter wuchtigen Zelt-Shirts.« Und jetzt hüpft sie mit 60 Kilo Fliegengewicht im geblümten Sommerkleidchen durch die Diät-Seiten. »Wenn die das hinkriegt, schaff ich das ja wohl auch«, sagen sich Isi und Sabine. Logisch: Alles erscheint simpel. Man muss ja nur durchhalten. Nicht denken, nicht kreativ sein, nicht an unlösbaren Aufgaben scheitern – sondern nur das machen, was im Diät-Plan steht. Und zwar einmal richtig. Und danach nie wieder.

Isi hat mir das Prinzip mal erklärt, als ich sie, bewaffnet mit Diätrezepten, im Supermarkt traf: »Dass es beim letzten Mal nicht geklappt hat, lag einfach daran, dass ich am Tag drei der Diät keine Biodatteln fand, das Dattel-Rezept nicht machen konnte und kurzerhand wieder aufgeben musste. Außerdem wussten die Zeitschriftenmacher nicht, dass Oma am Tag zwei Geburtstag hatte und den Rest ihres Lebens beleidigt gewesen wäre, wenn ich ihre Torte verweigert hätte. Die Sache mit dem Heißhunger in der Nacht von Tag eins auf Tag zwei war auch nicht einkalkuliert.«

»Schwamm drüber«, meint Isi und blickt optimistisch in die Zukunft: Nur gut, dass Neujahrstage und Urlaube sich jährlich wiederholen. »Beim nächsten Mal wird alles besser.« Hinter solchen Ansagen steckt meist das Zweite Ich, eine komische Stimme, die sich immer einmischt, wenn es um Ausreden geht. Das Zweite Ich hat merkwürdige Argumente – in guten wie in schlechten Zeiten. Beim Vorsätze-Fassen ist es unglaublich vernünftig, macht Versprechungen, zaubert Motivations-Bilder in den Kopf und weiß zu überzeugen. Es will nur unser Bestes – also gesundes Essen, eine gute Figur und Erfolg in jeder Hinsicht.

Am schönsten säuselt es in der Planungsphase:

Zweites Ich: *»Stell dir mal vor, wie großartig dein Leben wird, wenn du diesmal durchhältst. Du wirst phantastisch aussehen. Alle werden dich bewundern. Jede Klamotte wird passen. Deine Probleme werden sich in nichts auflösen. Das Glück wird dir zufliegen.«*

Das gefällt dem **Ich**, davon kann es gar nicht genug kriegen. Die Motivation steigt von Minute zu Minute, die Stimmung ist prima. Ich und Ich sind ein starkes Team – bis der erste leichte Hunger aufkommt.

Ich und Ich bestärken sich gegenseitig: *»Jetzt bloß nicht schwach werden. Heute bleibt der Kuchen mal beim Bäcker.«*

Langsam wird Bauchgrummeln hörbar. Die Stimmung wird schlechter. Es ist, als ob ein kühler Wind aufkommt. Das **Ich** gerät ins Schwanken.

Ich: *»So ein Kuchen wäre jetzt doch ganz schön.«*

Das **Zweite Ich** schwankt mit.

Zweites Ich: *»Hast nicht ganz unrecht. Aber wir haben heute morgen noch was anderes beschlossen, vergiss das nicht.«*

Das **Ich** windet sich noch, gerät aber bald – vom Hunger gebeutelt – in Not:

Ich: *»Nein, das vergesse ich nicht, aber, Hilfe, mir geht's richtig schlecht. Ich glaube, das überlebe ich nicht.«*

Zweites Ich: *»›Nicht überleben?‹ Was soll das heißen: ›Nicht überleben‹?«*

Ich: *»Alles. Mein Herz rast, mein Körper zittert, mein Hirn und mein Bauch schreien um die Wette, ich kippe gleich um, wenn jetzt nichts kommt.«*

Das **Zweite Ich** erkennt den Ernst der Lage. Es ist ja kein Bösewicht, sondern der Freund und Helfer des Ichs. Es will nur sein Bestes – aber das ist erst in zweiter Linie die Gesundheit, die Figur und der Bodymassindex. In erster Linie geht's ums Überleben. Und sobald das Ich an diesem zweifelt, wechselt das Zweite Ich automatisch die Strategie:

Zweites Ich: *»Na los, her mit dem Kuchen! Hau rein! Das muss ja jetzt sein!«*

Puh, das **Ich** ist erleichtert. Die bedrohliche Hungersnot konnte im letzten Moment abgewendet werden, alles ist wieder gut. Aber da war doch noch was? Ach ja, das Grundproblem mit dem Abnehmen ist nicht gelöst. Die chronische Unzufriedenheit ist ja auch nicht einfach verschwunden. Sie kommt wieder, sobald man schön satt ist.

»Und was jetzt?«, fragt das **Ich**.

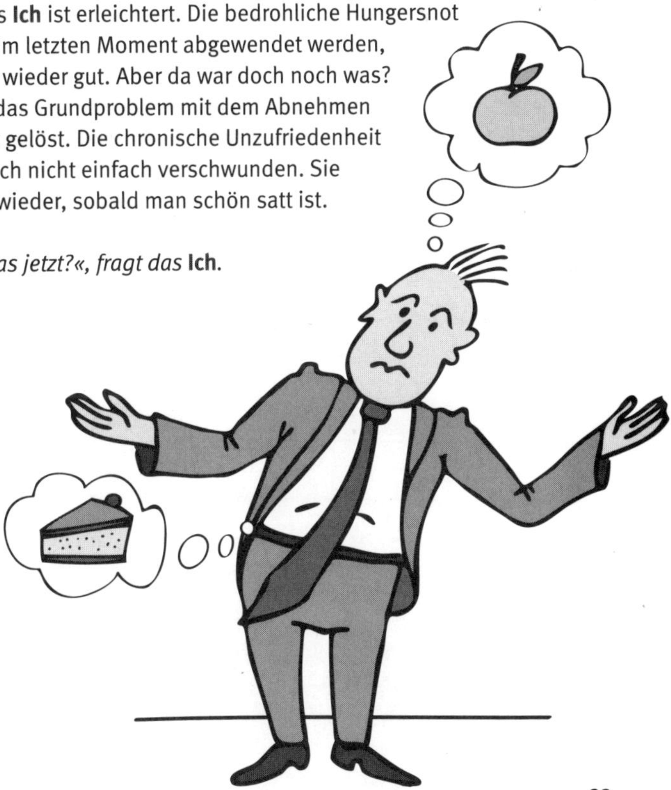

DIÄTEN FUNKTIONIEREN NICHT!

Wer dir eine Diät verkauft, will nicht, dass du Erfolg hast. Er will dir noch eine Diät verkaufen.

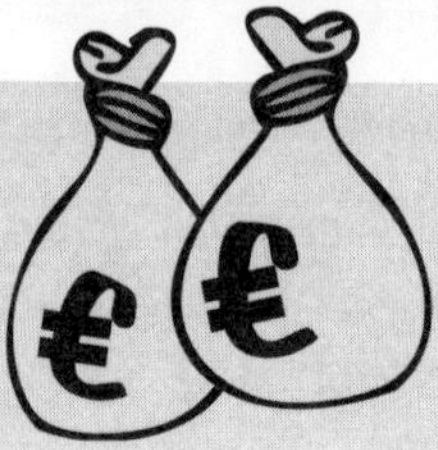

»Neustart, was sonst?«, sagt das **Zweite Ich** *wieder voller Zuversicht. »Aber diesmal unter besseren Bedingungen. Da müssen einfach die Eckdaten stimmen.«*

Zweites Ich: *»Wir brauchen mehr Zeit, Ruhe, eine andere Umgebung, weniger Stress, mehr Geld, mehr Lust, einen neuen Job, eine größere Wohnung, vielleicht einen besseren Partner, endlich einen eigenen Coach und einen Koch gleich dazu, ein effektiveres Programm. Mal sehen, was die Zeitschriften nächste Woche anbieten.«*

Solche Gedanken sind übrigens weit verbreitet. Sie sind Symptome, die auf eine klassische Diätkrankheit hin deuten, die von den Betroffenen selten in vollem Ausmaß wahrgenommen wird. Es handelt sich dabei um die chronische Verschieberitis. Die ist ansteckend, hartnäckig und nur schwer zu therapieren.

2. Verschieberitis: »Morgen, morgen, nur nicht heute ...«

Die Angst vor dem Start ist eine Plage, die uns immer befällt, wenn nach hinten noch Luft ist – von Alibisuche und Opfergeschichten

Der Wunsch nach verbesserten Körperstrukturen stellt sich pünktlich zum Neujahrstag ein. Oder nach Geburtstagsfeiern. Oder nach Schockerlebnissen. Das können Arztbesuche sein. Oder Stippvisiten in fies halogenbestrahlten Umkleidekabinen mit unentrinnbaren Rückspiegeln.

Soll dem Wunsch nach Veränderungen die Umsetzung folgen, tritt gemeinhin die Verschieberitis auf. Die kennen wir alle. Sie zeigt sich umso stärker, je mehr nach hinten noch Luft ist. So hindert sie uns zum Beispiel vom ersten Januar bis zum neunundzwanzigsten Mai an der Steuererklärung. Oder am Kelleraufräumen rund um die Uhr und jahrelang. Klar, da könnte mal was getan werden: wegschmeißen, umschichten, zumindest eine Schneise ins Chaos schlagen. Aber warum denn gerade jetzt? Ob wir's an diesem Wochenende machen, am ersten Weihnachtstag oder vorm Sommerurlaub, spielt doch nun wirklich keine Rolle, oder?

Unter Selbstverbesserern grassiert die Verschieberitis, wen wundert's, auch in der Vorbereitungsphase zur nächsten Diät. Also ziemlich oft. Aber diesmal soll es ja gelingen, also rücken wir der Plage mit dem Mikroskop zu Leibe.

Was tun wir eigentlich, wenn etwas gelingen soll? Richtig: Wir planen. Und zwar ordentlich, das lernt man ja schließlich in jedem Management-Seminar. »Visionen brauchen Vereinbarungen«, »Keine Spiele ohne Ziele«. Herrlich, wenn uns bei unserem Vorhaben ein Plan zum Ankreuzen oder (leider etwas schwieriger) zum Selbstausfüllen unterstützt: »Ich möchte in den nächsten acht Wochen erreichen, dass ...« Kreuzchen, Kreuzchen, Kreuzchen. Wir brauchen nur ein Startdatum eintragen (»das ist jetzt verbindlich«), den Zettel beim Seminarleiter abgeben und die Kopie mitnehmen – die wir dann an den Badezimmerspiegel heften, damit sie uns immer schön streng anguckt.

»Heute ein Glas Wasser trinken, wenn der Heißhunger kommt«, das könnte da stehen – und auch eingehalten werden, oder? Mein Managerfreund Markus wollte so einen Plan mal durchziehen. Hat er auch geschafft. Zumindest so lange, bis der Hunger kam. Und dann lief er – statt zum Wasserglas doch lieber zur nächsten Schokoladentafel, die er leider, leider nicht rechtzeitig außer Reichweite gebracht hatte. Ein verstohlener Blick nach links, ein Blick nach rechts – guckt auch keiner? Und dann: Runter damit! Postwendend setzte das schlechte Gewissen ein.

Das biss den armen Markus, tat ihm weh und hörte nicht wieder auf, bis ein Engel sich erbarmte. Da war es wieder, das komische Zweite Ich. Wie immer zum Beistand bereit, dozierte es nicht wie ein Oberlehrer, sondern säuselte mit Schmeichelstimme. Seine Worte waren wie Balsam, eine Glücksdroge gegen deprimierende Momente.

Zweites Ich: *»Ist doch nicht so schlimm. Schäm dich nicht. Du kannst ja auch morgen noch mit deiner Diät anfangen.«*

So ein Engelchen kann zwar nicht vergeben (was passiert ist, ist passiert), doch es hilft beim Verschieben.

Markus fühlte sich gleich wohler. Beruhigende Gedanken kamen auf:

»Hmm ... bin ich jetzt also doch kein Versager? Mal sehen: Es gibt ja gute Gründe für mein – äh, wie nennen wir das jetzt? Für mein etwas außerplanmäßiges Handeln. Der kleine Fehler mit der Schokolade hätte mir zwar nicht passieren dürfen, aber andererseits: Wieso hat mich eigentlich niemand gewarnt? Woher hätte ich wissen sollen, dass solche Gefahren bestehen? Bin ich unter diesen Umständen denn überhaupt schuldig?«

Und schon sind wir mittendrin in der Verschieberitis. Die nächste Phase der Plage ist geprägt von Alibisuche (»Unter anderen Umständen hätte ich ...«) und Opfergeschichten (»Ich kann ja nichts dafür, weil ...«). Hinzu kommt meist auch noch eine Prise Selbstbetrug. ***Denn Selbstbetrug tut der gequälten Seele gut.*** Markus ging es nicht anders: Er bildete schnell wieder eine Koalition mit dem Zweiten Ich, in der sich die beiden gegenseitig auf die Schulter klopften.

Markus: *»Mein Gott, ein rein organisatorischer Fehler! Wem passiert das nicht hin und wieder mal? Perfektionisten, die bei jeder Gelegenheit* *den Streber raushängen, sind mir ohnehin schon immer auf die Nerven gegangen.«*

Zweites Ich: *»Ja, die sind echt doof. Leute, die immer nur alles nach Plan machen – das ist doch kein Leben.«*

Markus: *»Man muss ja auch nicht alles auf einmal erledigen. Ich möchte später im Leben auch noch Ziele haben. Und so schlecht geht's mir noch nicht, dass ich mir mein Leben zur Hölle machen müsste.«*

Zweites Ich: *»Schon klar. Aber vergiss nicht: Wenn du die ganze Sache auf einen ungewissen Zeitpunkt verschiebst, passiert garantiert gar nichts. Das haben wir doch im Ziele-Seminar gelernt.«*

Markus: *»Genau! Und deswegen verschiebe ich nicht auf ewig, sondern nur auf morgen. Oder übermorgen. Ich will ja nur nicht zu viel auf einmal erledigen.«*

Zweites Ich: *»Richtig so, übernimm dich nicht. Bleib cool. Wie wäre es mit nächster Woche?«*

Oder übernächster. Oder wenn die Sonne wieder scheint. Oder wenn die Kinder aus dem Haus sind, dann wird sowieso alles leichter ...

Halt! Wer vor der Rente noch was schaffen will, sollte spätestens hier die Kurve kriegen. Es sei denn, er ist ein Verdrängungskünstler wie Markus. Der hat es nämlich im Verein mit seiner inneren Stimme tatsächlich geschafft, sich schon bald nicht mehr schlecht zu fühlen. Er hat – im Gegenteil – den Triumph auf seine Seite gezogen und sich so gut selbst bemogelt, dass er seine Verschieberitis gar nicht bemerkt hat.

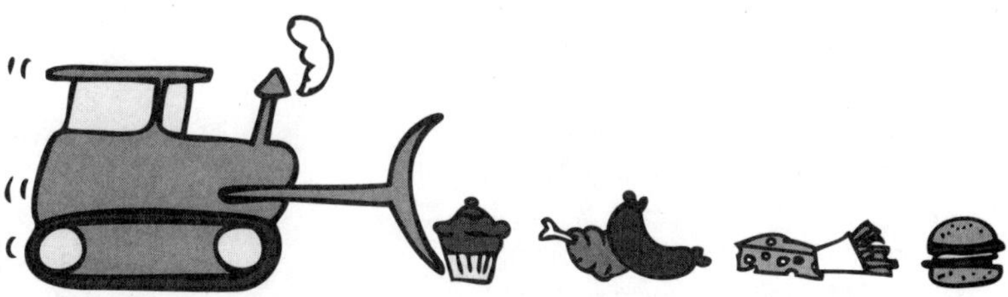

Aber wir sind nicht wie Markus. Wir bleiben mit dem Auge am Mikroskop und holen uns Rat bei Fachleuten, wenn die Plage aus dem Blick zu geraten droht. Unsere Profis diagnostizieren die Verschieberitis nach einem Kriterienkatalog. Danach sind die drei wichtigsten Erkennungsmerkmale der »Prokrastination« (so der Fachausdruck fürs Aufschieben, kommt vom lateinischen *»procrastinatio«*, *»pro«* steht für »für« und *»cras«* für »morgen«): Das Verschieben muss kontraproduktiv, unnötig und verzögernd sein. Dahinter sehen Psychologen eine ganze Latte von Ursachen.

Eine davon ist die innere Grunddisposition. Einfach Loslegen ist nach Ansicht von Experten wesensbedingt nicht immer möglich; manchmal braucht man sogar Medikamente zur »Anhebung des Selbstregulationsniveaus«.

Wie einleuchtend das Zweite Ich auch zu sein scheint, wenn es gegen Medikamente das eigene Wesen ins Feld führt: Dass »was essen, um mit dem Essen aufzuhören« nicht wie eine sinnvolle Strategie klingt, ist einleuchtend, oder? Da sollten wir uns beim Aufraffen zum Schönerwerden schon eher eines Psychotricks bedienen. Die Theorie: Wenn Menschen den Zusammenhang zwischen einer Aufgabe und den Gefühlen, die dazu gehören, unterschätzen, sind sie verschieberitis-gefährdet. Mit anderen Worten: Wer's nicht hinkriegt, hat nicht kapiert, dass Hunger weh tut und Sport anstrengend ist.

Wir schrauben unsere Ansprüche an uns selbst deshalb grundsätzlich von »wow« auf »ganz okay, aber machbar«. Weil wir genau wissen, dass unsre Disziplin sonst flöten geht. Also erst einmal ganz harmlos tun. Die Softdrink-Junkies unter uns legen ein Versprechen gegenüber sich selbst ab: »Ein Tag ohne Cola.« Die Süß-Freunde wagen ein Experiment: »Ich trinke heute mal einen Pott Kaffee ohne Zucker.« Die Gemüse-Feinde erleichtern sich den Umstieg mit Geschmacksverstärkern: »Einmal Karotten mit Ketchup bitte.« Danach fühlen sie sich erfolgreich und machen das Gleiche noch zweimal. Oder dreimal, und dann immer öfter.

Oder sie suchen sich eine Verschieberitis-Selbsthilfegruppe. Das bringt aber – ***wichtig, wichtig*** – nur was, wenn man vor jedem Treffen anruft und nachfragt, ob der Termin nicht verschoben wurde.

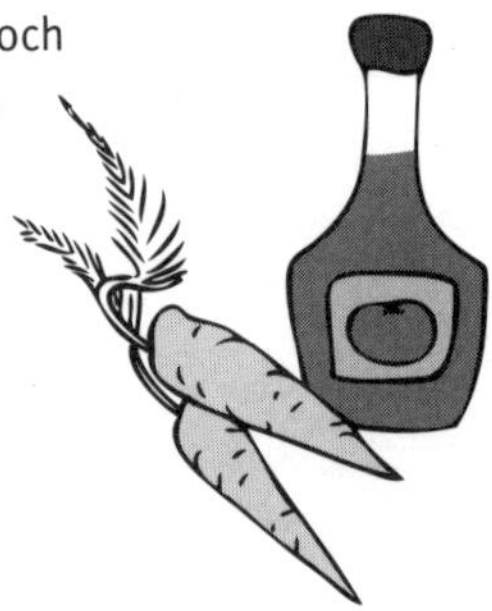

3. Eine Frage mit Risiko: »Bin ich eigentlich zu dick?«

Zahlen, Daten, Fakten? Von wegen. Die Selbsteinschätzung in Körperangelegenheiten wird von Gefühlen und vom Geschlecht bestimmt

»Ein Plan! Ein Plan! Wir brauchen einen Plan!« Bevor wir uns jedoch an das Abfassen einer Vorsatzliste wagen können, muss natürlich die Frage aller Fragen geklärt werden: »Bin ich eigentlich zu dick?« Hier kennt – solange es nicht um den eigenen Körper geht – sicherlich jeder die abenteuerlichsten Beispiele eigenartiger Ansichten: jene Frauen zum Beispiel, die so aussehen, als ob ihr Skelett nur als Hautständer dient, die aber versuchen am Oberschenkel zu rupfen, um dann zu verkünden: »Meine Beine sind fett wie Kartoffelstampfer. Die kann ich gar nicht vorzeigen.« Oder jene Männer, die sich fröhlich frontal vor den Spiegel stellen, etwas von »Stattlichkeit« murmeln und sich freuen, wenn der Gürtel gerade noch zugeht, um dann Pläne für den nächsten Strandausflug zu schmieden.

Glauben Sie nicht, so etwas gebe es nur in Ihrem Bekanntenkreis. So drohte zum Beispiel fast ein Fünftel aller Kerle über vierzig im Rahmen einer Umfrage, den Allerwertesten in der nächsten Saison im Strand-Slip zu präsentieren. »Strand-Slip«? Das sind diese knallengen Teile mit hohem Beinausschnitt und ziemlich viel nackter Haut zwischen Beinende und Bauchanfang. Diese Stofffetzen bringen, wenn darüber nicht gnädig eine Boxershorts getragen wird, alles ans Tageslicht, was sonst nur hinter wohlweißlich geschlossenen Gardinen mal an die Luft kommt. Da niemand gezwungen ist, in so etwas herumzulaufen, zeigt, wer's dennoch tut, erstaunliches Selbstbewusstsein: »Seht her, Leute, ich bin nicht zu dick. Ich kann das tragen.« Selbstbewusstsein ... – oder stimmt da vielleicht was mit den Augen nicht?

Wie dem auch sei: Die Frage aller Fragen wird immer subjektiv beantwortet – und vor allem geschlechtsabhängig. So wurden in England 2000 Dicke im Rahmen einer Studie gefragt, ob sie wohl zu dick seien. Ein Großteil der Männer mit Wanst antwortete ungerührt mit »Nein!«, während die Frauen ihr Übergewicht eingestanden. Für den Hausgebrauch reicht ein Blick in den Spiegel also nicht. Erschwerend kommt hinzu, dass wohl jeder halbwegs sensible Mann, der seine Liebste noch länger behalten will, sofort widersprechen wird, wenn die ihn direkt fragt, ob er sie »eigentlich zu dick« finde.

»Schatz, bin ich zu dick?« – Kleiner KNIGGE für Kerle

Den Satz »Du bist zu dick« würde ein Mann einer Frau nur dann direkt ins Gesicht sagen, wenn er die Beziehung mit einem Knall beenden wollte. Doch Vorsicht! Bei einem heiklen Thema wie diesem kann die Stimmung auch explodieren, wenn ihm eine indirekte Andeutung rausrutscht. Deshalb aufgepasst bei folgenden Sätzen:

Wenn der Mann tatsächlich abnehmen will
Sprengsatz: »Ich mache ab morgen Diät – machste mit?«

Wenn er mit ihr im Restaurant sitzt, in dem sie immer nur einen Salat bestellt
Sprengsatz (zum Kellner): »Und für die Dame nur einen Salat.«

Wenn sie ein altes Kleid probiert, das früher mal weit war
Sprengsatz: »Neues Kleid? Scharf, wie eng das sitzt.«

Wenn sie es genau wissen will: »Schatz, macht diese Hose dick?«
Sprengsatz: »Die Hose kann nichts dafür.«

Wenn sie vorm Kleiderschrank steht und klagt: »Ich habe nichts zum Anziehen.«
Sprengsatz: »Dann kauf dir doch mal ein paar Sachen zwei Nummern größer.«

Wenn sie sich vor ihm aufbaut und fragt: »Fällt dir an mir nichts auf?«
Sprengsatz: »Nö.«

Harte Fakten dürfen an dieser Stelle ohne Rücksicht auf persönliche Befindlichkeiten einmal gesagt werden: ***Die Hälfte aller Frauen und zwei Drittel aller Männer gelten heute im medizinischen Sinn als übergewichtig – egal, wie sie sich fühlen.*** Statistisch gesehen ist die Chance also gering, am Strand keinem übergewichtigen übervierzigjährigen Mann im Slip zu begegnen. Was dem geplagten Fragesteller in Sachen eigene Figur aber auch nicht weiterhilft.

Es sei denn, er macht es wie Hans-Dieter. An dem können wir männliche Selbsteinschätzung prima studieren, wenn er in Platzhirschmanier die öffentliche Sauna betritt, seinen beachtlichen Schnitzelfriedhof durchs Publikum jongliert und dabei beiläufig die Konkurrenz im Schwitzkasten peilt. Sobald mindestens einer der Anwesenden Hans-Dieters Bauchumfang noch toppen kann, verraten seine Gesichtszüge Beruhigung. Er hockt sich neben den dicksten Otto und schwitzt selig bei dem Gedanken: »Im Vergleich zu dem bin ich ja tipptopp in Form.«

Wenn dagegen Isi in die Sauna geht, läuft das etwas anders ab. Die scannt die komplette weibliche Konkurrenz ab, speichert den Umfang der Dünnsten im Gehirn und verzweifelt beim Schwitzen: »Im Vergleich zu der bin ich echt dick.«

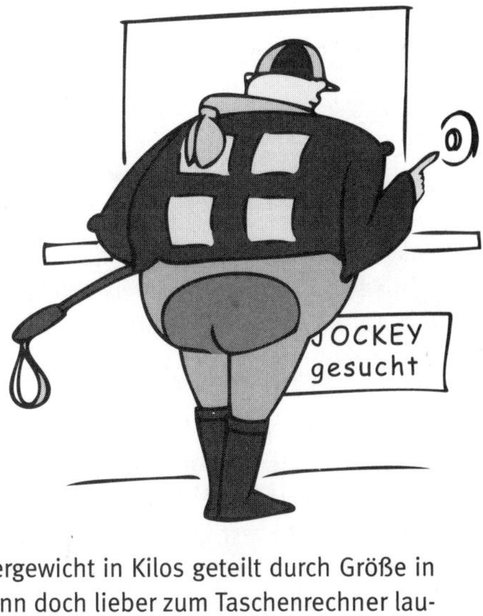

Das sind, wie gesagt, subjektive Einschätzungen. Wer keine Angst vor Zahlen hat, kann die Problemfrage auch mit dem altbekannten Bodymassindex (BMI) angehen. Der gilt zwar mittlerweile als überholt, wird aber mangels Alternativen immer wieder bemüht. Und: Die meisten Weisheiten über Gewicht und seine gesundheitlichen Folgen basieren auf seiner Formel.

Als schnelle Kopfrechner werfen wir dafür das Gehirn an, verbrauchen so ein paar Extra-Kalorien und legen los: »Körpergewicht in Kilos geteilt durch Größe in Metern zum Quadrat.« Puh, dann doch lieber zum Taschenrechner laufen, was noch ein paar Extra-Kalorien verbraucht. Nach der Formelfütterung sollte unser Rechenknecht eine zweistellige Zahl auswerfen. Liegt sie zwischen 18,5 und 25 ist alles in Ordnung. Unter 18,5 ist zu wenig, über 25 zu viel.

Muskelbesitzer dürfen das allerdings nicht zu eng sehen. Sie kommen beim BMI schlecht weg, weil die Formel gemeinerweise nicht zwischen Fett und Muckis unterscheidet. Wüssten wir's nicht besser, wäre Arnold Schwarzenegger in seinen besten Tagen statt in Kalifornien auf der Adipositas-Station gelandet.

Zahlen können also nicht nur nerven, sie führen auch zu Fehldiagnosen. Wer nur einmal seinen Status quo in Gesundheitsfragen ermitteln möchte und wissen will, wie es ums Diabetes-Herzinfarkt-Schlaganfallrisiko steht, braucht nicht mehr als ein Maßband (und einen Taschenrechner). Das Band wird um die Taille gewickelt (ungefähr da, wo der Bauchnabel hockt), und dann kann jeder sein Krankheitsrisiko weitgehend selbst bestimmen: Schönschummler lesen bei eingezogener Bauchdecke ab. Masochisten pusten den Bauch erst einmal auf. Ehrlichkeits-Freunde nehmen einen Mittelwert.

Dann passiert das gleiche an der Hüfte (die lässt allerdings weniger Mogelspielraum). Anschließend wird geteilt: Taille durch Hüfte. Auf ein geringes figurbedingtes gesundheitliches Risiko für Frauen weist ein Ergebnis hin, das unter 0,85 liegt, Männer müssen den Bauch weiter einziehen, wenn sie über 1,0 liegen. Die Übung nennt sich »Waist-to-Hip-Ratio«.

Man kann auch die sogenannte »Waist-to-High-Ratio« nehmen. Geht schneller und ist weniger umständlich, denn die Körpergröße steht ja fest. Dabei wird der Taillenumfang durch die Körpergröße geteilt – beides in Zentimetern. Das optimale Ergebnis liegt unter 0,6.

Messen, rechnen, mit Zettel, Stift und Taschenrechner herumhantieren – das ist nicht jedermanns Sache. ***Für diejenigen unter uns, die keine Lust zum Kalkulieren haben, heißt mein Tipp: Probieren Sie es mal mit dem Schwabbeltest.*** Wer nackten Tatsachen ins Auge blicken kann und auch sonst nicht zimperlich mit der Realität umgeht, schreitet splitterfasernackt vor einen Ganzkörperspiegel, spannt alles an, was sich anspannen lässt, springt einmal kräftig hoch und wirft sofort nach der Landung ein Scharfauge in den Spiegel. Wackelt da noch was? Wenn ja, wo? Bleiben Fettpolster unkontrollierbar in Bewegung (primäre Geschlechtsmerkmale ausgenommen)? Dann wäre – je nach Dauer und Intensität der Nachschwingung – ein klares Nah- oder Fernziel definiert: Alles, was schwabbelt, muss weg.

BODYMASSINDEX hin oder her – wer nicht sicher ist, ob am eigenen Körper irgendwas behandlungsbedürftig ist und kein Risiko scheut, der versucht es mal mit ein paar **TESTS:**

Straßendellen-Hüpf-Check
Sie sitzen am Steuer eines ganz normalen Autos (keins von diesen neumodischen mit adaptiver Fahrwerksregelung, also mit eingebauter Speckgürtelabfederung) und rattern mit Vollgas über eine Straßendelle. Was passiert im Frontbereich?
Sie verstehen die Frage nicht? Dann ist alles in Ordnung.
Sie spüren, wie der Bauch empor hüpft? – Wenn da kein Baby drin mitwippt, heißt es: Abnehm-Alarm.

Jammer-Feedback-Test
Sie hocken in einer gemischten Runde aus Freunden und Familienmitgliedern verschiedener Alters- und Umfangsstufen und klagen laut: »Ich muss dringend abnehmen.« Wenn jetzt kein Schwein sagt »Du doch nicht«, ist es höchste Zeit zum Vorsätzefassen.

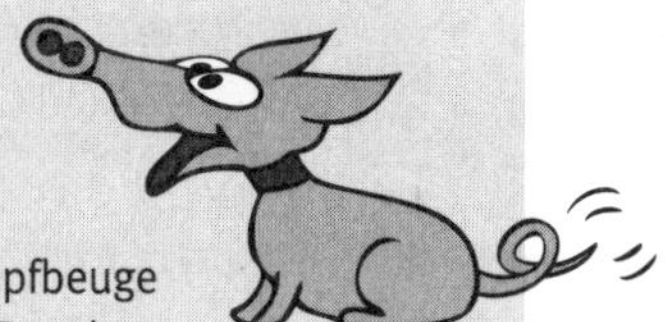

Gedankenkontrolle
Bevor Sie in Schuhe steigen, die eine Rumpfbeuge in Kombination mit Schleifenbinden und Bauchumwinden verlangen, kommen immer öfter Gedanken wie: »Habe ich keine Schuhe zum Reinschlüpfen?«, »Gibt es eigentlich Modelle mit Klettverschlüssen in Erwachsenengrößen?« Ab jetzt ist klar: Mehr Sport, gesünder essen und die Dickmacher weglassen.

Beweismittel-Vernichtung
Ein Kuchen ohne Verpackung lässt sich vertilgen, ohne Spuren zu hinterlassen. Da kriegt man gerne mal gar nicht so richtig mit, was wann heruntergeschluckt wurde. Wenn Sie aber die einzelverpackten Varianten nehmen und sich bei der Beweismittelvernichtung erwischen (Kekspapiere im Müll unter den Bananenschalen verstecken), ist das ein untrügliches Zeichen: Das war zu viel.

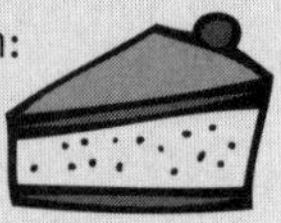

Verplapperer-Risiko
Drücken Sie sich in einem vollgestopften Bahnabteil mit Kindern auf den letzten freien Platz und warten Sie bis der vierjährige Ludwig-Sebastian auf dem Sessel gegenüber Langeweile hat. Bei gegebenem Anlass wird er seine rot anlaufende Mutti laut fragen: »Warum ist die Tante da so dick?«

Unwillkommene Angebote
Ihre übergewichtige Cousine gibt gern abgelegte Kleidung in der Familie weiter, hat Sie aber viele Jahre damit verschont. Die Alarmglocken sollten schrillen, wenn Sie das erste Erbangebot bekommen: »Die Hose kannste haben, die habe ich mir zwei Nummern zu groß gekauft.«

Nicht mehr unter Gleichgesinnten
Lange Zeit war das Gewicht ein kollektives Klagethema im Klub. Neuerdings verstummen die Kegelschwestern bei den »Ich-bin-ja-so-dick«-Themen, wenn Sie auftauchen. Ein sicheres Zeichen, dass da jemand befürchtet, Ihnen weh zu tun, weil Sie mit Ihrem Umfang der Gruppe der »Ich-bin-eigentlich-nicht-dick-möchte-das-aber-noch-mal-hören«-Quasseltanten entwachsen sind.

Bodymasscheck mit Klamottenkoffer
Wer an seinem siebzigsten Geburtstag den Konfirmationsanzug aus dem Koffer im Keller holt und voller Stolz feststellt »Geht

noch«, dürfte keine Gewichtsprobleme haben, aber modisch nicht ganz auf der Höhe der Zeit sein. Viel sinnvoller ist es, die Oldies heimlich rauszuholen, wenn Sie wissen wollen, was die Jahre in welcher Zone verändert haben. Ein bisschen Wurstpelle darf sein. Wenn das Ein-Mann-Zelt von den Pfadfindern heute aber nur noch als T-Shirt geht, dürfte in Sachen Optimierung was passieren.

Der Gürtel-rutsch-Test
Einen alten Gürtel wegschmeißen? Nein, die Tatsache, dass der noch passt, ist doch der beste Beweis dafür, dass figürlich alles stimmt, denkt sich so mancher Bauchträger und stellt sogar freudig fest, dass das Teil auch ein Loch enger noch zugeht. Vorsicht: Das kann eine Täuschung sein. Wenn die alte Jeans zwar passt, der Gürtel aber – wegen Bauchzuwachs – von Jahr zu Jahr weiter nach unten rutscht, ist das kein Grund zur Selbstzufriedenheit.

WEITERE INDIZIEN

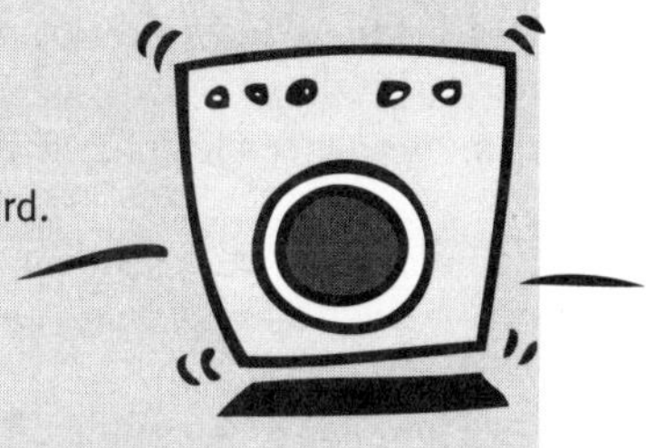

- Ihre Waschmaschine wäscht neuerdings so, dass alles immer enger wird.

- Sie googeln nach der Sache mit den schweren Knochen.

- Sie kaufen sich Photoshop und belegen einen Crashkurs, um die Behauptung »Ist doch alles in Ordnung bei mir« mit Bildern belegen zu können.

- Sie sind ein Mann und haben die Sicht auf Ihr bestes Stück verloren, weil der Bauch blickdicht gewachsen ist. Ganz kritisch ist es, wenn der Kollege neugierig nach vorne schaut und Sie ihn immer noch nicht sehen.

4. »Und zum Abschied noch mal richtig!«

Henkersmahlzeiten vorm Diätstart sind höchst willkommen: Sie versüßen den Schmerz – und sie lassen sich beliebig oft wiederholen

Rituale tun gut, das ist aus der Psychologie bekannt. Und so feiert auch Matti immer wieder gerne – bei frohen wie bei traurigen Anlässen. »Abschiednehmen«, so sagt er, »schmerzt nämlich weniger, wenn man es mit einem Festchen versüßt.« Das ist natürlich nur ein Spruch. Denn Matti hat mich und die anderen Jungs noch nie zu einem großen »Speckgürtel ade«-Fressen eingeladen, bevor er mal wieder ein Diätprogramm gestartet hat, er bleibt dabei stets in kleiner Runde. Nur er und sein Schweinehund haben sich eingefunden und lassen sich's gut gehen.

Kürzlich traf ich ihn beim Italiener um die Ecke. Fröhlich spachtelnd saß er da, zerlegte eine Pizza in der Endphase und orderte bereits, noch kauend, eine Portion Tiramisu zum Nachtisch. Offensichtlich hatte er das Bedürfnis, nicht nur mir, sondern einfach jedem eine Erklärung geben zu müssen: »Das ist dann übrigens mein letztes.« Logisch, dass daraufhin jeder nachfragt: »Dein ›letztes‹? Matti, was hast du vor?« –

»Ab morgen geht's los«, verriet er mir mit Verschwörermiene. »Ab morgen gibt's für mich nur noch Wasser und Obst. Und darum vorher noch mal richtig.«

Matti: *»Noch mal richtig reinhauen! Das muss jetzt sein, ist ja reine Prophylaxe.«*

Schweinehund: *»Hast recht. Wir sollten das diesmal aber besser vorbereiten als beim letzten Mal.«*

Matti: *»Wie meinste denn das jetzt?«*

Schweinehund: *»Auch zu Hause muss alles stimmen. Da müssen wir unbedingt noch klar Schiff machen.«*

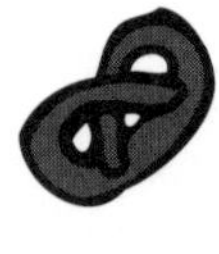

Matti: *»Du meinst ... damit nicht wieder so was Doofes wie die Gummibärchentüte mit den Chips und den Pizzaresten dazwischenkommt? – Verstehe, das Zeug muss weg.«*

Schweinehund: *»Und nicht nur das. Du kannst erst entspannt loslegen, wenn wirklich alles Ungesunde verschwunden ist.«*

Matti: *»Kluger Gedanke. Aber ... du weißt doch, dass ich nichts Essbares wegschmeißen kann, solange in Afrika die Kinder hungern.«*

Schweinehund: *»›Wegschmeißen‹? Wieso denn ›wegschmeißen‹? – Wir essen das.«*

Matti: *»Okayyyy ... du hast recht! Jetzt kommt's ja sowieso nicht mehr drauf an.«*

In Anbetracht der Tatsache, dass der Anfang vom Ende unmittelbar bevorsteht, veranstalten die beiden nach dem Restaurantbesuch noch ein häusliches Fressfestival, das es in sich hat. Mit reinstem Gewissen. Wegen der Kinder in Afrika. Bei einer solchen Henkersmahlzeit geht alles ... bis zum Abwinken. Spielt ja keine Rolle mehr. Und der volle Bauch schafft Gewissheit: »Ab morgen fällt es mir nicht mehr schwer zu verzichten. ***Prost!***«

Doch am nächsten Tag sieht die Welt schon wieder ganz anders aus. Der Henker hat Matti kurzfristig abgesagt, stattdessen ist die Verschieberitis wieder da: Der vergessene Schwiegermutterbesuch, das kurzfristige Arbeitsessen und das Restevertilgen vom Kollegengeburtstag sind dummerweise dazwischengekommen. ***Macht ja nichts, aufgeschoben ist nicht aufgehoben. Matti und sein Schweinehund verlegen einfach den Termin ein wenig nach hinten – erneute Henkersmahlzeit inklusive.***

Bei Leuten wie Matti tritt die Verschieberitis in verschärfter Form auf – mit katastrophalen Folgen für seine Figur. Denn was Matti seinem Körper antut, kommt vorsätzlichem Mästen gleich. Kaum etwas macht schneller dick als das Dauer-Abschiedfeiern vom Dicksein.

»Ist doch egal, ob ich mir später zwanzig Kilo runterschmachten muss oder fünfundzwanzig«, sagt Matti. Und sein Hund erinnert ihn nicht daran, wie schwer es schon ist, nur fünfundzwanzig Gramm dauerhaft loszuwerden. Er geht auch diskret schweigend darüber hinweg, dass sein Herrchen in letzter Zeit schon mindestens zehn Henkersmahlzeiten genossen und dabei fünfzehn Pfund hinzugewonnen hat. Nur die Reue danach, die war nicht so prickelnd.

Würde der Schweinehund an dieser Stelle zur Sprache bringen, dass sein Herrchen sich in einer Tour selbst was vormacht, wäre Matti wohl empört: »Was soll ich denn tun, wenn ich meinen Einstieg in den Ausstieg ein bisschen feiern möchte?«, würde er fragen. Und vorschlagen, über eine sogenannte vernünftige Lösung am besten nach der nächsten Henkersmahlzeit zu sprechen, wenn Hund und Herr wieder schön satt und voller Tatendrang sind.

In dieser »erfüllten« Stimmung will Matti dann seine Rezeptsammlung neu schreiben und unter »H« wie »Henkersmahlzeit« nur noch Gemüsesuppen und Salate notieren. Wenn er sich nur daran halten würde ... dann hätte der Einstieg nämlich schon begonnen, bevor der Ausstieg gefeiert werden könnte. – ***Wenn nichts dazwischenkommt, versteht sich.***

5. Ab in die Schweinehunde-Schule

Eigentlich steht »Powergymnastik« und nicht »Pommesbude« auf dem Programm. Hätte auch geklappt, wenn da nicht ein Schweinehund im Weg gewesen wäre. Ein Fall für Hundeprofis

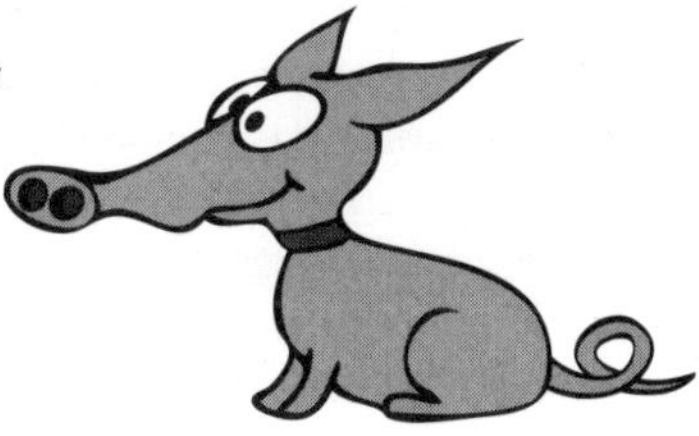

Es spielt kaum eine Rolle, was wir uns vornehmen. Solange es nicht gerade babyleicht zu schaffen ist, werden wir es immer mit einem zu tun bekommen, der grundsätzlich dagegen ist: dem Schweinehund. Alias »Bauchgefühl«. Unser Urzeithirn. Der Rächer der Entbehrenden. Der Aufraffungs-Verhinderer. Freund bewährter Gewohnheiten. Sprecher der versteckten Emotionen. Unsere innere Zweit-Stimme.

Meist wird er als fieser Moppel dargestellt, als bedrohliches Kampfpaket. In der Regel müssen sabbernde Bulldoggen, Rottweiler oder Pitbulls zu seiner Veranschaulichung herhalten – wahlweise auch die gebleckten Zähne von Dobermännern oder Schäferhunden. Die machen alle eine deutliche Ansage: »Ich bin stark. Leg dich mal besser nicht mit mir an.«

Schon diese Auswahl an Vorstellungen zeigt, welch mystische Bedrohung wir in uns selbst sehen – in denjenigen Kräften, die in uns schlummern und Veränderungen mit Unlustfaktor einfach ausbremsen. Ist ja auch schön bequem, die Schuld an all den kleinen Patzern und am großen Rundum-Scheitern jemand anderem in die Pfoten zu schieben. Vor allem jemandem, gegen den man ohnehin keine Chance hat: »Ich war ja heute schon so gut wie auf dem Weg zum Turnen, aber als ich das Sofa verlassen wollte, hockte da ein fettes Vieh auf dem Teppich. Das hat mich einfach nicht durchgelassen. Also musste ich liegen bleiben und weiter fernsehen«, lautet dann die Entschuldigung fürs Nichtstun.

Sie kennen das? Sie treffen auch überall auf gefletschte Zähne? Dann vernehmen Sie die frohe Botschaft: Niemand muss heute mehr mit seinem Dominanz-Bolzen an der Seite herumlaufen und sich daneben klein machen. Wofür gibt es denn Hundeschulen? Keine Angst, die haben nichts mehr mit Drill und Peitsche zu tun. Statt blindem Gehorsam lernt Hund da soziale Integration durch pädagogisch wertvolle Maßnahmen. Die Abrichter sind nicht mehr die lautesten Kommandobrüller vom örtlichen Schäferhundclub. Eher sind sie Sozialpädagogen mit Waldorfschwerpunkt. Die können dem Hund auch zeigen, wie er seinen Namen tanzt – das kommt allerdings erst im Fortgeschrittenenkurs.

Am Anfang der Ausbildung steht die ganz normale Sozialisierung. Herrchen und Frauchen äußern bei der Anmeldung in der Schweinehundeschule ein bescheidenes Anliegen: »Unser Hund soll so werden, dass er uns keine Probleme mehr macht.« – »Na klar«, wird die Therapeutin flöten und den Motivationskillerspruch aller Schweinehundbezähmer loslassen: ***»Das Problem ist nicht das Tier, das Problem ist der Mensch dazu.«***

Uiii, das sitzt. »Bei der«, denkt Matti, »kommt niemand mit einem ›Ich kann doch nichts dafür, wenn der immer im Weg rumhockt‹ durch. Die wird das immer so drehen, dass der Hund eigentlich nur das Beste für mich will, ich ihn aber nicht unter Kontrolle habe und deshalb scheitere. Und irgendwie hat sie ja auch recht.« Also, Matti: Anmeldeformular unterschreiben, Einzugsermächtigung erteilen und tun, was zu tun ist.

Nehmen wir mal an, da kommt jemand mit Hasso, dem heimlichen Herrchen in der Mensch-Hund-Beziehung, einem ganz schweren Fall. Hasso ist ein klassischer Wolfsnachfahre: groß, stolz, aufrecht, eigenständig. »Der weiß, was er will«, erklärt sein Besitzer mit geschwellter Brust – und fügt etwas leiser hinzu: »Er weiß nur nicht, was ***ich*** will.« Hasso will sein gewohntes Fressen und sein warmes Körbchen und vor allem: keine Veränderungen. Aber sein Herrchen will neuerdings ins Fitnessstudio und nur noch an die Salatbar.

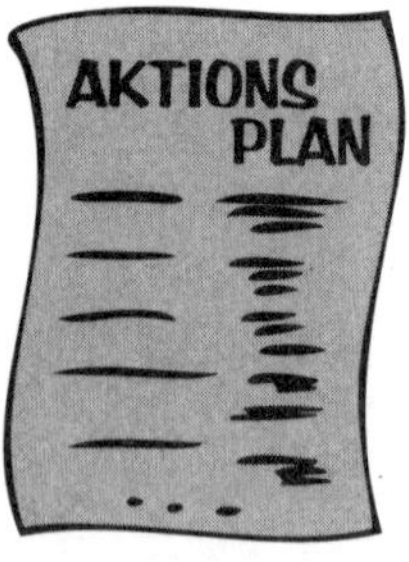

»Klarer Fall«, urteilt die schlanke Therapeutin, blickt von oben bis unten an ihm herunter und analysiert: »Der braucht die kurze Leine. Null Toleranz. Den müssen sie führen, ihm alle Entscheidungen abnehmen. Sonst nimmt er die selbst in die Pfote.« So was Ähnliches hat sich Hassos Mensch auch schon gedacht: »Und was heißt das jetzt?« Die Schweinehund-Therapeutin zieht einen Aktionsplan für schwere Fälle aus der Schreibtischschublade:

Aktionsplan »Hasso, das heimliche Herrchen«:
Mitgliedschaft im Fitnessstudio, bei dem der Monatsbeitrag Ihrem Nettoeinkommen minus Miete entspricht. Dafür druckt der Personal Trainer Einkaufsgutscheine aus, deren Wert Sie sich mit Liegestützen & Co erschnaufen müssen.

Schweinehund-Verkleinerungs-Maßnahme:
Wenn Hasso das Bewegungsprogramm verweigert, gibt's nichts zu essen. Das haut den härtesten Hund um.

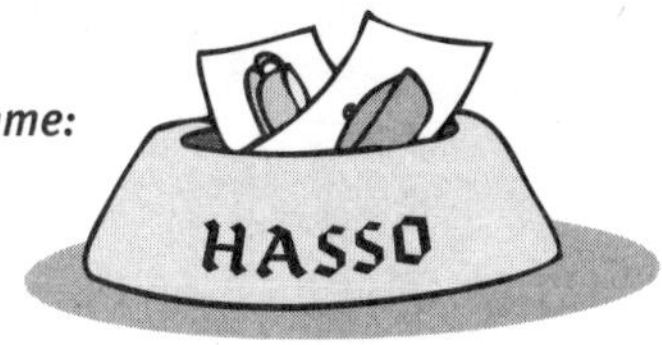

Die nächste Kundin hat nicht so einen harten Brocken. Aber ihre Luna, Typ verwöhnte Knuddelkugel, ist auch nicht ganz ohne. Wenn Frauchen nicht gehorcht, ist die Dame beleidigt und erinnert an schöne, alte Zeiten, in denen man gemeinsam mit Schokoladentafel im Sessel lag und sich nicht mit Gesundheits- und Fitnessfragen plagen musste.

Aktionsplan »Luna, die Beleidigte«:
Schicken Sie Luna in die Umgewöhnungs-Therapie. Drehen Sie aus einem feucht gewordenen Knäckebrot eine Rolle und legen Sie Schokolade hinein. Und zwar jeden Tag ein bisschen weniger, sodass Luna die veränderte Rezeptur gar nicht richtig bemerkt, bis sie irgendwann auf purem Brot kaut und das toll findet. Nudelsüchtige Lunas werden mit Gemüse-Nudel-Kombis klein gehalten, bei denen der Gemüseanteil langsam wächst, während die Nudelmenge schrumpft. Die Soße bleibt gleich.

Schweinehund-Verkleinerungs-Maßnahme:
Wenn Luna futtert, kann sie nicht meckern. Das bringt Ruhe in den Fernsehabend.

Fiffi, der Verspielte, fällt auf solche Tricks nicht herein. Sein Problem liegt woanders: Er will nur spielen – das aber immer. Sobald ihm etwas Spaß macht, ist er voll dabei. Doch kaum fordert jemand auch nur einen Hauch von Selbstdisziplin und launen-unabhängiger Anstrengung, macht er auf scheintot: »Wieso sollte ich etwas tun, was mein Herrchen möchte, ich aber nicht?«

Aktionsplan »Fiffi, der Spieler«:

Solchen Fiffis muss man »Ernst« als »Spaß« verkaufen: Selbstdisziplin als höchste Stufe der Selbstverwirklichung. Ab jetzt wird das Leben ein Spiel – mit Wettkampf-Charakter und Gewinnen-Wollen als Antrieb. Jeder gesunde Happen zur rechten Zeit gibt einen Pluspunkt. Naschen, Rauchen, Überfressen, Alkohol, Sport-Ausfallen-Lassen und Fahrstuhlfahren geht ins Minus. Wer am Ende des Tages die meisten Punkte hat, wird Sieger.

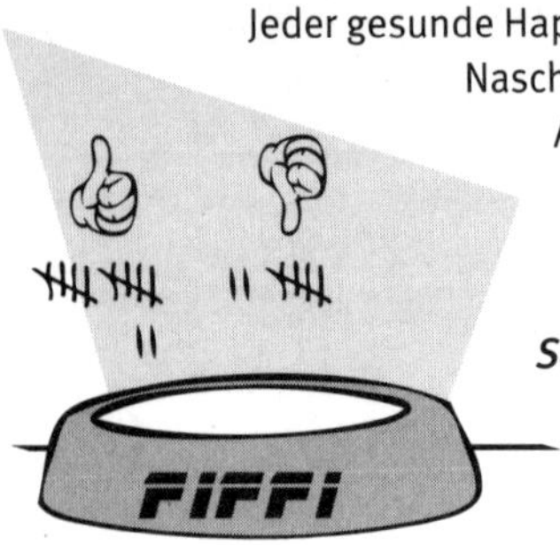

Schweinehund-Verkleinerungs-Maßnahme:

Weil Fiffi gewinnen möchte, sündigt er weniger. Er will ja nur spielen.

Der faule Bello hat einen Lieblingsspruch, den er immer wieder von sich gibt, sobald sich Herrchen oder Frauchen in Richtung Turnschuhe bewegen wollen: »Bringt doch sowieso nichts. Warum strengt ihr euch an?« Manchmal stößt er damit auf Gegenrede: »Lass es uns doch wenigstens mal wieder probieren«, fleht Frauchen. »Irgendwann müssen wir ja mal anfangen«, ergänzt Herrchen. Dann schnarcht Bello sich ein, um später seinen »Hab ich euch doch gleich gesagt«-Triumph auszukosten – nämlich wenn Frauchen auf die Waage steigt und kreischt, weil die Runde Stöckekratzen kein Zwei-Kilo-Minus gebracht hat.

Aktionsplan »Bello, der Faulpelz«:

Striktes Waagenverbot während der ersten vier Wochen. Neudefinition aller Ziele in Richtung: »Jeder Schritt ein Hit.«

Schweinehund-Verkleinerungs-Maßnahme:

Ein Schritt geschafft und schon hat der Triumph die Seite gewechselt. Jetzt können Herrchen und Frauchen »Ätsch« sagen.

Er ist ein netter Kerl, immer freundlich, immer gut drauf und hat deshalb kaum natürliche Feinde unter den Menschen: Der rundliche Frido ist keiner von denen, die man eigentlich wegsperren müsste. Er hat nur ein einziges kleines Laster: Er denkt rund um die Uhr ans Essen. Heißhunger, Schlingsucht, Stopfwahn – ihm ist nichts Schweinehündisches fremd. Und das teilt er seinem Menschen ständig mit: »Stell dir jetzt mal so ein schönes Törtchen vor. Himbeer-Creme auf Biskuit mit Sahnehaube. Oder wie wär's mit 'ner Currywurst? Schnupper mal, hier riecht's doch schon so lecker.«

Aktionsplan »Frido, die Fressmaschine«:
Abgewöhnungstraining mit Lernen aus Erfahrung. Ein paar Mal die Salzdose übers Törtchen kippen. Immer wieder Currywurst mit Superscharf-Chilli als Schnauzenbrenner servieren – und die Sehnsüchte sortieren sich neu Richtung Apfel, Brokkoli, Hühnerei & Co.

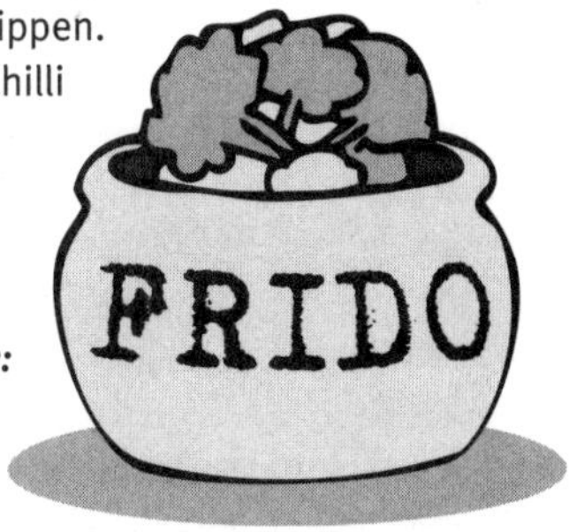

Schweinehund-Verkleinerungs-Maßnahme:
Brokkoli schlingen bis zur Schmerzgrenze? Dazu verführt kein Schweinehund.

Maxi, die harmoniebedürftige Schweinehündin, hat es nicht auf Krawall mit ihren Besitzern abgesehen. Sie steht nicht demonstrativ im Weg. Sie mischt sich nicht mit Anti-Strategien ein, wenn bei Herrchen oder Frauchen Veränderungen anstehen. Sie akzeptiert es sogar, wenn die mal den Zucker im Kaffee weglassen und aufs Dessert nach dem Sonntagsbraten verzichten. Aber sie möchte einbezogen werden und immer wissen, dass es ihren Menschen gut geht.

Aktionsplan »Maxi, die Harmoniebedürftige«:
Tun Sie nichts Radikales von heute auf morgen. Maxi braucht Erklärungen, die mit den Worten enden: »Uns geht's jetzt viel besser. Das hat uns gut getan. Wir vermissen nichts« – und Erfahrungen, die bestätigen, dass das stimmt. Dann hält sie ihre Schnauze.

Schweinehund-Verkleinerungs-Maßnahme: Jeder Schweinehund will eigentlich nur das Beste für seine Besitzer – doch er glaubt's erst nach einer überzeugenden Beweisaufnahme.

Hugo, der Heimwehkranke, hat große Kulleraugen, die so traurig gucken können, dass man ihn einfach füttern muss. Er kennt Frauchens Schwachstellen ganz genau. Weil er nicht kämpfen will, macht er alles mit. Fitnessübungen, Diätprogramme, Mentaltraining statt Mantaplatte – aber immer nur ein paar Tage lang. Dann kommt der große Katzenjammer. Hugo will nach Hause. Zurück in sein altes Leben. Alles soll wieder so wie früher sein. Nette Ausflüge an die Pommesbude. Pizzaschlacht um Mitternacht. Ein Fläschchen Wein mit Knabberteller zum Liebesfilm. Es war doch immer so schön. Hugo heult herzzerreißend.

Aktionsplan »Hugo, der Heimwehkranke«:
Lassen Sie ihn laufen. Free Hugo. Sagen Sie ihm, dass er zurück in die Heimat kann. Verblüffen Sie ihn mit einem großzügigen Angebot: »Wir sind dabei, wenn du zurück willst.« Der Trick? Sie verderben Hugos Heimwehtag mit Motzbilanz: »Hat das jetzt geschmeckt? Nein, ich habe Bauchweh. Bin ich jetzt glücklich? Nein, mich plagt das miese Gewissen.«

Schweinehund-Verkleinerungs-Maßnahme:
Mit eingeklemmtem Schwanz und angelegten Ohren muss Hugo gestehen: »Okay, Heimat ist auch nicht mehr das, was sie mal war. Ich komme doch lieber mit in euer Gesund-Leben.« Vielleicht hat er dort bald sogar mal eine Freudenträne im Auge.

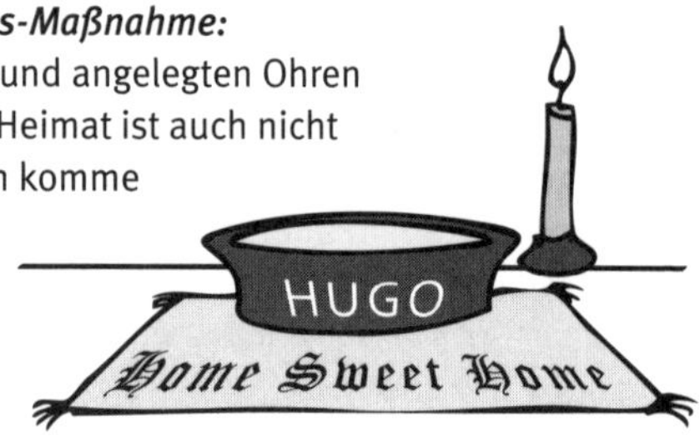

Und noch ein paar Worte zum richtigen Umgang mit dem Schweinehund: Stark, groß und so gut wie unbesiegbar wird er, wenn Sie versuchen, ihn auszuhungern oder einfach vor ihm wegzulaufen. In beiden Fällen wird er sich durchsetzen, Sie zum Kühlschrank zurückhetzen und zum Aufgeben zwingen. Das glauben Sie nicht? Dann fordern Sie ihn doch mal zu einem Wettkampf heraus ...

6. Kleine Vorsatzkunde: »Sag niemals nie«

Schneller, gnadenloser und rabiater werden, damit endlich was geht? – Bloß nicht. Wer langfristig ein bisschen schicker im Schuh stehen will, sollte nicht übertreiben.
Warum die härtesten Vorsätze die sichersten Erfolgs-Killer sind

Abnehmen beginnt im Kopf. Das haben Sie, wenn Sie nicht von selbst drauf gekommen sind, bestimmt schon mal gehört oder gelesen. »Im Kopf« bedeutet aber keineswegs, dass erst einmal Hirn und Schädel schrumpfen sollen, bevor es auch körperabwärts mit dem Wegschmelzen überflüssiger Schichten klappt. Gemeint ist im Gegenteil, dass ohne die richtige mentale Einstellung auch brutalstmögliche Brachialdiäten keine Wirkung entfalten. Mehr Hirn sorgt für weniger Bauchfett: Erst denken, planen, Konzepte schmieden, dann das Konzept umsetzen – fertig ist die neue Figur. ***Doch Vorsicht!*** Je besser das Konzept und je härter die Vorsätze, desto sicherer das Scheitern.

GUTE VORSÄTZE SIND SCHLECHT!

Sie führen nicht zum Erfolg, sondern killen die Motivation und verbauen damit den Erfolg.

Sie brauchen nicht wenig Strategie und guten Willen – aber auch nicht zu viel. Achten Sie am Reißbrett unbedingt auf die folgenden Erfolgs-Killer:

1. *»Nie wieder«-Schwüre*

Sie können ums Feuer tanzen und laut brüllen, dass Sie nie wieder Nuss-Nougatcreme in Mundnähe bringen werden. Sie können Ihre Küche mit Zetteln voller durchgestrichener Nutellagläser tapezieren und Ihre Straße mit Anti-Nusspli-Graffitis vollsprühen, bis die Polizei kommt – und dennoch werden Sie dem lecker-braunen Lieblingsschmaus wieder verfallen. Denn ***je mehr Sie sich etwas verbieten wollen, desto häufiger werden Sie daran denken.*** Und das Denken ist ja bekanntlich die Vorstufe des Handelns.

2. *Ratzfatz-Lösungen*
»Je schneller die Pfunde purzeln, desto fixer bin ich fertig.« Klingt überzeugend, oder? Also machen Sie kurzen Prozess: Sie essen einfach gar nichts mehr. Soll ja sogar gesund sein. »Heilfasten« heißt die moderne Hungersnot. »Leerer Magen – volles Hirn«, »Klare Gedanken«, »Mehr Energie«, »Selbsterfahrung mit Sauerkrautsaft« versprechen die Nulldiät-Fanatiker. Was sie nicht sagen: Kaum ist man wieder zu Hause bei den guten alten Gewohnheiten, sind die Pfunde auch schon wieder da. Und zwar bei jedem neuen Versuch ein bisschen mehr.

3. *Ausnahmen-Flatrate*
»Das Leben muss ja Spaß machen«, »Ein bisschen schadet doch nicht«, »Ein Sündchen in Ehren«, »Keine Regel ohne Ausnahme« – wer tapfer Vorsätze fasst, hält sich gerne mal ein Hintertürchen offen. Und das ist auch gut so. Ausnahmen dürfen tatsächlich sein, doch leider werden sie schnell zur Plage, weil sie sich vermehren wie eine Epidemie. Einmal genascht und dann weitermachen mit dem Argument »Jetzt ist sowieso alles egal«? Das bedeutet, sich eine Ausnahmen-Flatrate zuzulegen. Und eine Flatrate bedeutet das Ende aller Diäten.

4. *Selbstbeschimpfung*
Am Spiegel steht: »Ich bin eine fette Kuh.« Am Kühlschrank klebt ein Zettel: »Kein Zugriff für Walrösser.« »Gesunde Härte« gegenüber sich selbst scheint eine häufige Zielvereinbarung zu sein, wenn es ums Steigerungspotenzial der Selbstmotivation geht. Der Kult um die »Nur die Harten kommen in den Garten«-Nummer mag kurzfristig Schocklähmungen beim Essen auslösen, hilft aber langfristig nicht.

Oder können Sie sich einen Spitzensportler vorstellen, der sich vorm Wettkampf selbst anbrüllt: »Ich bin ein Versager, ich werde verlieren, ich schaffe nichts«?

5. ***Die Multiple-Choice-Strategie***
»Je mehr Auswahl ich habe, desto besser«, denkt Klein-Erna. Und probiert statt einer Diät gleich mehrere – und zwar gleichzeitig. Vorsicht, da schnappt eine altbekannte Psychofalle zu: Ein Überangebot an Möglichkeiten haut um, statt zu beflügeln. Wenn unser Gehirn dauernd Entscheidungen treffen soll, schlafft es vor lauter Anstrengung ab und wählt stets die Lösung, die am bequemsten, leckersten und leichtesten zu erreichen ist. So greift Klein-Erna lieber zur Belohnungs-Torte aus der Tiefkühltruhe, die bei Diät A auf dem Plan fürs Wochenende steht, als zum Schwarzwurzel-Rezept, das Diät B am gleichen Tag vorsieht. Und schon wird gespachtelt wie eh und je.

6. ***High-Rennen***
»Mehr bringt auch mehr« – nach diesem Motto starten viele Abnehmwillige (vor allem männliche) von null auf hundert und wundern sich über die fetten Folgen. Sie joggen bis zur Schnappatmung, wuchten Gewichte, bis sie darunter zusammenklappen, hetzen sich beim Halbmarathon fast zu Tode und träumen vom seligen Zustand des »Runner's High«, einem fragwürdigen Höhepunkt, in dem körpereigene Betäubungsmittel die vernünftigen Warnungen des Gehirns (»Merkst du denn nicht, dass das weh tut?«) einfach außer Kraft setzen. Das macht nicht dick, aber das, was danach kommt, umso mehr: Kaum lässt die Betäubung nach, erwacht das Hungerhormon Ghrelin und scheucht die wild gewordenen Wetzer zum Kühlschrankplündern. Kalorienbilanz:
Mehr statt weniger. Ergebnis: dicker statt dünner.

7. ***Dinner Cancelling***
Früher schickte man Kinder zur Strafe ohne Essen ins Bett. Heute nennen wir den gleichen Vorgang »Dinner Cancelling« und tun uns das freiwillig an – in der Hoffnung, dass wir damit einfach den Hunger verpennen können.

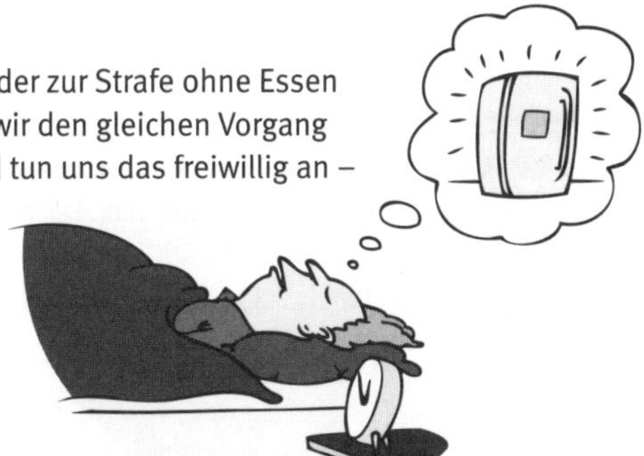

»Dinner Cancelling« – das klingt auch sehr elegant, oder? So, als könne man den Termin einfach streichen: »Tschüss, mein liebes Essen, ich bin so frei und komme heute nicht.«
Was wir dabei vergessen: Wir erscheinen zwar tatsächlich nicht zum Abendbrot, kommen dafür aber später wieder – nicht langsam, sondern gewaltig. ***Treffpunkt gescheiterter Dinner Canceller ist der Kühlschrank um Mitternacht:*** Im Dämmerzustand stopfen sie sich alles rein, was essbar ist.

8. Hochzeits-Hungern

Spätestens seit der Kate-Diät wissen wir, wie das geht: Hungern, bis das Kleid passt. Für den angeblich schönsten Tag ihres Lebens sind Frauen zu allem bereit. Wir Männer können da stressfreier rangehen. Auf uns guckt sowieso kein Schwein. Wir verschwinden im dunklen Anzug und ein gegebenenfalls verstärkter Speckgürtel lässt sich später aus dem Foto retuschieren.

Doch Frauen kämpfen bis in die Fingerspitzen, offenbar eine ganz spezielle Hochzeits-Problemzone. Schließlich soll die Trauung nicht enden wie bei Kate: Kleid sitzt perfekt, aber im entscheidenden Moment ist der Finger zu dick für den Ring. Also noch mehr schmachten und den Heißhunger fördern. Der reicht dann, um am Tag danach den dreistöckigen Rest der vierstöckigen Hochzeitstorte zu killen und das Ausgangsgewicht von vor drei Wochen mit leichtem Zugewinn wiederherzustellen.

9. Gleitzeit für die guten Vorsätze

»Was du heut' nicht kannst besorgen, das verschiebe ruhig auf morgen.« Starre Stundenpläne sind out, Gleitzeit ist in. »Jeder so, wie es ihm passt« – Hauptsache, das Ergebnis stimmt. Theoretisch ist eine gewisse Lockerheit im Umgang mit Sachzwängen nicht verkehrt, praktisch aber ein Herd für Diät-Krankheitserreger wie die Verschieberitis in Kombination mit gemeingefährlichen Henkersmahlzeiten. »Locker angehen« kann nützlich sein, aber totales Laissez-faire in Sachen Vorsätze ist eine Bankrotterklärung.

10. *»Ich mache es allen recht«*

»Wenn's klappt, habe ich weniger Stress und kann das Frustfuttern lassen«, denken vor allem die Damen. Ist aber falsch. ***Immer lieb sein macht nämlich dick,*** fand die amerikanische Verhaltensforscherin Karen E. Koenig heraus. Zu Unrecht gelten die Flauschigen als fröhliche Gesellen, weil ihr Umfang für Gemütlichkeit steht. Fett macht keineswegs nett, sondern im Gegenteil: Nett macht fett. Die allseits Beliebten sind meist die Beleibten. Warum? Weil sie essen, wie sie leben. Sie laden sich immer zu viel auf – auf den Teller und auf die Seele. Das landet dann in den Knautschzonen.

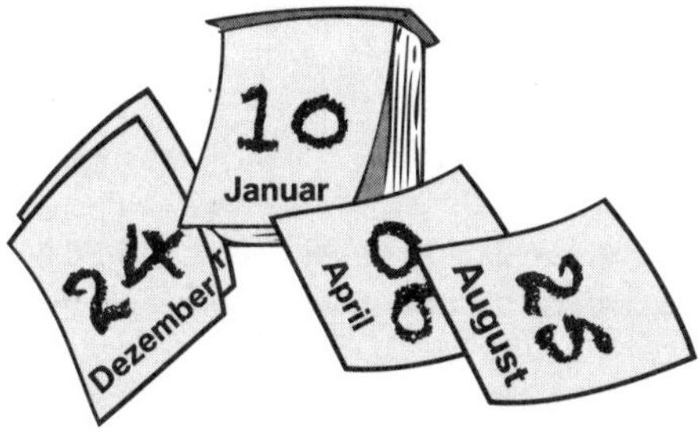

11. *Feiertagsfreuden nonstop*

»Ein voller Bauch ist Brauch.« Wer keine Tradition auslässt, kommt rund ums Jahr nicht zur Ruhe: Zwischen erstem Advent und Silvester vergeht kaum ein Stündchen ohne Gemümmel; ein- bis dreihundertfünfundsechzigmal im Jahr hat jemand Geburtstag; und Ostern ohne Essen ist wie Urlaub vor der Strandtapete – das Meer ist zu sehen, aber man spürt nichts. Wer zu Festen und Feierlichkeiten keinen Maulkorb tragen möchte, ist verloren.

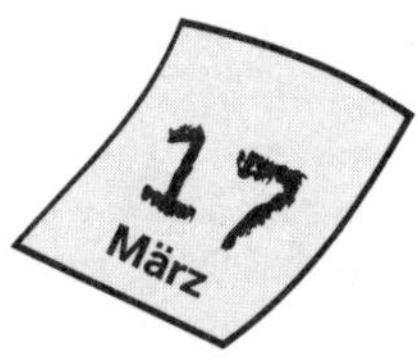

7. »Auf die Plätze, fertig – shoppen!«

Vom Steak eines handmassierten Bullen bis zum Ultra-Light-Laufschuh mit Barfuß-Feeling: Bei der Erstausstattung darf nichts fehlen

Wenn beim Einkaufen die Pfunde purzeln würden, hätten Frauen weniger Gewichtsprobleme. Unfassbar, wie lange die Damen brauchen, um ein paar ganz normale Schuhe zu kaufen. Während ich (wie Millionen andere Männer auch) entscheidungsfreudig das nächstbeste Paar greife, zur Sicherheit ein zweites probiere, um mich dann fürs erste zu entscheiden, ist meine Frau (wie Millionen andere Frauen auch) nicht eher zufrieden, bis sie die komplette Palette aus den Regalen (samt der aus dem Lager) in ihrer Größe durch hat. Um dann zum Preisvergleich – man weiß ja nie, wo sich die echten Schnäppchen verstecken – im nächsten Geschäft alles noch einmal von vorne durchzuexerzieren. Kleine Einwände meinerseits werden mit einem kurzen und kühlen »Du kaufst ja auch nicht das nächstbeste Auto!« quittiert. Ich (»Hä?«) bin sprachlos, sie powert unbeirrt weiter.

Worüber wir Männer uns im normalen Alltag erhaben wähnen, können wir erstaunlich gut an uns selbst beobachten, sobald es um etwas Bedeutendes geht – wie etwa unsere eigene sportive Erstausstattung. Auch wenn mann das phantastischste Baby der Welt erwartet, sich einen einzigartigen Hund anschafft oder das interessanteste Hobby aller Zeiten gönnt: Der »Ich muss erstmal was investieren«-Reflex ist immer der gleiche. Auch Männer, die per Diät ein neues Leben beginnen, wissen: Bei solch grundlegend die eigene Existenz verändernden Projekten darf man sich einfach nicht lumpen lassen. Jetzt heißt es klotzen statt kleckern und Geld in die Hand nehmen: Bei einem Knauser-Start wäre das Projekt ja sofort zum Scheitern verurteilt.

Das Ziel ist klar definiert (»Als blutiger Anfänger starten, aber aussehen, als hätte ich es echt drauf«), die Ressourcen stehen bereit – doch worin Zeit und Geld gesteckt werden, ist bei Männern und Frauen durchaus verschieden: Während zum Beispiel Isi sich fürs trendige Sportoutfit erste Anregungen bei der Hollywood-Prominenz holt und dafür mit der Lupe bewaffnet Gala & Co. akribisch nach Markenschildchen absucht, verschwendet ihr aktueller Torben selbstverständlich keinen Gedanken an das bunte atmungsaktive Textil, das beim Sport in naher Zukunft seine Plautze zieren könnte. Schließlich ist noch irgendwo im Keller die gemütliche Adidashose, und verwaschene T-Shirts stapeln sich zuhauf im Schrank.

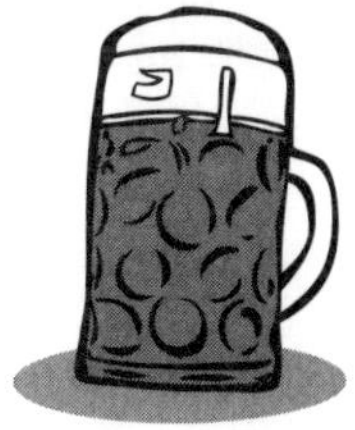

Stattdessen begibt er sich nach Feierabend beim Bierchen in Schlappen und Boxershorts (»Noch isses ja nicht so weit!«) auf eine saubere Internetrecherche-Safari, um erst einmal die technische Seite der ganzen Angelegenheit in trockene Tücher zu bringen: Der sportlichste Laufpartner auf dem MP3-Markt muss es sein. Ausgereift, klein, dabei so standhaft, dass der Player sogar »120-Kilo-walzen-durch-Schlaglöcher«-Erschütterungen ohne Qualitätsverluste wegsteckt.

Und obwohl er bereits nach wenigen Minuten Googeln sogar sportpsychologisch zementierte Top-Argumente vorweisen kann – wie »Boah, Musik auf dem Laufband bringt turbomäßige 15 Prozent mehr Leistung« –, stößt er bei seiner besseren Hälfte damit kaum auf Gegenliebe: Isi macht sich stattdessen auf, um nach dem Hollywood-Abgleich nun ihrerseits wichtige technische Details abzuklopfen – die sich allerdings ganz auf die anzuschaffenden Klamotten beziehen. Dazu braucht Isi Köpfchen, eine perfide Strategie und einen Lokaltermin in Form eines Besuchs im ausgewählten Fitnessstudio. Denn genau darauf muss das zu erwerbende Outfit ja bis ins Detail abgestimmt sein – farblich und überhaupt.

Isi weiß, was sie tut, das muss man ihr lassen. Schon vor ein paar Wochen hat sie angefangen, fitnessverrückte Nachbarn und Kollegen unauffällig auszufragen: »Wo trainierst du eigentlich?« – dabei handelt es sich um einen wichtigen strategischen Schachzug, denn nur so kann sie sicher sein, nicht aus Versehen im selben Club wie ihre Bekannten zu landen. Wäre ja furchtbar, wenn dann bei Freundinnen und Kollegen gleich herum wäre, dass sie schon wieder einen neuen Abnehmversuch startet. Diesmal mit Fitnessstudio und – vielleicht – Personal Trainer.

Bevor ihr jemand, den sie kennt, prüfend aufs Hinterteil glotzen darf, muss es erst anonym und unter Ausschluss der Öffentlichkeit in Form gebracht worden sein. »Anfängerfehler unter den Augen der Konkurrenz? Das geht natürlich gar nicht. Allein der Gedanke daran. Um Gottes willen, nein!« Blamagen muss Isi im Vorfeld und definitiv ausschließen.

Sobald sie einen Sporttempel auserkoren hat, in den niemand aus ihrem Bekanntenkreis geht, erkundet sie das unbekannte Terrain unauffällig. Hier macht sich ihr James-Bond-DVD-Geheimagenten-Training bezahlt: Isi setzt sich ins Foyer des Fitnessstudios und tut so, als ob sie auf jemanden wartet; dann flugs zwei Augenlöcher durch die ***Fit for Fun*** gestochen und unbemerkt aufs Outfit der Fittesten zoomen; Jazzpants oder Jogginghose, ärmelloses Top oder Shirt – alles klar; jetzt noch die angesagten Marken speichern; erledigt.

Isis nächster Stopp: der Sportklamotten-Shop. Dahin hat sie vorher ihre wichtigsten besten Freundinnen bestellt, die nun, bei einem Gläschen Prosecco für die Stimmung, wie Atomphysikerinnen den Sitz von Sport-BH und Wäsche aus atmungsaktiven, schweißaufsaugenden High-Tech-Fasern prüfen beziehungsweise die Heckansicht per Handy dokumentieren.

Natürlich hat Isi nur diejenigen ihrer wichtigsten besten Freundinnen eingeladen, die schon lange resistent gegen jede Form der Schweißtreiberei sind und mit Sicherheit nicht später überraschend in ihrem Fitnesstempel aufschlagen werden. Dann muss sich Isi nur noch entscheiden zwischen Vier-Kanal-Hohlfaser (zehnmal schneller trocken als Baumwolle) und Drei-Komponenten-Material zur Thermoregulation. Im Zweifel entscheidet die vielseitigere Farbpalette. Um sich abzusichern, ziehen Isi und ihr Hofstaat noch in zwei weitere Fachgeschäfte für sportive Outfits: Vergleichen, anprobieren, Schnäppchen suchen. Zwei Stunden später ist das Portemonnaie leer, die Tüten voll und das erste Etappenziel erreicht.

Meine Herren, mal kurz zwischendurch: Haben wir was gelernt? – Richtig: ***Einfach in den nächsten Laden schlendern, Jogginghose und Poloshirt rausholen und durchstarten ... das geht natürlich gar nicht!*** Auch mann will sich ja schließlich nicht blamieren, da müssen schon schwerere Geschütze aufgefahren werden. Kleider machen Leute. Und so sicher wie das richtige Designer-Logo den Attraktiv-Bonus »Dick – aber extrem erfolgreich!« auf manch eine Brust stempelt, ist auch beim Sport der korrekte Dresscode unglaublich wichtig.

DIE ERSTAUSSTATTUNG: Einkaufsliste Frau

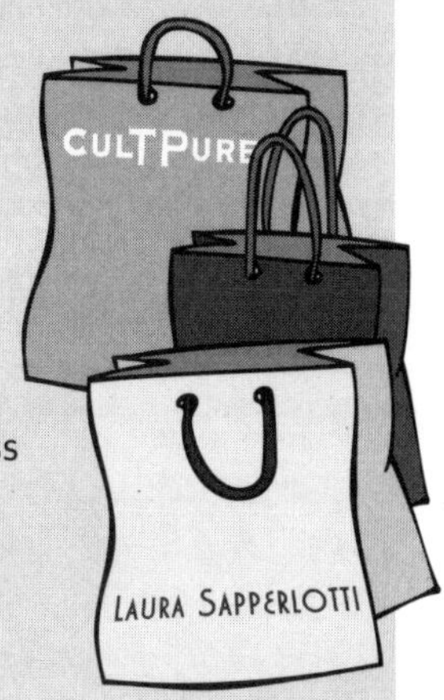

- Sport-BH (weiß oder nude)
- farblich passender Bauchweg-Slip
- Shirt, schwarz mit rosa Nähten (Drei-Komponenten-Material)
- Vier-Kanal-Hohlfaser Gymnastikhose (zehn Mal schneller trocken als Baumwolle), rosa mit schwarzen Nähten; nicht zu eng, sonst Schweißränder
- Wasserfeste Sport-Armbanduhr mit Strass und Sekundenzeiger
- ein Stirn-Schweißband, rosa
- zwei Handgelenk-Schweißbänder, rosa
- 24-Stunden-Make-up, schweißfest
- Wasserfeste Wimperntusche
- Turnschuhsöckchen, rosa
- gepolsterter Armhalter, farblich abgestimmt auf den farblich abgestimmten iPod
- Turnschuhe mit pinken Streifen

Okay, wir sind da im Vergleich zu unseren Frauen eher pragmatisch veranlagt: »Was ist gerade sauber oder müffelt am wenigsten?« Aber geben wir es zu – die Verheirateten unter uns schauen schon schicker aus dem Shirt als die Singles: alles nett aufeinander abgestimmt, so geschnitten, dass wahlweise der Bauch retuschiert oder das Sixpack modelliert ist. Ein goldenes Kettchen streckt den Hals und der iPod ist farblich aufs Outfit abgestimmt. Affig vielleicht, aber optisch nicht unbedingt von Nachteil.

DIE ERSTAUSSTATTUNG: Einkaufsliste Mann

- High-Tech-Laufschuhe mit Barfußgefühl; auf keinen Fall mit lila oder pinken Streifen, auch nicht mit gelben
- Ohrhörer, die sich, wenn der Schweiß in den Ohren schwimmt, festsaugen statt rausspülen
- Pulsuhr, damit Mann nicht aus Versehen aus der optimalen Kalorienverbrennzone rennt; Außendienstler und Vielreisende optional mit GPS-Navigation, damit sie ins Hotel zurückfinden, ohne nach dem Weg fragen zu müssen
- Hosenträger, der das Trainingsoutfit auf Hüfthöhe festzurrt und absichert
- Bauchgurt XXXL für MP-3-Player und Wasserflasche
- Rennrad für sonntags draußen
- Fahrradhose mit fünffach gepolstertem Schritt (für sonntags draußen)

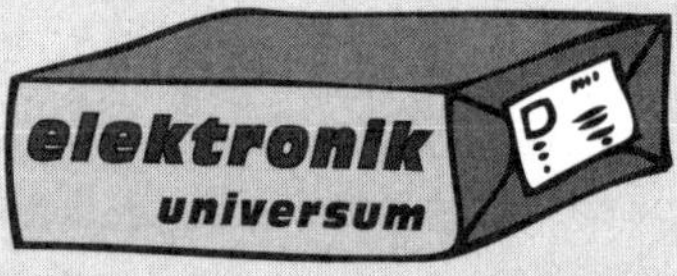

Zurück zur Erstausstattung. Als Isi nach Stunden beladen ins traute Heim zurückkehrt, ist ihr Torben in punkto »Musikalisches Doping« ebenfalls auf der Zielgeraden angekommen und lädt Songs von AC/DC bis Bob Marley runter, die den perfekten wubbda-wubbda-Lauf-Rhythmus von 120 bis 140 Schlägen pro Minute haben. Fleißarbeit kombiniert mit männlich-technischem Know-how – Fähigkeiten, die seine Holde überhaupt nicht zu würdigen weiß.

Also Punkt zwei auf dem Zettel abhaken: »High-Tech-Treter kaufen.« Die richtigen Schuhe sind das A und O, wie Torben weiß, damit die Sport-Karriere nicht gleich an Blasen und Hühneraugen scheitert. Außerdem sieht sich Isis Augenblicklicher schon elegant federnd auf dem Laufband rennen – die Augen der leicht bekleideten Damenwelt des Fitnessstudios auf sich gerichtet.

Leider erweist sich die Sache mit den Schuhen als dicker Brocken – dicker als zunächst gedacht: Nach stundenlangem virtuellen Blättern in den Online-Katalogen sämtlicher Hersteller ist die Verwirrung groß. Ob Attack, Flash, Galaxy oder Target Mission das beste Ergebnis bringen? Wer soll das wissen? Torben jedenfalls nicht. Und wie die alle aussehen – echt schwul mit diesen bunten Streifen.

Also Vertagung auf irgendwann – in einem Schuhgeschäft. Um die Zeit bis dahin zu überbrücken, hat er sich erst einmal bei einem Gourmet-Forum eingeloggt und sich über Rindfleisch von handmassierten Wagyu-Bullen informiert – von einer Diät allein wird ein Kerl schließlich nicht satt.

Nur ein VERUNSICHERTER Verbraucher ist ein WILLIGER Konsument.

Wer uns was verkaufen will, produziert erst Verunsicherung – und dann die passenden Produkte für unsere Not.

8. Fitnesstest fürs stille Kämmerlein

»Bin ich gut? Wie steht's um meine Fitness?« – Wenn jemand eine ehrliche Antwort auf diese Frage haben möchte, muss nicht jeder dabei zugucken. Machen Sie meinen kleinen Fitnesstest heimlich zu Hause

Es gibt Momente im Leben, da will man es einfach wissen: »Wo stehe ich? Was geht noch? Wo will ich hin? ***Wie weit bin ich eigentlich weg von so etwas wie einem Optimalzustand?***« Natürlich kann man in den Spiegel gucken oder sich einen Fotografen suchen, der einen ins rechte Licht rückt, damit die Fotos sagen: »Alles klar bei dir.« Es steht außerdem jedem frei, in eine Gymnastikgruppe mit Gleichaltrigen zu gehen und heimlich mitzuzählen, wie viele Sit-ups die Konkurrenz schafft. Oder den Trainer zu fragen (»Wie war ich im Vergleich zum Rest der Welt?«), doch dabei sind keine allzu ehrlichen Antworten zu erwarten. Wenn der Trainer nämlich in höchsten Tönen lobt, wäre er den potenziellen Neukunden schließlich schnell wieder los – und zwar Richtung Fortgeschrittenenkurs. Würde er es aber wagen, eine bittere Wahrheit auch nur anzudeuten (»Da ist noch viel, viel zu tun!«), wäre der potenzielle Neukunde noch schneller weg – diesmal in Richtung eines anderen, etwas charmanteren Trainers.

All diesen Risiken muss man sich zunächst gar nicht unbedingt aussetzen. Es gibt einen Test, der verrät, was Sie über Ihren Allgemeinzustand wissen müssen. Das Gute daran: Sie können es heimlich herausfinden. Sie müssen sich mit niemandem messen, sich also auch vor niemandem offenbaren. Verschanzen Sie sich dafür in einem Zimmer mit Sitzgelegenheit, verschließen Sie die Tür, vergewissern Sie sich, dass die Webcam ausgeschaltet ist, und konzentrieren Sie sich ganz auf Ihre Kraft.

Setzen Sie sich aufrecht mit erhobenem Haupt hin. Noch gibt es keinen Grund, sich klein zu machen. Wer sich einen Sessel gesucht hat, weil der bequemer ist als ein harter Hocker, ist bereits jetzt vorbestraft. Auch wenn Sie schon schön tief in den Polstern hängen, rate ich Ihnen zum Wechsel auf ein härteres und vielleicht etwas höheres Sitzmodell. Sie werden gleich wissen, warum.

Sie haben den Wechsel vom Sessel auf den Stuhl geschafft? Okay, super, dann kann es ja jetzt losgehen: Sie sitzen gerade und lassen die Arme erst einmal frei baumeln (Sie werden sie möglicherweise gleich zum Rudern gegen den drohenden Gleichgewichtsverlust brauchen). Dann stellen Sie ein Bein fest auf den Boden und renken das andere irgendwohin – Hauptsache, es hat keinen Bodenkontakt.

Nun heben Sie Ihr Gesäß ganz langsam von der Stuhlfläche nach oben. – Nein! Sie holen keinen Schwung mit den Armen, stoßen sich nicht heimlich mit den Händen ab, sondern geben volle Kraft in die Beinmuckis.

Upps, halt, jetzt habe ich was vergessen: Bevor Sie Druck geben, wechseln Sie das Bein. Mit dem Bein Ihrer starken Seite geht der Test nämlich leicht – und ich wette, dass Sie sich genau das ausgesucht haben. Jeder Mensch hat ein Bein fürs Grobe (das muss immer ran, wenn's drauf ankommt und ist deshalb besser in Form) und ein zweites als Mitläufer, das sich meist etwas dämlicher anstellt, ungeschickter und schwächer ist. Genau das setzen Sie nun auf den Boden. Und wieder heißt es: Hoch den Hintern! Ohne Schwung. Ohne Händeabstützen. Nur mit Kraft empor.

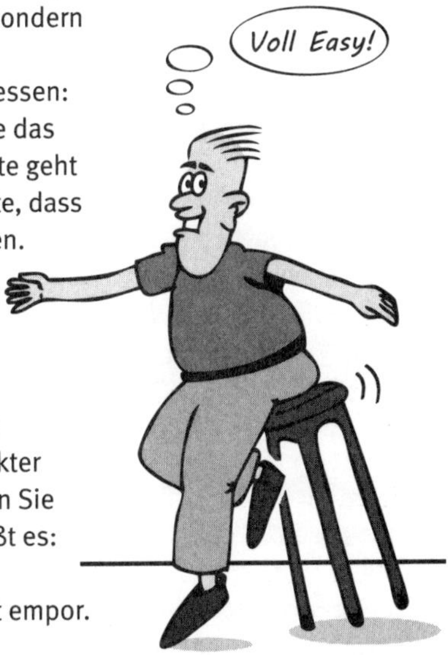

Haben Sie das geschafft? Bravissimo! Wenn nicht, ist noch ein Hintertürchen offen: Sie dürfen es noch einmal mit der starken Seite probieren.

Geklappt? Dann sage ich: ***Bravo!***

Sie haben sich im Laufe Ihres bisherigen Lebens das erhalten, was man jugendliche Kraft nennt; das Maß, das die Natur uns mitgab in Zeiten, in denen es noch darauf ankam, dank Beinkraft zu überleben – entweder als Jäger oder als Gejagter.

Sie haben es nicht geschafft? Trotz bester Vorsätze? Da ist absolut nichts zu machen? Der Po klebt am Sitz? Sie drücken und drücken und kommen keinen Millimeter hoch? Dann sollten Sie was tun. Oder den Trainer wechseln.

9. Heckoptimierung mit flotter Eigenfettspritzung

Knäcke ohne alles und Keuchen am Feierabend – für einen Knackpo tun Männer viel, denn Dr. Beautys Messermethode ist nicht jedermanns Sache

»Der Kopf geht mit«, man kennt das ja. Hat man sich entschieden, die gammeligen Retro-Schränke endlich gegen eine High-Tech-Küche zu tauschen, sieht man auf der Fahrt zur Arbeit plötzlich überall Küchenstudios – und fragt sich irritiert: »Waren die schon immer da?« Ja, waren sie! Wir nehmen Dinge allerdings erst wahr, wenn wir uns mit ihnen oder mit einem ihrer Aspekte beschäftigen: ***Sobald wir uns für Küchen interessieren, sehen wir, dass wir überall von Küchen umgeben sind.*** Das ist so eine mentale Geschichte: Weil unser Kopf von all den Eindrücken sonst platzen würde, wird im Oberstübchen rigoros Unwichtiges ausgeblendet. Motto: »Du musst ja nicht alles wissen, konzentrier dich gefälligst aufs Wesentliche.« Und dann passiert's: Kaum wird die Liebste schwanger, tummeln sich um uns herum plötzlich tausende Babys und übernächtigte, unrasierte Väter.

Markus, mein Managerfreund, fühlte sich kürzlich ein bisschen unwohl (passiert ihm öfter, er ist latenter Hypochonder). Da zieht dann eine Erkältung auf, sein empfindlicher Magen nervt, er hüstelt ein wenig – und schon ist er im Bus umgeben von rotzenden und schniefenden Virenmutterschiffen, die ihm den Rest geben.

Warum sollte das anders sein, wenn er sich gerade mal wieder mit Überlegungen plagt, wie er dem Hüftgold an die Wäsche gehen könnte? »Chacka«, freut sich das Hirn: »Alles senden, was den alten Fettsack endlich in Bewegung bringt.« Seitdem springen ihn die Sendungen bereits in aller Herrgottsfrühe an: Zum Frühstück gibt's bei Markus jetzt Beautytipps aus der Zeitschrift und dem Radio.

Statt solche Störsender-Botschaften wie sonst reflexhaft wegzuzappen (Hirn: »All die Hungerhaken wollen dir bloß den Appetit verderben!«), hält Markus nun mit offenem Mund und dem davor schwebenden Knäckebrot ohne alles inne. Seine noch glasigen Pupillen fokussieren scharf auf das buntbedruckte Papier neben dem Eierbecher, seine Ohrmuscheln dehnen sich auf Elefantengröße aus.

Ein sonnengebräunter Mittfünfziger im grauen Armani-Anzug ist es, der Markus hypnotisiert – Dr. Beauty, seines Zeichens eine Koryphäe der Schönheitschirurgen-Szene. Er lächelt Markus aus einem »Männer, die die Welt verändern«-Artikel im Lifestyle-Magazin entgegen, während er – und es ist erst sechs Uhr morgens – von einer brüllend gut gelaunten Moderatorin interviewt wird.

Markus lernt, dass Po-Implantate zunehmen – auch bei Männern. Heck-Optimierung, wahlweise durch Hyaluronsäure, zwei entsprechend griffige Gel-Implantate oder die flotte Eigenfettspritzung. »Ist ja genial!«, denkt Markus. Sein Kopfkino läuft an: »Säure? – Mafiamethode; besser nicht. Gummi im Hintern? – Klingt nach Skalpell und Schwanken beim Sitzen. Aber Eigenfettspritzung? Wow! Wie darf man sich das denn vorstellen? Schlauch rein ins störende Bauchfett, anderes Ende rein in die schlaffe Pobacke, Hebel umlegen und schon

– plopp, plopp –

ist es so, wie es sein soll? Bierbauch am Hinterteil? Irre, die Wissenschaft.«

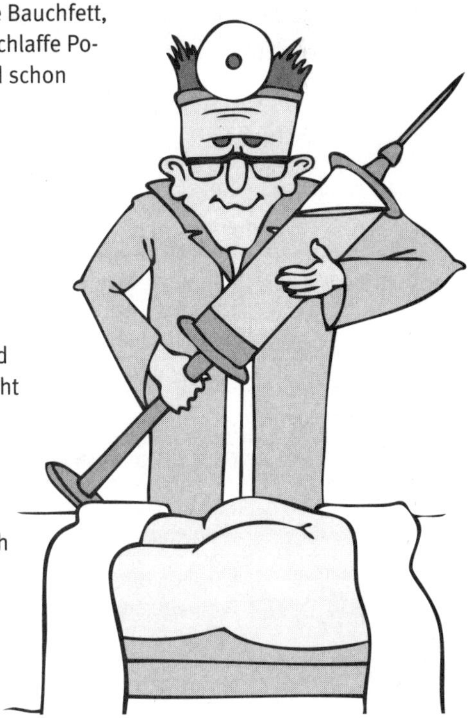

Markus' Blick schweift zum Knäcke ohne alles, das noch immer schwebt. Prompt landet es staubend wieder auf dem Teller – geht doch auch anders, wie er nun von Dr. Beauty weiß: Er muss vielleicht gar nicht hungern, er könnte seine Problemchen einfach intern verschieben und gleich ganz anders daherkommen. »Am Bauch weniger, am Hintern mehr. Wäre doch perfekt.«

Aber halt! Alles auf null. Was, wenn das mit dem Plopp nicht hinhaut und der rückwärtige Schwerpunkt plötzlich hinter der Kniekehle hängt? Gruselige Vorstellung.

Außerdem sind doch noch ein paar Fragen offen. Markus ist nicht sicher, ob sein Zuviel vorne nicht auch zu viel für hinten ist: »Wenn sich das nicht astrein ausgleicht, könnte es zu Schwierigkeiten kommen. Wie sitzt man eigentlich auf zu stark gepimpten Pobacken? Quellen die rechts und links raus?« Kein schöner Gedanke für Markus.

Aber sofort werden die Bedenken weichgespült: »Nein, nein, so etwas passiert bei den seriösen Experten natürlich nicht. Deshalb rennen ihnen Frauen, die wahlweise vom royalen Pippa- oder latinarunden

UNZUFRIEDENHEITSLISTE FRAUEN	
Haare:	Zu dünn. Ton gefällt nicht. Mehr-Volumen-Frisur, Push-Föhnschaum, neue Farbe drauf
Gesicht im Morgenspiegel:	Q-10-Fundament, dann Komplettprogramm Farbe
Hals:	Farbanpassung fehlgeschlagen, Tuch drum
Busen:	Könnte größer, kleiner, anders, besser sein – Nachhilfe mit Push-up oder Minimizer; notfalls Skalpell
Arme:	Zu schwabbelig. Stoff drüber
Bauch:	Muss weg. Liebestöter und Lagen-Look drüber. Mindestens zwei Etagen
Po:	Könnte größer, kleiner, anders, besser sein – Problemzonen-Jeans fürs Grobe
Beine:	Könnten dünner, länger, anders, besser sein – Problemzonen-Rock kaschiert, hohe Hacken heben
Füße:	Immer bearbeitungsbedürftig. Zum Pediprofi oder in die undurchsichtige Socke

Lopez-Po träumen, die Bude ein. Und sogar Männer, bei denen danach das ein oder andere Bierchen aus dem Frontbereich für immer im Heck blubbern dürfte.«

Warum die Mehrheit des starken Geschlechts an dieser Stelle nun doch wieder seufzend ins Knäcke ohne alles beißt und nach Feierabend keuchend zehn Kilometer rennt, statt die kulinarischen Puppen tanzen zu lassen, ist genetisch bedingt. Markus und Schmerz ertragen? Das passt nicht so recht zusammen. Leiden für die Schönheit? Schon der Gedanke an Spritzen und blutige Hautlappen verdirbt Markus schnell den Spaß an manuell vorgenommenen Chassis-Sanierungen.

UNZUFRIEDENHEITSLISTE MÄNNER	
Haare:	Könnten mehr sein. Cap auf die Rübe. Sonst nur transplantierbar
Gesicht im Morgenspiegel:	Rasieren, duschen und dann weitersehen. Notfalls Laser und Skalpell
Arme:	Zu dünn. Spargelarme landen in Ärmeln
Busen:	Muss weg. Weites Hemd, weniger Bier
Hals:	Unterm Mehrfachkinn meist kein Highlight. Kinn anheben, Kragen und Krawatte drunterschieben
Bauch:	Muss komplett ausgetauscht werden. Waschbrett statt Wampe
Po:	Zu flach, in Jeans mit voluminösen Gesäßtaschen verstecken. In schweren Fällen Portemonnaie (rechts) und geknülltes Tempo (links) rein
Beine:	Zu dünn im Verhältnis zu obenrum, Storchenbeine verschwinden in Karottenhosen mit extra vielen Bundfalten
Füße:	Schreck lass nach. Sofort reintreten in die senkellosen Mokassins mit praktischen Entlüftungsschächten

10. Holzhacken gegen den gemeinen Torten-Magnetismus

Bundesliga auf dem Homefahrrad oder Schnäppchenjagen auf dem Flohmarkt – um öfters mal in Bewegung zu kommen, verirren sich Männer und Frauen auf getrennten Wegen

Es gibt eine ganz besondere Art von Magnetismus, mit der wir immer wieder konfrontiert werden: ***»Früher konnte ich essen, was ich wollte. Und jetzt werde ich immer dicker.«*** Zu diesen Phänomenen gehört auch die Sache mit dem Kuchen, den man bloß anzusehen braucht und – flutsch – schon klebt er an der Hüfte.

Magnetischer Kuchen? Sekundenkleber-Süßspeisen? – »Kann es sein, dass ich bereits zunehme, wenn ich in der Sauna den Himbeer-Joghurt-Aufguss einatme?«, wurde ich allen Ernstes vor Kurzem von Isi gefragt, als absolut un-glaub-li-che 142 Gramm mehr auf der Waage ihr für einen Tag die Laune verdarben. Die »anziehende« Art des Zunehmens kann jeden treffen. Auch wer nur die Hälfte wegmampft und Stunden damit verbringt, Kalorien zu zählen, ist bedroht – vorausgesetzt, er oder sie leidet an akutem Bewegungsmangel.

Frage ich beispielsweise Uwe, einen guten Freund aus Schultagen, welchen Sport er denn so treibt, antwortet er grundsätzlich breit grinsend: »Ich treibe nicht, ich lasse treiben. Ich habe mir nämlich einen Sportwagen zugelegt.«

Aha. Und wenn er nicht hinterm Lenkrad sitzt, dann vor der Glotze oder am Computer. So hat der alte Knabe im Laufe der Jahre im Frontbereich recht nett zugelegt, obwohl er immer mal wieder eine bier-, hamburger- und currywurstfreie Woche einlegt. Würde er aber seinen Flitzer mal stehen lassen und auf seine zwei Beine zurückgreifen, hätte er nach längeren Fahrten keinen Abdruck vom Lenkrad mehr auf der Plautze. Ohne Bewegung verbraucht man halt zu wenig Energie.

Und doch: In einigen Fällen werden auch bewegungsfreudigere Menschen von fiesen Magnet-Pfunden geplagt. Ein Phänomen – Sie können aufatmen, meine Herren –, das fast ausschließlich Frauen betrifft.

Frauen, wie meine Tante Käthe zum Beispiel, die mit ihren Kegelschwestern eifrig zweimal das Schwimmbecken durchquert, aber inklusive Anfahrt, Umziehen, Föhnen, Schminken und Abfahrt gute drei Stunden in sportlicher Mission unterwegs ist. Mindestens. Danach gönnt der Kegelklub sich erschöpft und hungrig gern auch mal ein bisschen mehr. »Ein klitzekleines Stückchen Kuchen zum Nachtisch?« – »Aber bitte«, sagt Tante Käthe, »schließlich haben wir ja den ganzen Vormittag Sport getrieben.« Flutsch. Ihre Freundin Elli nimmt Schlagsahne – flutsch, flutsch ... und dann wird mächtig über Magnetismus geklagt, wenn statt der 34 irgendwann eine 44 im Kleiderschrank hängt.

Schwamm drüber? – ***Die Erfolgsformel im Kilokampf lautet nun mal: Es muss mehr raus als rein***, sonst sammeln sich die Pfunde ungehemmt im verlängerten Rücken, direkt unterm untersten Kinn oder geradewegs auf dem Schnitzelfriedhof. Bis sich irgendwann nichts mehr durch geschicktes Schichten meist schwarzer, längs gestreifter Kleidungsstücke kaschieren lässt und jedes In-die-Hocke-gehen und wieder Hochwuchten im Schweißbad endet.

So weit muss es nicht kommen. ***Sehen Sie sich doch einfach mal öfter Ihre Fotoalben an. Denn nichts ist so entlarvend wie Fotos.*** Fotoserien, um genauer zu sein: »Ich auf Bergwanderung, 1990«, »Ich am Pool auf Mallorca, 2000«, »Ich beim Heimurlaub vor der Glotze, 2010« – erkennen Sie den Trend?

Bei den meisten, die noch die Kurve kriegen und in ihre Turnschuhe springen, passiert der Klick (das ist ein Fachbegriff, den Frauenmagazine gerne verwenden) zur Ernährungsumstellung samt Bewegung, nachdem sie ihre Urlaubsfotos von der Kamera auf den PC geladen haben.

Sie fragen sich, ob diese Leute denn nicht regelmäßig in den Spiegel schauen? – Doch, tun sie. Aber der Blick in den Spiegel allein reicht nicht aus, denn der wird grundsätzlich geschönt: Wir drehen uns automatisch so, dass uns die süße Schokoladenseite entgegenleuchtet;

wir ziehen den Bauch ein, halten die Luft an, stellen uns seitlich und gucken kurz freundlich. »Na«, denken wir, »das geht doch noch.«

Nicht so auf spontanen Fotos. Die Paparazzi aus dem Freundes- und Familienkreis erwischen uns ohne Baucheinziehen, ohne freundliches Lächeln und mit in den Nacken gelegtem Kopf. Kurz: mit Wampe, runterhängenden Mundwinkeln und Doppelkinn. Alternativ kann auch mal der Arzt die Trillerpfeife zum Start unseres neuen Lebens blasen. Motto: »Wenn du dein Haltbarkeitsdatum nicht schleunigst verlängerst, war's das bald, mein Guter. Dann bist du es, der bald pfeift – und zwar auf dem letzten Loch.« Also zackzack rein in die Sportklamotten. »Und Finger weg von Chips und Schokolade!« Großer Gott. »Und von Bier und vom Kurzen!!« Herr, lass es nur einen Albtraum sein ...

Hat man sich nach dem ersten Schreck freiwillig oder eben gezwungenermaßen aufgerafft, untenrum endlich wieder mehr Energie zu verbrennen als oben Lebensmittel nachzuschieben, geht die Grübelei nach dem »Wie« los: Wie fängt man sein neues Leben an? Wie bewegt man sich gerade so viel, dass es noch erträglich und keinesfalls zu anstrengend ist?

Der naheliegende (da kostengünstigste) Schritt führt den pragmatischen Mann meist erst einmal in den Keller. Dahin folgen wir nun Andreas, dem Mann von Sabine. Andreas ist ein Knauser, der gerne betont, dass Sparsamkeit eine Tugend ist. Wo andere ihre guten Vorsätze mit dem Kauf von Hightech-Geräten in Fahrradform umsetzen wollen, legt Andreas los, ohne einen Cent zu investieren. Im Keller muss zwar ein bisschen gewühlt werden, aber dann wuchtet Andreas seinen alten Drahtesel keuchend die viel zu enge Treppe hoch, flickt die platten Reifen, pumpt sie auf und radelt einmal um den Block – wenn er dazu nach der ungewohnten körperlichen Betätigung überhaupt noch in der Lage ist. Damit hat er sein Haltbarkeitsdatum peripher verlängert. Ein Anfang, immerhin.

Mehr brächte es, führe er nun immer mit dem Rad ins Büro – vorausgesetzt, es liegt nicht um die Ecke, sondern ungefähr eine halbe Stunde lockeres Radeln entfernt. Ansonsten empfiehlt es sich, das Rad doch lieber aufzubocken und die Bundesliga ab sofort vom Hometrainer aus anzuschauen.

Sabine tendiert eher zum Stöckekratzen. Sie besitzt nämlich gar kein schrubbeliges Fahrrad. Und selbst wenn, würde sie lieber irgendwann einen Haufen Rost und Staub zusammenfegen und heimlich entsorgen, als die alte Gurke jemals wieder aus dem Keller hoch zu schleppen. Und Reifen flicken kann sie auch nicht.

Trotzdem steht Sabine dem mehr oder weniger motivierten Radler Andreas in nichts nach: Viereinhalb Stunden zügiges Nordic-Walken auf sieben Tage verteilt formen zwar noch keine Modelfigur, sind aber eine erfreuliche Maßnahme gegen den gemeinen Torten-Magnetismus. Und überhaupt: »Jeder Schritt mehr ist ja irgendwie schon ein Erfolg«, findet Sabine. »Pi mal Daumen bringt alles was – wenn schon nicht zum Abnehmen, dann aber doch, um zum Beispiel das Herzinfarktrisiko zu senken.«

Als Andreas das bezweifelte, weil er die Blockradelei schnell langweilig fand, rechnete ihm Sabine vor, dass er auch anderweitig mehr Kalorien verbrauchen könnte. Eine Stunde stramm strampeln bringe, so hatte Sabine herausgefunden, in Sachen Energieverbrauch ungefähr so viel wie vier Stunden Kochen, zweieinhalb Stunden Putzen oder zwei Stunden Sex. Danach wollte Andreas doch lieber wieder Rad fahren.

Sporteln, schwitzen, keuchen? »Puh! Viel zu anstrengend. Haben Sie nicht was Netteres im Programm?«, werde ich oft gefragt. »Irgendwas in Richtung Wellness, womit man ohne Anstrengung abnehmen kann?« – Schön wär's. ***Eine Fett-weg-Massage oder einen Gummianzug, in dem die Pfunde wegschwitzen wie in einem Backofen-Bratschlauch? Gibt's leider ebenso wenig wie eine Wunderpille, die nach Crème Brûlée schmeckt und vorher verzehrte Kalorien halbiert***. Schade, schade, schade.

Also reift nach Jahren konsequenter »Komm ich heut nicht, komm ich morgen – und sitzen tu ich eh am liebsten«-Haltung die Erkenntnis, dass da wohl mal ein Zahn zugelegt werden muss. Männer neigen dabei gern zur Übertreibung. Erst in die eine, dann in die andere Richtung.

Gerade gestern ist mir wieder so ein typischer Vertreter der Gattung »Platz da, jetzt komm ich« über den Weg gelaufen. Während ich in Ruhe meine Jogging-Runden drehte, überholte er mich gleich mehrmals: Zuerst legte er einen Sprint hin, als wäre ein ausgerissener Kampfhund hinter ihm her; er spurtete aus den Startlöchern von null auf hundert und brauste auch in Runde zwei rekordverdächtig an mir vorbei; als er im nächsten Durchgang, nun keuchend, noch immer Vollgas gab, begann ich mir Sorgen zu machen; nicht nur um seine Gesundheit (Überanstrengung ist ja bekanntlich gefährlich) – sondern auch um seine Figur.

»Hä?«, fragen Sie. »Für eine Top-Figur kann man doch gar nicht genug Sport treiben, oder?« – Doch, man kann. Zu viel Sport macht nämlich dick. Wer das nicht glaubt, geht einfach mal in Gedanken durch, wie man sich nach einer Verfolgung fühlt, bei der es um Leben und Tod geht. Überanstrengung? Bemerkt man gar nicht. Dafür sorgen Endorphine, die – zwecks Überleben in Zeiten von Säbelzahntigern auf Menschenjagd – seit Jahrtausenden den Schmerz betäuben und uns high machen, damit wir noch einen Gang höher schalten können.

Hunger, Durst, Zweifel, keine Lust zum Laufen – solche menschlichen Regungen empfinden Sie nicht mehr, wenn Sie den Atem einer Großkatze im Nacken spüren. Sie rennen nur noch. Aber was passiert nach einer modernen Hetzjagd um den Baggersee im Körper? – Richtig: Der Blutzuckerspiegel ist nicht nur in die Kniekehlen gerutscht, sondern fräst sich bereits Richtung Erdkern. Heißhunger ist die Folge. Und zur Belohnung geht's direkt nach dem Duschen an den Kühlschrank. Danach gilt dann: »Alles Essbare zu mir. Immer rein damit in die Figur, bis die Sprungfedern im Fernsehsessel glühen.« Ohne den Hauch eines schlechten Gewissens, denn: »Das habe ich mir jetzt verdient!«

Wo die Kerle zur sportlichen Übertreibung neigen, lassen es Frauen meist deutlich gemächlicher angehen. Und selbst, wo es eigentlich nur darum geht, die Frisur nicht zu gefährden, hat der weibliche Instinkt mal wieder einen Sieg davongetragen ...

SPORT MACHT DICK.

Wer dich hetzt, bis du nach Luft schnappst, oder dein Mini-Training mit Torte belohnt, will nicht, dass du Pfunde verlierst, sondern er will dich nicht als Kunden verlieren.

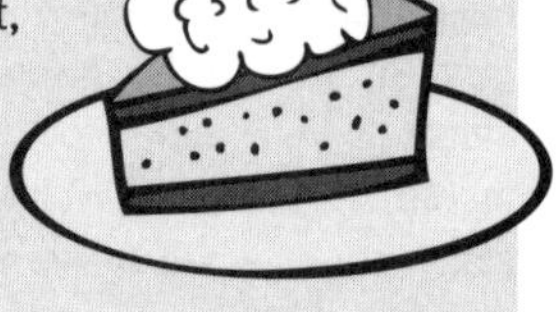

Wissenschaftlich erwiesen ist, dass gemäßigtes Fitnesstraining gesünder ist als stundenlanges Joggen oder Hantelnstemmen. Das mag verwundern, wurde aber in einer Langzeitstudie mit zehntausend trainierten und untrainierten Menschen belegt. In der Gruppe der Untrainierten bissen dreimal mehr vorzeitig ins Gras. Bei denen, die sich regelmäßig in Schwung bringen, schnitten – aufgepasst! – keineswegs die Marathon-Hechler am besten ab. Die großen Sieger waren diejenigen, die sich in Maßen abmühen. ***Wer zu viel macht, schwächt hingegen sein Immunsystem und verringert damit sogar die Lebenserwartung.*** Also: Gemütliches Laufen, Walken, Fahrradfahren dreht die biologische Uhr zurück wie einen Tacho beim Gebrauchtwagen. Und geht die Bewegungskurve hoch, steigt auch der Fitnesspegel. Der Trick: Man muss es nur machen!

Auf geht's, zum Fitness-Shoppen ... doch Moment mal: Was nützt ein Traum-Body, wenn ich mich dabei finanziell ruiniere? Da gibt's nur eins: Nach günstigen Kaufgelegenheiten Ausschau halten – auf Flohmärkten zum Beispiel. Die sind nämlich ein Quell der Freude für alle, die sich für wenig Geld mit vielen Sportgeräten ausstatten wollen. Rollschuhe, Golfschläger, Walking-Stöcke, Badeanzüge, Medizinbälle oder Stepper, Bauchpresse, Aerobic-Videos und pinkfarbene 500-Gramm-Hantelchen – alles Herrliche, was das Rund-um-die-Uhr-Verkaufsfernsehen zum 49,90-Euro-Supersonderpreis anbietet, ist hier für ein paar Euro zu haben.

Bei genauer Betrachtung fällt den ganz Ausgeschlafenen unter den Schnäppchenjägern aber auch der Haken am Flohmarktshopping wie Schuppen von den Augen: Das dort zu beobachtende Überangebot an Fitness-Geräten fürs Wohnzimmer weist quasi mit dem Holzhammer auf die Kehrseite der Medaille – Frischmotivierte kaufen offenbar alles, was schnellen Erfolg verspricht.

Sportwagen-Uwe hatte mal so eine Phase, bevor er sich hundertprozentig aufs Porschefahren konzentrierte. Er machte sein Wohnzimmer zur Personal Fitness-Oase. Zuerst rollte er den von Oma geerbten Perser zusammen und stellte ihn in die Abseite. Dann wuchtete er den neuen Hometrainer vor die Schrankwand, mit freiem Blick auf den LED-Fernseher, der in Uwes Haus schon immer der schlankste Bewohner war.

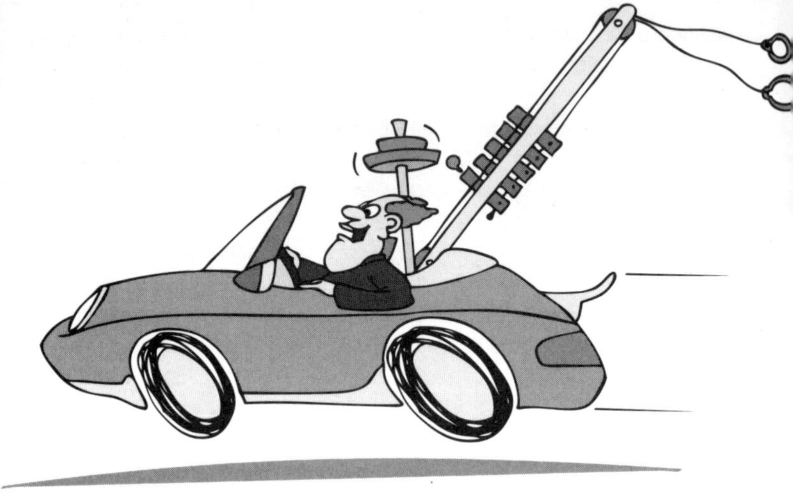

Für die Aerobic-Phasen platzierte er einen Stepper mittig vor den High-Tech-Sound-Tower, um sich optimal mit der nötigen Entspannung beschallen zu lassen, die jeder Sportler braucht. Den überdimensionierten Gymnastikball (»Je größer, desto effektiver«, dachte Uwe) rollte er vor die Balkontür mit Fernblick auf den Plattenbau. Direkt daneben die Körperfett-Analyse-Waage von Aldi Nord. Alles parat, der private Zirkel konnte eingeweiht werden. Einen Tag, zwei Tage, drei ...

Und? – Nichts »und«!

Als die Pfunde nicht umgehend von den Problemzonen rutschten wie nasse Tapeten von den Wänden, war es ruckzuck vorbei mit der Euphorie. Uwe mied die Geräte wie der Teufel das Weihwasser, und als er sich das dritte Mal abends den großen Onkel am Hometrainer gestoßen hatte, landeten die entzauberten Wunderwaffen endgültig in der Verbannung: im Arbeitszimmer, im Keller, auf dem Flohmarkt.

»Ich kann sie nicht mehr sehen, die Zeugen meines Versagens«, verriet er mir damals. »Für drei Euro kannst du den Krempel haben!« – Es kann passieren, dass ein und dasselbe Gerät nach einer jahrelangen Runde durch den Ort wieder beim ursprünglichen Käufer landet – weil der jetzt noch 22 Kilo mehr auf den Hüften hat und es wieder einmal, hochmotiviert wie immer, wissen will.

11. Die Studiosuche – Wollmilchsau oder Wellnesstempel?

Wer loszieht, um eine passende Fitness-Anstalt für die eigenen Bedürfnisse zu finden, hat die Qual der Wahl. Ein Studio-Guide

Mutterseelenallein im heimischen Wohnzimmer mit dem Mehr-Bewegen zu beginnen, ist eigentlich ganz einfach. Preiswerter und effektiver geht's kaum.

Der angehende Wohnzimmer-Turner ist in Anbetracht dieser Aussichten guter Dinge: Totale Flexibilität (»Ich kann immer, wenn ich Zeit habe!«), keine Kosten, kein Stress mit dem Aufrüschen vorm Hausverlassen. Nicht mal Sportzeug ist nötig: Daheim geht's ja auch in Unterwäsche. Genau das richtige für »Geiz ist geil«-Andreas. Freudig verkündete er mir seine neuen Vorsätze: maximaler Output bei null Investition. Das gefiel ihm.

Als ich ihn sechs Wochen später traf, war vom maximalen Output nicht mal ein Minimum zu sehen. Ich hatte noch gar nichts gesagt, da schwallte mich bereits sein Schweinehund zu, als hätte ich von ihm eine Erklärung verlangt. Offenbar hatte das Tier ein Entschuldigungsbedürfnis – Andreas selbst hatte dem nichts mehr hinzuzufügen ...

Andreas' Schweinehund:
Hey Patric, denk bloß nicht, dass mein Herrchen faul wäre. Die Umstände waren nur leider ... ähm ... sie waren etwas schwierig. Da ist eine Menge zusammengekommen. Zum Beispiel gleich in der ersten Woche:

Montag und Dienstag musste Andreas länger arbeiten. Logo, Arbeit geht immer vor. Zum Glück herrscht ja in unserem Bewegungsplan totale Flexibilität, denn sonst hätte er wahrscheinlich sofort wieder alles geschmissen.

Mittwoch hatte Herrchen gerade den Anzug aus, um loszulegen, da rief seine Mutter an. Nach einer Stunde Telefonieren in U-Wäsche war er dann zu kalt zum Bewegen. Da hätte er sich womöglich verletzt. Aber Sport soll ja gesund sein, oder? Hättst du mir doch auch von abgeraten, nicht wahr? Patric?

Am Donnerstag ist sein Skatabend, da kann ein Mann von Welt natürlich nicht vorher schwitzen.

Freitag ist frei. Der Feierabend ist ihm heilig. Diese Kleinigkeit müssen wir uns einfach gönnen.

Am Wochenende war Andreas einkaufen; er hat ganz schön geschleppt. Das war schon eine Art Muskeltraining. Dann Sportschau – wg. Sport. Danach ging nichts mehr. Logisch.

Montag kam Sabine überraschend früher nach Hause. Wenn die schon mal zeitig Feierabend macht, genießen die beiden doch lieber die Zeit zu zweit.

Dienstag musste Andreas um 17 Uhr ein Paket annehmen und zwei Stunden warten, dass die Nachbarin es abholt. Er ist so ein lieber und hilfsbereiter Kerl. Was der nicht alles für andere tut. Und dann kann er natürlich nicht halbnackt und schweißgebadet an der Tür stehen, wenn die Nachbarin endlich klingelt.

Mittwoch ging sein PC kaputt. Selbstrettungsversuche, Hotline, Notdienst – absolut zeitintensiv. Das fraß einen Abend nach dem anderen, inklusive Wochenende. Nur nicht den Skatabend. Der musste sein.

In der dritten Woche Montag ging tatsächlich die Post ab. Andreas hüpfte sich gerade voller Elan warm, als sein Handy mit dem Chefton klingelte. Er musste sofort hin. Dienstag und Mittwoch auch.

Donnerstag Skat. Ich kürze das hier mal ab, will mich ja nicht allzu oft wiederholen.

Freitag frei, einmal muss man ja auch abhängen dürfen. Was nichts kostet, darf ruhig mal ausfallen.

Am Wochenende ging der frisch reparierte PC wieder kaputt.

Ab Woche vier waren die Vorsätze weg. Kein Wunder, oder?

Wer zu den schwächeren Menschen gehört, ein Meister des Ausredenerfindens ist, zudem unter Verschieberitis leidet und liebend gerne einknickt, wo immer sich die Gelegenheit bietet, der sollte dringend einen Plan B in petto haben – zumindest, wenn er ernsthaft fitter und schicker werden will.

Andreas überlegte ein paar Tage: Sollte er zurückkehren zur Eintracht Blau-Weiß, wo er bis zur A-Jugend gekickt hatte, aber ausgetreten war, sobald der Jugendtarif für ihn nicht mehr gelten sollte? Er dachte an die alten Herren (deren Alter von damals er inzwischen selbst erreicht hat), die zusätzlich zum monatlichen Vereinsbeitrag auch noch nach jeder ihrer drei Sportstunden pro Woche ins anschließende Bierchen im Vereinsheim investieren mussten. Nicht nur der finanzielle Verlust würde ihm wehtun: »Das bringt doch gar nichts. Erst abschwitzen, dann wieder aufgießen«, sagte sich Andreas. Und hatte wieder eine gute Ausrede.

Aber ir-gend-et-was musste passieren! Andreas überlegte ein paar weitere Tage. Sollte er es mal mit einem Fitnessstudio versuchen? Oder die monatlichen Raten für die Muckibude doch lieber in einen neuen Wagen stecken? Oder in die nächste Inspektion des alten? Damit die Kiste möglichst lange einen hohen Wiederverkaufswert behielt?

Aus Angst vor gefährlichen Verträgen beschloss Andreas, sich erst mal kostenlos durch die Studios der Umgebung zu »schnuppern«, um eine Antwort auf die alles entscheidende Frage zu finden, ohne die in seinen Augen keinerlei Aussicht auf Erfolg bestand – die Frage, die sich jeder stellt, der erkannt hat, dass der innere Schweinehund in den eigenen vier Wänden zu viel Auslauf hat. Die Millionen-Dollar-Frage: »Welches Studio passt zu mir?«

Mikes Kraft-Kaschemme?

Apropos »Dollar«: Man muss nicht viel Englisch sprechen können, um in den USA Karriere zu machen. Kurz nachdem Arnold Schwarzenegger mit den Worten »My name is Arnold and I am strong« ins Filmgeschäft einstieg, wurden in den 70ern Muckibuden wie die Kraft-Kaschemme geboren. Seitdem lernt jeder Neue, weshalb der Arnie seine Hüften nicht trainierte. Hier pumpen und boxen echte Kerle. Und echte Kerle sind treu. Fast alle sind Mike, dem Besitzer, treuer als ihren Ehefrauen. Der so Geschätzte eröffnete den Club vor vierzig Jahren. Manchmal heißt er nicht Mike, sondern Wolle oder Ralle, fährt eine alte Corvette und spielt die eierlegende Wollmilchsau, die nachts auch noch bellt. Mike/Wolle/Ralle macht alles in dem Laden. Mit Herzblut. Und bezahlbar. In der Kraft-Kaschemme wird auch schon mal angeschrieben.

Ein paar Geräte sind nach MacGyver-Manier aus einem alten Wagenheber, einer Fusselrolle und einem sechs Meter langen Bindfaden selbst hergestellt. Alle anderen haben einige Jahre zu viel auf dem Buckel: Die nächste TÜV-Abnahme ist fraglich, aber echte Kerle brauchen keinen TÜV. Solange die Geräte irgendwie funktionieren, ist Mikes Welt in Ordnung.

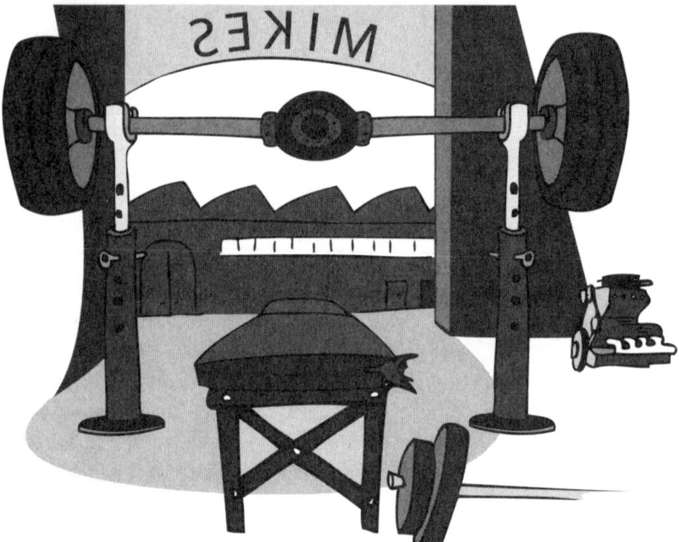

Der Ausdauerbereich (den Begriff »Cardio« kennt man hier nicht) besteht aus zwei quietschenden Fahrrad-Hometrainern und einem scheppernden Laufband, das spielend die Hardrockmusik aus den mannshohen Marshall-Boxen übertönt. Lauter brüllen nur der Trainierende (vor Anstrengung) und sein Sparringspartner (wegen der Motivation) während der »Arbeit« an den unglaublich hohen Gewichten. Jawoll, richtig gelesen: »Arbeit«. Bei Mike wird nämlich noch Old-School-trainiert, nicht herumgezupft. Darum gibt es selbstredend auch keine Hüpfräume.

Entsprechend hängen Frauen hier ausschließlich an den Wänden – leicht bekleidet und ein wenig vergilbt. Einzige Ausnahme ist die mit Rosen und Herzen tätowierte bessere Hälfte von Mike/Wolle/Ralle. Sie bedient hinter der liebevoll mit angestaubten Body-Building-Meisterschaftsfotos dekorierten Fitnesstheke. Hier ist der Mittelpunkt von Mikes Kraft-Kaschemme. Der Treffpunkt der echten Kerle. Der Ort, an dem es für jeden eine tiefenpsychologische Lebensberatung gibt – und einen Aschenbecher.

Fazit: Mikes Kraft-Kaschemme bietet den geballten und unverfälschten Charme der Goldgräberstimmung zu Beginn der aufkeimenden Fitnessbranche. Nimmt man den sämtliche Wandporen durchdringenden Schweißgeruch mit hinzu, hat dieser Laden echten Kultcharakter. Nur eingeschränkt für Retrofans mit Bodybuilder-Ambitionen geeignet, für Frauen gar nicht zu empfehlen.

Die Big-Mac-Muskelschmiede für Alleinunterhalter?

Hier geht es schnörkellos zur Sache – und das für einen Spottpreis. Niemals Schieschie, oft Total-Verzicht auf Kurs-Gehopse und auch keine Theke fürs gemütliche Miteinander danach ...

... dafür eine Halle gigantischen Ausmaßes, die ihrem Namen gerecht wird, denn hier hallt jegliches Gepruste und Gestöhne von den Wänden zurück. Die überaus beeindruckende Fläche ist in deutlich erkennbare Zonen unterteilt, die Abteilungen für Cardio und Kraft. Beide sind vollgepfropft mit stabilen Fitnessgeräten in Reih und Glied. Hat man die hinter sich gebracht, wartet ein großer Freihantelbereich darauf, den Sixpack-Feinschliff zu übernehmen.

Pssst ... – Die müffelige Männerecke bei den Hanteln ist übrigens für kluge Damen ein ausgezeichneter Platz, sich in den Augen der coolsten Typen klar von der Menge abzuheben. – Ja, richtig gelesen! Viele Mädels denken, sie würden dort nur blöde angeglotzt und machen einen Bogen um die Hanteln. Dabei – und das weiß ich selbstverständlich aus eigener Erfahrung – denken die Kerle sich: »Endlich mal 'ne Frau, die richtig trainiert!« Und genau deshalb würde sie dort ihren größten Trainingserfolg feiern.

Es ist ganz egal, was, wann und in welchem Bereich man trainieren will: Schlange stehen ist bei dem Geräteüberfluss im Big-Mac-Studio kein Thema. Einen Trainer sucht man dafür allerdings oft vergebens. Hier gilt nämlich »Einer für alle«. Zur Einführung ist er noch da, danach auf Zuruf – aber nur, wenn nicht alle gleichzeitig rufen. Dafür ist – mit etwas Glück bei der Studiowahl – der Unterhaltungswert besonders groß: Bei Big Mac sind Typen unterwegs, deren überdimensionale Halsketten (die vermutlich mehr wiegen als die Gewichte, die ihre Träger stemmen) auch zur Befestigung an einer Hundehütte dienen könnten.

Fazit: Wer sich sehr gut auskennt und nicht ständig einen Trainer zum Händchenhalten braucht, ist in der Big-Mac-Muskelschmiede gut aufgehoben. Allen anderen rate ich zu einer möglichst kurzen Vertragslaufzeit (die meistens nicht angeboten wird), weil falsches Training nichts bringt – obwohl es immer noch besser ist als gar nichts.

Der Fitness-Tempel »Style your body«?

120 Kursstunden pro Woche, immer das Neuste vom Neusten, kein Trend aus den USA oder aus England, der hier, im Tempel, nicht umgehend auch angeboten wird. Die versnobte Klientel, Herren wie Damen, bekommt von der gestylten Trainer-Crew jede Menge geboten – was man doch wohl für sein Geld auch erwarten kann, oder?

»Wie aufregend, wenn man gar nicht weiß, wo anfangen mit dem Training!« – Es herrscht Überfluss auf vierstelligen Quadratmetern über mehrere Etagen. Und Überfluss hemmt die Entscheidungsfreude. Aber irgendwo muss es ja losgehen: Vielleicht am besten im riesigen Cardiobereich? Der wird immer sehr gut von all denen frequentiert, die noch an das Märchen glauben, man müsse erst keuchend und schwitzend vom Laufband oder Stepper fallen, bevor die Fettverbrennung startet (statt sich nur kurz aufzuwärmen). Ehrlich: Würde man all diese Geräte mit einem Dynamo ausstatten, wäre das Energieproblem gelöst.

Der futuristische Gerätepark punktet gleich beim Eintreten durch seine Science-Fiction-Optik. Für jeden einzelnen Muskel gibt es das richtige hypermoderne Dehnen, Strecken, Schieben, Heben, Wuchten oder Ziehen. Und damit sich die Investition in die Erlaubnis, solche Wunderwerke der Mechanik nicht nur bestaunen, sondern auch nutzen zu dürfen, dann auch rentiert, haben die meisten sich abstrampelnden Herrschaften einen pastellfarbigen, schick laminierten Trainingsplan für mindestens zwölf Geräte dabei. So verlieren sie beim Rundgang nicht den Überblick. »Supi, wie motiviert alle sind! Das färbt doch sofort ab!« – Aber dummerweise dauert es glatte zwei Stunden, bis der Parcours absolviert worden ist. Da lässt die Motivation schnell nach, spätestens wenn zu Hause keine Zeit mehr zum Staubsaugen und Wäschewaschen bleibt.

Okay. Bangemachen gilt nicht. Es gibt ja schließlich sooo viele Alternativen in der Etage für die Kurse: Tae Bo zum Beispiel; oder, für die Männer, Steppen wie Astaire und Sixpack-Training; oder Pilates; oder, für die Frauen und die Männer mit Herdentrieb, Power-Yoga mit neuesten Ver- und Entknotungstechniken und Hot Iron – was kein Bügeleisen ist, sondern Gewichtstraining in der Gruppe mit Hantelstangen. Für Paare ist lateinamerikanisches Tanzen namens Zumba im Angebot, was den fleißigen Rhythmusakrobaten als Zusatznutzen auch noch die Kosten für den Diskobesuch erspart. Allseits beliebt aber ist – sogar bei denen, die draußen niemals freiwillig fürs Fahrrad das Auto stehen lassen würden – der extra Spinningraum, eine Art »geschlossene Anstalt«, in der sich die strampelfreudigen Jungs und Mädels den Popo wund strampeln können. Hier wird geschwitzt. Am Ende des Tages steht der Raum halb unter Wasser. Blöd halt, wenn beim Radeln der kühlende Gegenwind fehlt. Andererseits: Beim Tunnelblick im hohen Belastungsbereich vermisst sowieso niemand die fehlende Natur. Dafür sieht man die Töne aus der Musikanlage in Farbe.

Glücklicherweise sind auch die Sanitäranlagen vom Feinsten. Als da wären: Brausen mit LED-Regenbogen-Effekt für gute Laune beim Duschen; ein großer Saunabereich mit der Wahl zwischen Dampfgaren, Ultrahocherhitzen oder gemischtem Wasserbad zu anregender Düdeldüü-Musik; und nicht zu vergessen: das Solarium – gegen Aufpreis mit handgeschnittener Schablone für das Brennen des Sixpackmusters auf den angedickten Bauch. Alternativ bietet sich ein Besuch in der Kosmetikabteilung an, zum Verspachteln der Schneisen, die der Schweiß ins Make-up geschlagen hat.

Und zum Ausklang lockt die Lounge: Wer mag, darf seine Hausschuhe anziehen und den restlichen Abend hier verbringen.

Fazit: Der Tempel ist ein gehobener Ort in reizender Atmosphäre für alle, die gehobene Orte in reizender Atmosphäre mögen. Einschränkung: Selbst wenn Sie hier gute Trainer finden, wird es außer Ihnen kaum jemanden geben, der ernsthaft trainiert. Rechnen Sie lieber mit Gerätezupfern, die anschließend einen Mega-Cocktail an der Fitnesstheke schlürfen und für den Nachhauseweg noch zwei Fitnessriegel mitnehmen.

Oder doch am besten gleich der Premium-Club mit Platin-Karte?

Im Premium-Club gibt es alles, was sich der Freizeitsportler in spe erträumen kann. Die Basis-Kategorie entspricht in etwa der »Style your body«-Variante, obendrauf kommt aber noch ein eigener Trainer ... und edelste Handtücher mit Monogramm, auf dem hauseigenen Webstuhl geklöppelt. Den Eiweißshake gibt es im Club mit Dom-Perignon-Geschmack, dazu werden, bei Vollmond zubereitet, Kaviarhäppchen gereicht. Aus vergoldeten Duschhähnen sprüht klarstes tasmanisches Regenwasser und in der Sauna sorgen glühende Goldbarren für standesgemäße Hitze.

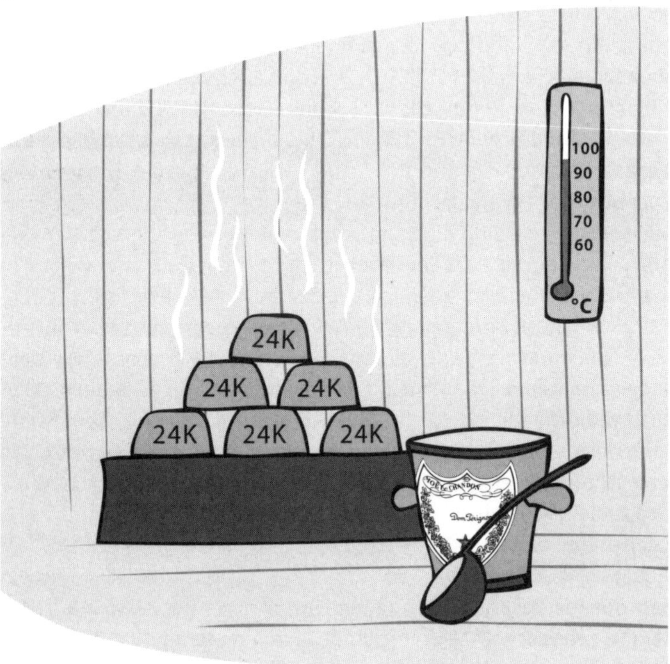

Fazit: Okay, okay, das war jetzt etwas übertrieben. Aber es gibt tatsächlich Studios, die so unverschämt teuer sind, dass sich die Mitgliedschaft in einem Traditions-Golfclub oder im Poloponyzüchterverein dagegen wie ein Schnäppchen ausnimmt. Ich meine: Wer edel zugrunde gehen will, soll dabei ruhig unter sich bleiben. Deshalb: Daumen runter.

Die Damen haben mit ihren Investitionen in die eigene Fitness weniger Probleme als unser Andreas. Isi (»Es soll sich ja schließlich auch lohnen, oder?«) und Sabine (»Ich zahle, also bleibe ich auch bis zum Ende dabei!«) wissen, was sie wollen – und das ist erst einmal eine männerfreie Zone, in der sie die Basics für den verbesserten Body schaffen können, bevor sie sich der Öffentlichkeit zeigen. Das geht allerdings weder in gemischten Salons noch zu Hause im Wohnzimmer – denn da sitzen ja auch überall Männer. Für die Isis und Sabines dieser Welt gibt es die Ladys-only-Clubs.

Die Lady-Fitness-Oase?

Für Männer, die schon immer einmal die komplette Bandbreite der Frauenwelt studieren wollten, wäre die Lady-Oase eigentlich genau der richtige Ort. Danach könnten sie einander Dinge erzählen, sage ich Ihnen ...

... nur werden Männer leider gar nicht in die Oase hineingelassen: »Nur für Frauen!« Zum Trost (und um aufkeimenden Argwohn zu dämpfen) sei gesagt: Selbst der männliche Trainer wird zunächst misstrauisch beäugt und muss sich didaktisch geschickt als Frauen-Versteher einschleichen, bevor ihn die Ladys für voll nehmen.

In der Oase trainiert frau unter sich und lässt Freunde, Partner, Ehemänner in der Wüste schmoren. Hier treffen Mütter vor und nach der Geburt auf Frauen vor und nach der Menopause, Topmodels auf Moppels und Lehrerinnen mit Doppelnamen auf dreimal Geschiedene – und das jeweils in zwei Varianten: die einen (»Jetzt zeig ich es denen mal so richtig!«) extrem durchgestylt, die anderen (»Hier kratzt es eh keine Sau, wie die ungeschminkte Wahrheit aussieht!«) Natur pur bis in die Achselhöhlen und Oberlippenbärte.

Selbstverständlich können gleich am Eingang die quengelnden Kinder geparkt werden – danach macht sogar den unsportlichsten Mamis ein zweistündiges Power-Training richtig viel Spaß.

Kein Wunder, denn für einen erfolgreichen Urlaub vom Familienstress stehen alle benötigten Zutaten parat: ein aromatisch duftender Cardiobereich; schicke, weiße Kraftgeräte; und das Reinigungsspray, mit dem alle Sitzflächen nach der Benutzung mit Schmackes blitzeblank und frühlingsfrisch gewienert werden. Aus jeder Ecke gibt es freien Blick auf die Fernsehmonitore, auf denen wahlweise »Grey's Anatomy« in Dauerschleife flimmert oder Warmduscher Hugh Grant als zwinkernder Frauenversteher entzückt. Es ist alles da, was die Damen glücklich macht – und Männern beim Training vollkommen wurscht ist.

Freie Hanteln gibt es in der Oase bis maximal zehn Kilo. Für mehr ist kein Bedarf, weil die Dinger diese besonders dicken Muskeln machen, und ehrlich: »Das geht ja ü-bäää-haupt nicht!« – Dafür gibt es eine doppelte Ausstattung an Ab- und Adduktormaschinen, die, da sie ja die vielen Beinchen straffen müssen, aufgrund von Dauernutzung glühen – und selbstverständlich wie alle anderen Maschinen gepolsterte fingernagelschonende Griffe aufweisen. Auch an der Pomaschine bilden sich gern Warteschlangen, während die Rollen- und die Bandmassage nur noch wenige Freundinnen hinter dem Ofen hervorlocken. An das Märchen, dass sich ihre Speckröllchen und Cellulite-Dellen ganz einfach wegrollen lassen, glaubt hier schon lange keine mehr.

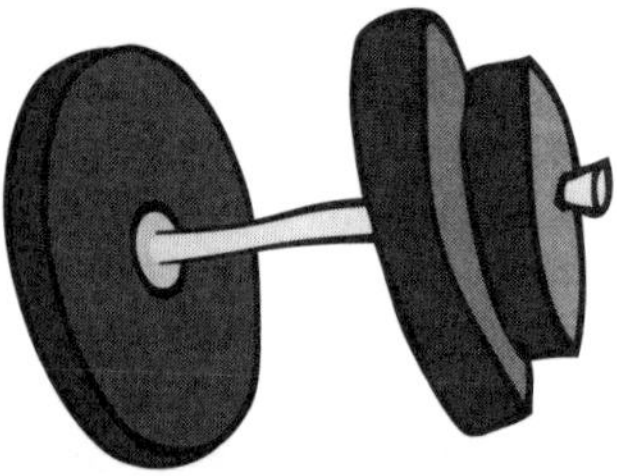

Röllchen und Dellen wird bei Bauch-Beine-Po, Yoga, Pilates und rund fünfzig weiteren Fett-weg-Kursen mit und ohne Stepper der Garaus gemacht. Und nicht nur das: Wie in Amerika, wo jedem Cleverle die »Vom Tellerwäscher zum Millionär«-Karriere offensteht, können sich in deutschen Fitnessstudios talentierte Stepperinnen aus der letzten Reihe nach ganz vorn aufs Podest vorarbeiten. Tatsächlich waren die meisten (wenn nicht alle) Kursleiterinnen früher selbst einmal Anfängerinnen.

Übrigens: Die besser ausgestatteten Damen-Studios haben zusätzlich noch ein paar Asse im Ärmel – Schwimmbad; Sauna; Elektroschockstimulation, die in speziellen Astronautenanzügen die Muskeln unter Strom setzt; sowie Seminare über Ernährung, Hula-Hoop, Serviettenfalttechnik und ... Frisuren.

Fazit: In der Oase fühlen sich alle Frauen wohl, die unbeobachtet – und vor allem: unkommentiert von ihrer besseren Hälfte – etwas für ihre Figur tun wollen. Dass einfach niemand, auch sie selbst nicht, punktuell am Po oder den Oberschenkeln abnehmen kann, spielt angesichts des freundlichen Zuspruchs von Hugh Grant keine Rolle. Enttäuschungen sind zwangsläufig vorprogrammiert, weil Abnehmen ohne Kraftaufbau einfach länger dauert, doch wer keine Wunder erwartet, geht immerhin entspannt und erfrischt nach Hause.

Der Treffpunkt der Kuschelfrauen?

Der Treffpunkt der Kuschelfrauen ist die kleine Alternative zur großen Oase für alle Frauen, die es, aus welchen Gründen auch immer, noch etwas ... nun ja, kuscheliger mögen. Das Treffpunkt-Angebot ist übersichtlich und besteht nur aus einer kleinen Sammlung von Geräten, die im Kreis aufgebaut sind. Ihren Cardio bringt die Kuschelfrau am besten beim Treppensteigen zum Studioeingang hinter sich, die Geräte werden dann in rekordverdächtigen 30 Minuten nacheinander abgearbeitet – mindestens dreimal die Woche und unter Anleitung der Trainerin. Die feuert ihre Mädels an wie die Animateurin in einem Robinson-Club: »Komm, Elke, noch zwei! Du schaffst das! Ja, jaaaaaa! Alle mal herschauen: Elke hat's gescha-ha-fft! Elke hat's gescha-ha-fft!«

Die Trainerin ist in Personalunion fast immer auch Besitzerin, Coach, Mädchen für alles und Seelsorgerin. Vor allem Letzteres, was daran liegen mag, dass die Anordnung der Geräte die sportelnden Damen vermehrt dazu verführt, sich gegenseitig das Herz auszuschütten und Alltagsprobleme zu wälzen. Es sollen in Kuschelfrauen-Treffpunkten schon dicke Freundschaften entstanden sein.

Fazit: Ein Treffpunkt ist immer nur so gut wie die One-Woman-Show, um die sich hier alles dreht. Mit ihr steht und fällt der Rettungsring. Geeignet für nervenstarke Frauen unter Zeitdruck oder mit Helfersyndrom.

12. »Hilfe, ich will doch nicht aussehen wie ein Bodybuilder!«

»Ist das jetzt ein Studio oder eine Arztpraxis?«, »Was bringt die Probestunde?« und: »Wie oft muss man überhaupt ins Fitti?« – Anfänger haben viele Fragen

»Also auf zur Probestunde!«

»Probestunde«? – Auch so eine Legende. Was gibt's denn da zu proben? Ob fünf Kilogramm auch fünf Kilogramm sind? Sorry, aber das ist Unsinn. Mal abgesehen davon, dass einige Menschen reihum in allen Studios ein Schnuppertraining durchziehen, um so gratis übers Jahr zu kommen (Vorsicht: Das klappt erfahrungsgemäß nur mit Allerweltsgesicht und in Städten mit einem großen Angebot!), brauchen Sie mindestens einen Monat, um beurteilen zu können, ob das Studio tatsächlich hält, was es verspricht. Sie nehmen doch schließlich auch nicht an, dass jemand, der zu Hause nicht einmal die Gebrauchsanweisung eines Ikea-Regals auf Anhieb versteht, in einer Stunde kapiert hat, was in einem Fitnessstudio abgeht, oder?

Denken Sie daran: Viele Studios sind besser ausgestattet als Arztpraxen! Da gibt es Fettmesswaagen mit Fünf-Punkt-Messung und extrazellulär/intrazellulär-Hydrierung, Magermasseanteil sowie Stresspegelmessung des Herzens mittels Cardioscan; es gibt Spirometrie-Kabinen zur Atemgasanalyse, um den optimalen Fettverbrennungspuls zu bestimmen; Kraftgeräte, die sich mittels persönlicher Chipcodierung individuell programmieren lassen und genau vorgeben, wie viel Gewicht nach wie vielen Wiederholungen bei einer bestimmten Geschwindigkeit abtrainiert werden soll ... alles klar?

Ja, auch Übereuphorie schadet: Wer anfangs beinahe täglich ins »Fitti« marschiert, hat nicht zwangsläufig die größeren Trainingserfolge, verliert aber häufig schnell die Lust daran. Und vernachlässigt andere Dinge: Wer merkt, dass er neuerdings scharf überlegen muss, ob nicht gestern der Geburtstag der holden Frau Mama gewesen ist, sollte mal probeweise das Pensum dringend reduzieren. Mein Tipp: »Nicht mehr als dreimal wöchentlich!« Das ist wie mit dem Sex. Wer zu Beginn gezielt auf die Bremse tritt und nicht täglich dreimal will, hält den Spaß an der Lust länger aufrecht.

Blitzerfolge sind sowieso nicht zu erwarten. Den lassen unsere Gene gar nicht zu. Hätten die Steinzeitmenschen nach den kleinsten körperlichen Belastungen Instant-Muckis aufgebaut, wäre ihnen das überlebensnotwendige Körperfett schneller verbrannt, als der nächste Braten erjagt gewesen wäre. Wir wären vermutlich längst ausgestorben. Also immer langsam mit den jungen Pferden. Dafür aber diszipliniert. Und keine Wunder erwarten, dann klappt's auch mit der Figur.

Wo wir gerade versuchen, die Fitness-Szene etwas besser einschätzen zu lernen, bevor der Zwölfjahresvertrag unterschrieben wird, abschließend noch eine wichtige Information:

Wenn Frauen zu Hanteln greifen oder sich an der Armpresse austoben, passiert Folgendes: Es macht plopp, plopp, plopp – und schon stülpen sich dicke, fette Muskelpakete aus den Oberarmen wie kleine Notfallschirme. Halt, hiergeblieben! Das ist nur ein Scherz! Alles erfunden, erstunken und erlogen – oder einfach nur eine dumme Ausrede dafür, nicht mit Schmackes an die Freihanteln zu gehen. Natürlich ist so ein Rapid-Ploppen gar nicht möglich. Und was bei Männern nicht funktioniert, klappt bei Frauen erst recht nicht: Die können nämlich gar nicht in dem Umfang Muskeln aufbauen wie Männer, dafür bräuchten sie viel mehr Testosteron.

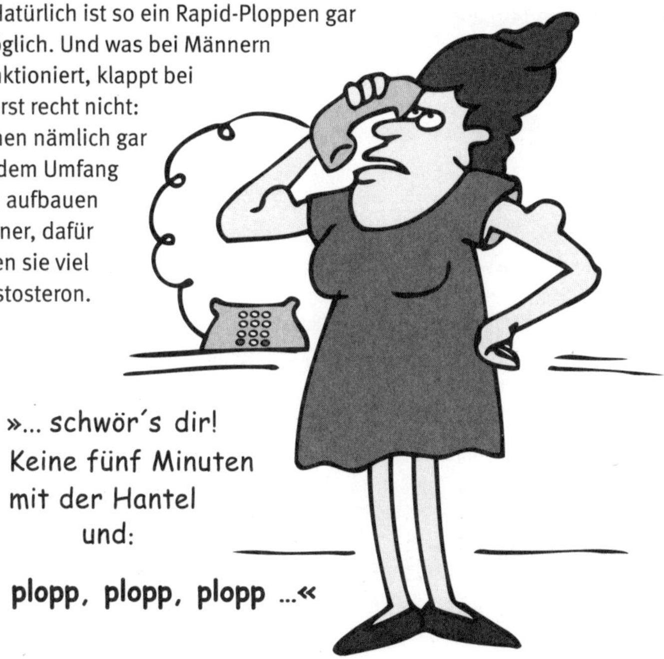
»... schwör's dir!
Keine fünf Minuten
mit der Hantel
und:
plopp, plopp, plopp ...«

Trotzdem habe ich als Fitnesstrainer immer wieder von den Mädels gehört: »Ich will doch nicht aussehen wie ein Schwarzenegger.« Meine Damen, wenn das Ploppen so schnell ginge, wären Millionen Bodybuilder außer sich vor Glück. Im Ernst: Fleißiges Krafttraining macht fit und alle schlappen Hautpartien straff. ***Muskelpflege ist wie Make-up von innen.*** Dick macht nicht die Hantel, sondern der Apfelkuchen zum Kaffee. Auch wenn die Damen es ungern glauben und lieber joggen gehen: Muckiaufbau ist der effektivste Kiloabbau.

Fürs Wohlbefinden spricht natürlich nichts gegen Joggen, Aerobic, Power-Step und »Bauch, Beine, Po«. Das können Frauen trotzdem machen. Und seien Sie bitte gnädig zu den Herren, die sich in solche Kurse verirren: Denen würde etwas mehr »rhythmische Sportgymnastik« auch ganz gut tun.

Punktuell nur an den Problemzonen abnehmen – das klappt sowieso nicht. Sie können beim Bauchtanz die Hüften kreisen lassen bis zum Abwinken; Sie können auf der Seite liegend das gestreckte Bein eine Million Mal hoch- und runterbewegen – das tut zwar gut wie jede Fitnessübung, knabbert aber keinen Rettungsring gezielt weg. Fettverbrennung funktioniert nur flächendeckend. Oder kennen Sie jemanden, der vom Kaugummikauen eine schlanke Backe bekommen hat? Ich nicht.

13. Schluckspecht, Kraftprotz, Gazelle oder Power-Mutti

Im Fitnessstudio trifft man verschiedene Typen an. Die besten Trainer sind nebenbei auch Psychologen, um ihnen allen individuell gerecht zu werden

Man kann uns nicht nachsagen, dass wir keine guten Vorsätze hätten: Von Jahr zu Jahr sind immer mehr Deutsche in Fitnessstudios aktiv – aktuell mehr als sieben Millionen. Das sind verdammt viele. Zur Veranschaulichung: Nicht mal der größte Sportverband, der Deutsche Fußball Bund (DFB), hat so viele Mitglieder. Umso verwunderlicher, dass die Deutschen trotzdem noch immer die dicksten Europäer sind. Könnte das daran liegen, dass ein geschlossener Fitness-Vertrag noch lange nicht bedeutet, dass auch die Studios wegen Überfüllung geschlossen werden müssten? Mein Eindruck ist, dass ein Teil der zahlenden Kundschaft nach ein paar Versuchen lieber aussteigt, um (erfolglos) im Schlaf abzunehmen. Überwiesen wird weiter. Schließlich braucht man zum Schlafen ein sanftes Ruhekissen. Ob in der gemütlichen Muckibude, in der die Kerle am liebsten unter sich sind, oder mit Glamour in der Schickimicki-Wellness-Oase – am Ball zu bleiben ist überall Pflicht.

Ach, Sie glauben, dafür sind die Fitness-Trainer zuständig? Für Motivation und Trainingserfolg? Das sei ja schließlich ihr Beruf, sagen Sie? – Puuh. Ist Ihnen klar, was Sie da verlangen? Jeder und jede braucht etwas anderes, um sich wohl zu fühlen. Die Ansprüche unterscheiden sich, die Ziele – und die Macken. Von den Schwächen ganz zu schweigen. Und auch die Stärken sind nicht immer und überall gleich. Glücklich die Trainer, die vorher ein Psychologiestudium absolviert haben. Die kommen nämlich besser mit dem großen Haufen unterschiedlicher Typen klar, den sie in ihrem Berufsalltag antreffen. Und jeder einzelne Typ will perfekt betreut werden für sein Geld.

Kleine Mitglieder-Typologie – die Männer

Motto: *»Ich will Spaß haben, ein paar geile Bräute kennen lernen. Und statt meinem Fass Bier möchte ich lieber ein Sixpack.«*

Der Lemming
Er hat sich schon in der Schule nur durch Abgucken durchgewurschtelt und fährt im Fitnessstudio dieselbe Strategie. Er schaut anderen mit ordentlich Bizeps und Brust beim Training zu, macht die Übungen nach und hofft das Beste.

Der Faule
»Ich bin dann mal trainieren«, posaunt er zuhause. Und das sieht dann so aus: Kaum im Studio angekommen, setzt er sich an die Fitnesstheke und schaut der freundlichen Bedienung bei einem Glas gesunden Multimineralgetränk auf den Hintern und andere auffällige Wölbungen. »Fitnesstraining? Hey, ich bin immerhin die Treppe hinaufgelaufen und nicht mit dem Fahrstuhl gefahren! Das muss für heute reichen.« Und wenn er dann doch gelegentlich mal trainiert, ist er leicht zu erkennen: an seinem angestrengten Gesicht – und den minimalen Gewichten, die er aufgelegt hat.

Der Lustige
Ein wirklich geselliger Kerl, der allen um sich herum gute Laune macht. Die anderen freuen sich jedes Mal, wenn er mit seinem verschmitzten Lächeln in aberwitzigen Klamotten ankommt und ihnen schon von Weitem fröhlich zuruft: »Kennta den schon? Däa is däa Hammäää …« – Er lacht selbst dann noch, wenn ihm eine Zehn-Kilo-Scheibe auf den Fuß fällt. Ein sonniges Gemüt, das aber auch die Satzpausen gerne in die Länge treibt.

Der Alibisportler
Wird wahlweise von seiner Frau / dem Arzt / dem Chef geschickt und findet Fitness grundsätzlich scheiße. Er sabotiert aufmüpfig den individuell zusammengestellten Fitnessplan seines Trainers, fasst hin und wieder ein Gerät an und lässt in kurzen Abständen Bemerkungen fallen wie »Bringt doch eh nichts!« oder »Tut weh!« – Danach gönnt er sich ein (nicht alkoholfreies) Bierchen an der Fitnesstheke. Aus Prinzip. Er lässt sich doch sein Leben nicht versauen. Nicht von seiner Frau / dem Arzt / dem Chef. Er nicht.

Der Gehetzte

Für ihn ist sein Training nur Mittel zum Zweck. »Spaß«? »Kommunikation«? »Entspannung«? »Abschalten«? Braucht er alles nicht. Wozu soll all das auch gut sein? Er hetzt in kompletter Sportmontur ins Studio. Aufgewärmt hat er sich beim Intervallsprint vom Parkplatz zur Studioeingangstür. Bevor er noch – ohne nach links oder rechts zu gucken – bei seinem ersten Trainingsgerät angekommen ist, schleudert er schon das Handtuch auf die Apparatur und gibt Vollgas. Sein Training ist wie sein Sex: rein; kurz und heftig rummachen; raus. Ich frage mich, ob er sein Handtuch je gewaschen hat – schließlich kostet so etwas wertvolle Zeit ...

Der Schluckspecht

Ja, er hat sie: die Flatrate für Mineralgetränke. Die gibt es tatsächlich. Damit sich das Abonnement auch lohnt, kommt er völlig ausgetrocknet ins Studio, die Haut hat schon Risse und das nicht nur an den Fersen, denn er hat den ganzen Tag mit Absicht nichts getrunken. Er legt sich direkt unter den Hahn und – »Wasser marsch«, bis die Flüssigkeit aus beiden Nasenlöchern läuft. Nach dem Training füllt er zwei Zehn-Liter-Kanister für den Nachhauseweg. Den Rest des Tages, so wird gemunkelt, verbringt er auf der Toilette.

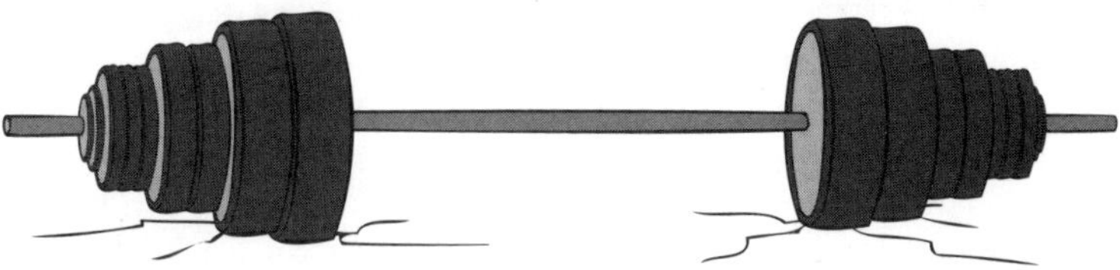

Der Kraftprotz

Wenn er kommt, wird es schattig. Doch obwohl er so groß wie breit ist, hat er ein freundliches Gemüt. Statt viel zu labern, fällt er durch Taten auf. Denn: Alle anderen können nun Pause machen, weil er mit Engelsgeduld sämtliche Gewichtscheiben zusammensucht und damit seine Hantelstange bepackt. Mit genussvoll geschlossenen Augen und einem leicht hörbaren, rhythmischen »Pfff...« stemmt er Tonnen von Gewichten und bemerkt dabei gar nicht, dass sich die beiden Söhne des Studiobesitzers links und rechts an die Hantelstange gehängt haben und fröhlich hin und herschaukeln. Danach räumt er alle Gewichte ordentlich zurück und verlässt mit einem buddhistischen Murmeln das Studio. Der Trainingsbereich ist nun wieder für die Öffentlichkeit freigegeben.

Der Macho

Der Macho hat zwei sichere Erkennungsmerkmale: eine dicke Kette um den teiltätowierten Hals, die als schweres Trainingsgerät durchaus Berechtigung in jedem ambitionierten Trainingsplan hätte, und ein am Ohr festgewachsenes Handy. Wenn er dann mal trainiert, legt er grundsätzlich immer mehr Gewicht auf, als der Vorgänger hinterlassen hat. – Blöd nur, wenn der Vorgänger der Kraftprotz war und mal nicht abgeräumt hat ... Sie fragen nach seiner Technik? Welche Technik? Hauptsache, das Gewicht bewegt sich irgendwie. Der Macho sortiert sich in der Regel schnell selbst wieder aus – aufgrund schwerer Verletzungen wie Wirbelsäulenstauchung, Muskelabriss oder Hantelquetschungen.

Der Dünne

Er trainiert wie ein Verrückter und frisst wie ein Scheunendrescher. Sogar während der Übungen nagt er an einem Fitness-Riegel und schluckt isotonische Sportgetränke. Doch die Ärmchen bleiben hartnäckig so dünn, dass ihm der Wind durch die Achseln pfeift, und die Rippen sind sein Sixpack. Frauen beneiden und Männer bemitleiden ihn.

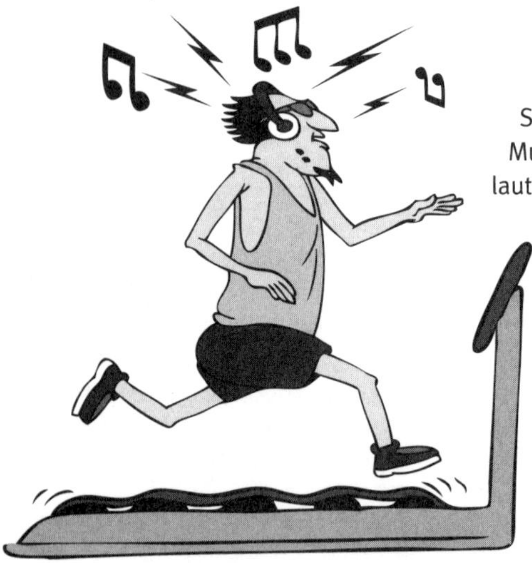

Der Coole

Dieser Typus trainiert mit Sonnenbrille und hat immer Musik im Ohr. Die dreht er so laut auf, dass die Choreografie der Aerobic-Kurse im Nebenraum nach seinem Musiktakt aufgebaut wird. Er redet nicht – weil er nix versteht (ist ja taub). Und er trinkt keinen Eiweißshake – er inhaliert das Pulver durch die Nase.

Kleine Mitglieder-Typologie – die Frauen
Motto: *»Ich will in XS passen und aussehen wie Victoria Beckham.«*

Die Trendsetterin
Sie hat beim Training das Näschen weit vorn. Am ersten Tag abonniert sie bereits ein Fachblatt, um ja keinen Trend zu verpennen. Bei den (männlichen) Trainern glänzt sie durch Klugscheißen. Ob Flowin (Filzlappen auf einer Gummimatte hin- und herschieben, was so ähnlich aussieht, als wenn man auf den Knien mit einem Feudel den Boden schrubbt) oder der virtuose Umgang mit dem Gymstick (Stab mit Gummischlaufen für die Füße) – nichts ist ihr fremd, nichts lässt sie aus.

Vorteil: Das ständig wechselnde Trainingsprogramm wird ihr nie langweilig – und sie schindet Eindruck bei den anderen Mädels. Nachteil: Es bringt nichts, ständig nur das Neueste vom Neusten auszuprobieren, wenn die Kontinuität bzw. steigende Belastung fehlt. Also: Außer Spesen nichts gewesen.

Die Besserwisserin
Wer neu ist und bei »drei« nicht auf dem nächsten Hantelturm sitzt, macht als Erstes ihre Bekanntschaft. Immer hilfsbereit, spielt sie sich als Trainerin auf, gibt Tipps, weist in Geräte ein, geizt auch nicht mit aufmunternden Worten. Dumm nur, dass sie selbst nicht immer alles richtig macht und vor lauter Besserwisserei nie zum eigenen Training kommt. Ergebnis: Irgendwann kündigt sie gefrustet. Denn: »Die haben ja alle echt keine Ahnung hier!«

Die Mode-Ikone
Sie kommt zu jedem Training im neuen Fummel und bedient grundsätzlich nur die Geräte, an denen die trendigen Outfits auch erstklassig zur Geltung kommen. Die Hot-Pants auf dem Stepper (Motto: »Hintern raus!«), der atmungsaktive Hochglanzbody auf dem Laufband (»Dynamik pur!«), das enge Designer-Top am Butterfly (»Damit sich das Logo über der Brust schön groß spannt!«). »Sehen und gesehen werden« lautet ihr Lebensprinzip. Ich korrigiere: »Gesehen werden«. Sie selbst sieht die anderen nämlich gar nicht, nur sich selbst. Und das ständig in jedem Spiegel.

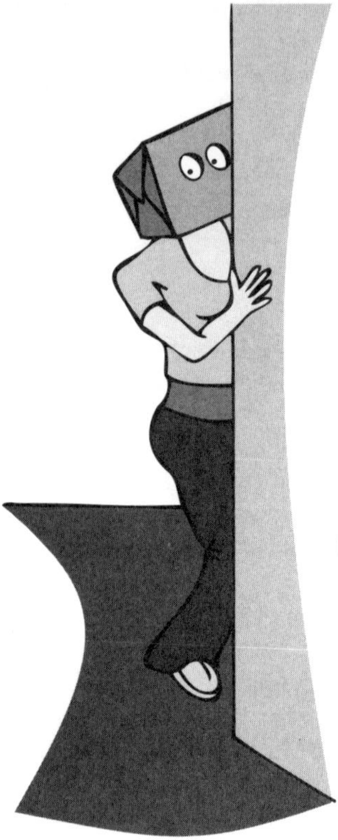

Die Unauffällige
Fühlt sich wie ein graues Mäuschen und wagt nichts und niemanden anzusprechen. Sie würde am allerliebsten mit einer Tüte über dem Kopf noch vor den Öffnungszeiten trainieren, damit sie bloß nicht in Gefahr gerät, sich vor den anderen zu blamieren. Doch nach den ersten Erfolgen blüht sie regelrecht auf – und stellt nicht selten ohne Tamtam die größten Angeberinnen in den Schatten, aus dem sie selbst heraustritt.

Die Verliebte
Sie wollte damals eigentlich nur mal ins Solarium. Doch dann stand er vor ihr: der Fitnesstrainer, der Adonis, der absolute Traummann. Sie meldete sich sofort unbefristet an, ist seit Jahren in jedem seiner Kurse in der ersten Reihe Mitte dabei, turnt schmachtend auf einer Fitnessmatte mit seinen goldenen Initialen. Solange er keine andere erhört, bleibt sie die motivierteste Sportlerin weit und breit.

Die (wortwörtlich) Planlose
Diese Dame trainiert ausschließlich nach »Bauchgefühl«. Heute Brust, morgen Brust, übermorgen Brust und dann auch mal den Rücken. Sie hat keine Ahnung. Aber davon viel.

Die schöne Gazelle
Sie strampelt ganz gemächlich vor sich hin, weil sonst die Schminke verläuft, von der gefährdeten Hochfrisur ganz zu schweigen. Außerdem könnten bei der Lektüre ihrer *Vogue*, der *Cosmopolitan* und anderer höchst wichtiger Informationsquellen die Buchstaben verwackeln. Sie sieht immer aus wie aus dem Ei gepellt – kein Wunder, denn sie geht

jeden zweiten Tag zur Maniküre. Und, wenn Sauna ansteht, selbstverständlich vorher auch zur Pediküre. Krafttraining? »Nein. Das macht viiiel zu dicke Muskeln.« Dann würden ihre Gazellen-Waden nicht mehr in die hochhackigen Overknees passen.

Die Mutige

Hat starkes Übergewicht. Aber sie traut sich trotzdem in die »Höhle des Löwen«. Und – Überraschung! – ihr beherztes Auftreten zeigt sogar schon vor dem Abspecken erste Erfolge. Sie findet endlich die Gleichgesinnten, mit denen sie von nun an durch dick und dünn und von dick nach dünn gehen kann.

Die Gesellige

Die Gesellige ist ununterbrochen am Quatschen und nur im Rudel unterwegs. Gemeinsam hält sich die Quassel-Truppe mit den aktuellsten Gerüchten erfolgreich vom Training an den Geräten ab. Kompensiert das aber mit drei Stunden Anwesenheit am Stück. Dieses Mädel trifft man nach »Bauch-Beine-Po« garantiert mit ihren Freundinnen an der Theke zum Kaffeetrinken, Riegelfuttern und Schnattern.

Die Power-Mutti

Sie hetzt gleich morgens ins Studio, gibt ihre drei Kinder unter drei Jahren ohne viel Federlesens in der Kinderbetreuung ab und legt los, dass sich die anderen ungläubig die Augen reiben. Sie stürmt den Kurs, gibt während des Aufwärmens auf dem Stepper noch ein paar Kochtipps zum Besten und hängt an den Kurs gleich noch 60 Minuten Power-Yoga und 30 Minuten Zirkeltraining dran. Ihre Energie ist schier unerschöpflich und deshalb putzt sie noch schnell den kompletten Gerätepark, leert die Mülleimer und wischt alles einmal feucht durch. Dann sprintet sie nach Hause. Kommt 'ne halbe Stunde später zurück und holt die vergessenen Kinder ab.

14. Problemzonen – verhüllen oder bekämpfen?

Orientiert man sich in Figurfragen an Supermodels oder an ehemaligen Klassenkameraden? Die einen setzen auf Lagenlook im Porscheformat, die anderen sehnen sich nach Hilfe in Form eines Promi- oder Personal-Trainers

Isi und Sabine gucken sich gerne Hochglanzmagazine an und kommentieren, was sie lesen.

Sabine *(bewundernd): »Guck mal hier. Unglaublich, wie Claudia und Heidi auch nach mehreren Schwangerschaften noch die Figur halten.«*

Isi *(knurrig): »Die musste echt nicht bewundern. Für die ist das doch überhaupt nicht schwer. Die haben einen Super-Trainer – und der macht ihnen das.«*

Zwei Münder, *ein Seufzer: »Tja, so einen Trainer hätte ich auch gerne.«*

Diätmenschen spielen gern ein Spiel. Es heißt »Ich werfe meine Verantwortung fürs zu üppige Fahrgestell ab«, frei nach dem Motto: »Ich kann doch nichts dafür, dass ich mir keinen Promi-Coach leisten kann. Mit einem Profi an meiner Seite würde ich garantiert alles schaffen.«

Das allerdings ist ein Trugschluss. Trainer von Topmodels sind nämlich, anders als Isi und Sabine annehmen, keine Supermänner – sie haben im Gegenteil einen ziemlich leichten Job. Schließlich müssen sie fast nichts leisten: Ihre ohnehin schon schlanken Kundinnen sind hochmotiviert, denn ihr Körper ist ihr Kapital; sie springen sofort nach einer kulinarischen Sünde oder der Geburt ihrer Kinder wieder ins Fitnessstudio und halten strengste Diät.

Solche Glamour-Körper sind nicht die Meisterwerke von Motivations-Genies. Statt Vergleiche mit Topmodels zu suchen, sollten sich die Damen lieber keine Minderwertigkeitskomplexe einreden und sich ein Beispiel an ihren Männern nehmen.

Andreas und Torben ist es schnurzpiepegal, ob ein George Clooney ein knackigeres Hinterteil hat als sie selbst – wenn sie ihn überhaupt kennen. Meist verstehen sie die Schwärmerei ihrer Frauen für einen Schauspieler oder Sänger sowieso nicht: »Was soll denn an dem so toll sein ...?«

Sie brauchen keine Modell-Clooneys, weil sie jedem kritischen Vergleich locker standhalten können – wenn nicht optisch, dann aber zumindest mit tonnenweise inneren Werten. Das ist ganz typisch: Mit Beendigung der Pubertät waren Andreas und Torben im Großen und Ganzen mit sich zufrieden – so wie Hans-Dieter bis heute. Als Alter und Bauchumfang dann so langsam zunahmen, ließ sich das erst einmal lange Zeit aus der Wahrnehmung streichen oder verhüllen – zum Beispiel mit einem geschmeidigen Porsche 911 GT3 RS 4.0. Ein möglichst fetter Wagen ist sozusagen der Lagenlook der gesetzten Herren.

Männer können lebenserleichternd ignorant sein, was die eigene Optik angeht. Anders als Frauen haben sie selten Ambitionen, so schön zu sein wie der Schönste, weil sie in der Regel über gar keine Maßstäbe für »schöner« beim gleichen Geschlecht verfügen.

Und statt sich diesbezüglich auf dem Laufenden zu halten und Hochglanzmagazine mit den Fotos der Stars zu wälzen, freut sich Hans-Dieter, wenn er schon nicht abnimmt, darüber, dass er sein Übergewicht wenigstens in Schach hält – und vergleicht sich bestenfalls (und wirklich sehr, sehr selten) mal am Grillabend mit dem Nachbarn, hin und wieder auf dem Pissoir mit dem ebenfalls pieselnden Kollegen oder beim Klassentreffen mit den alten Kumpels aus der Schulzeit. Haben die angesichts des nagenden Zahns der Zeit ähnliche Formtiefs vorzuweisen wie er selbst, ist seine Welt harmonisch und im Gleichgewicht.

Hans-Dieters innere Ruhe kommt höchstens kurzfristig hin und wieder etwas ins Schlingern, wenn sich der Freund der Tochter morgens in Boxershorts oder spärlich bekleidet am Frühstückstisch einfindet. Oder als er den Geburtstagsgutschein fürs Fitnessstudio kurz vorm Verfallsdatum plötzlich einlösen musste, weil der Schwiegersohn in spe dauernd danach fragte. Da musste Hans-Dieter beim Hantelnstemmen Zwangsbekanntschaft mit dem einen oder anderen deutlich formschöneren Adonis machen und sich von Trainerin Cindy motivieren lassen.

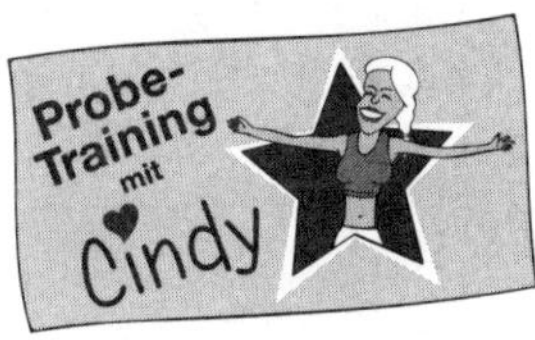

Das hat ihm wirklich zugesetzt. Wer hätte es gedacht? Plötzlich blätterte er zu Hause in Katalogen mit Sportklamotten, verlangte Rührei statt Ravioli, erkundigte sich bei Tante Käthe nach dem Verbleib der alten Hanteln, grub die verstaubten Teile aus dem Keller und verschwand mit ihnen im Schlafzimmer. Hinter verschlossener Tür, vor der Käthe sicherheitshalber lauschte.

Hätte sie nicht gewusst, dass das Zimmer keinen zweiten Eingang hat, hätte sie höchst bedenklich gefunden, was sie dort hörte: Schweres Atmen, Schnaufen, Japsen mit Übergang zum Stöhnen – und bald zog auch Schweißgeruch durchs Schlüsselloch.

Käthe beschloss, die Überwachung fortzusetzen. Die Spionage diente ja einem guten Zweck. Schließlich ist es beim Hochleistungstraining sehr wichtig, dass immer jemand da ist, der im Falle eines Herzinfarktes den Rettungssanitäter ruft.

Nach ersten erkennbaren Erfolgen verließ Hans-Dieter die geschlossene Trainingsanstalt, um hinauszulaufen in die weite Welt. Das erschwerte die Gesundheitsüberwachung für Tante Käthe. Doch ihr weiblicher Instinkt verriet ihr, dass sie auf der Hut bleiben musste. Denn kein Mann der Welt wird über Nacht zur Sportskanone und zum Gesund-Esser, wenn nicht eine Frau dahintersteckt.

So galoppierte Hans-Dieter eine Woche lang über den Trimm-dich-Pfad im kleinen Wäldchen hinter der Siedlung, das Tante Käthe zeitgleich mit dem Rad umkreiste. Beide wären zunehmend fitter geworden, wenn der Schwiegersohn in spe dem Spuk nicht ein jähes Ende bereitet hätte. Nichts ahnend von Hans-Dieters Aktivitäten berichtete er beim Sonntagsbraten (für Hans-Dieter ohne Nudelbeilage), dass das lokale Fitnessstudio schließt, dassTrainerin Cindy aufhört und dass Hans-Dieter seine zweite Schnupperstunde bei Fitness-Coach Pascal im Nachbarort absolvieren soll.

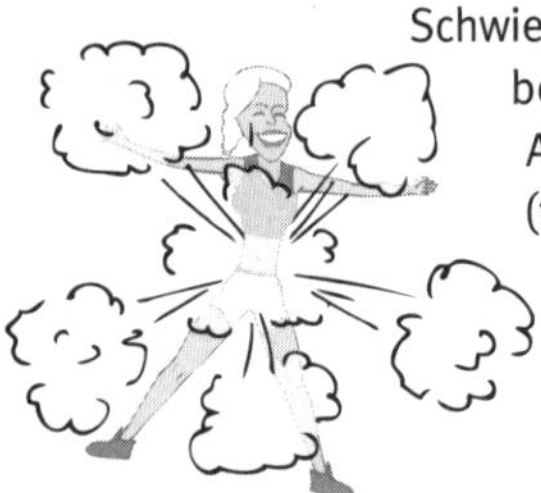

Hans-Dieter gelang es nicht ganz, sein Entsetzen zu verbergen, als er von Cindys Abgang hörte. Für die hatte er drei Wochen lang gekämpft. Der wollte er zeigen, was in ihm steckt – und dann so was! Natürlich sprach niemand darüber. Es fiel nur auf, weil Hans-Dieter wieder zur Nudelschale griff und den Trainingsanzug am Haken ließ. Danach war alles wieder so, als wäre nie was gewesen.

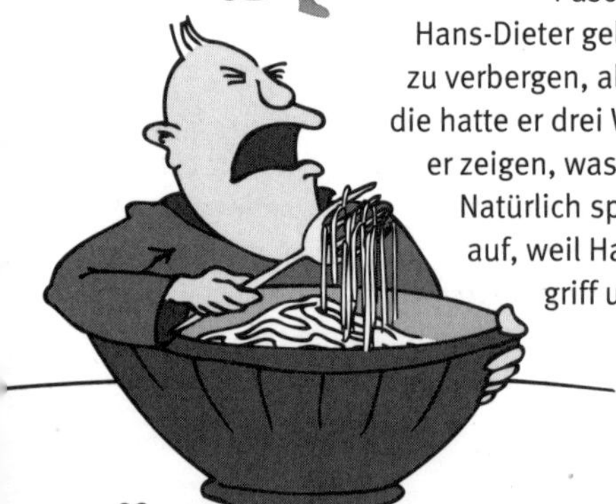

15. »Ich kann doch nichts dafür!«

Sie gefallen sich nicht so richtig? Kein Grund zum Verzagen. Im Zweifelsfall sind nämlich andere schuld. Ein prima Trost in schweren Zeiten – allerdings nicht frei von Risiken und Nebenwirkungen

»Ich esse kaum was und trotzdem quillt's an allen Enden!« – »Würde Mutti nicht so gut kochen, wäre ich schlank.« – »Bei mir liegt das an den Genen.« – »Meine Darmflora ist hyperaktiv, die kann nicht anders.« – »Ich habe die schweren Knochen geerbt.« – »Mein Schweinehund ist so groß.« – »Ich esse doch immer nur Kleinigkeiten.«

Während die einen die Hitparade der Ausreden munter herunterbeten, denken die anderen sich ihren Teil: »Ja, ja, das sagen sie alle. In Wirklichkeit wollen sie nur nicht zugeben, dass sie sich heimlich die fettesten Brocken selbst reinhauen.« Wer merkt, dass ihm verdächtigende Blicke folgen, sollte erst einmal cool bleiben.

Denn Schuldzuweisungen haben die positive Eigenschaft, dass sich ihr Anwendungsbereich praktisch unbegrenzt erweitern lässt. Manchmal muss man ein bisschen weiter ausholen – und schon sind auch die missgünstigen Nörgler und die »Ich weiß, was du letzten Sommer gegessen hast«-Mahner mit Schuld am eigenen Gewichtsproblem. Und das ist auch gut so, denn Schuldzuweisen lohnt sich: Was, bitte, kann es Schöneres geben als einen astreinen Freispruch von jeglichen Schuldgefühlen?

Langzeitstudien in den USA gaben unzähligen Selbstzweiflern das gute Gewissen zurück, als sie bestätigten: Es sind tatsächlich die anderen, die an unserem Essverhalten schuld sind. Diese anderen stellen nämlich so einiges mit uns an: Sie manipulieren, verführen, hemmen, beflügeln oder bremsen uns – und zwar ziemlich gleichgültig, ob sie dick sind oder dünn, oder ob sie uns belehren wollen oder gerade nicht. Manchmal stellt allein ihre bloße Existenz bereits eine Manipulation dar.

Wären wir ganz frei von äußeren Einflüssen, hätten wir wohl kaum Problemzonen. Unser Körper ist nämlich eine recht praktische Einrichtung: Mutter Natur würde ihn nähren wie im Paradies, ganz ohne Überfressen; immer genau richtig – nicht zu viel, nicht zu wenig; wir würden weder verhungern noch dauernd die Füllgrenze überschreiten. Leider funktioniert das heute fast nur noch bei Neugeborenen. Und diese Lebensphase lässt sich ja nicht beliebig verlängern.

Kaum der Mutterbrust entwachsen, ploppt ein Problem nach dem anderen ins junge Leben. Umwelteinflüsse machen Schluss mit dem natürlichen Regulationsrhythmus. Wir lernen, dass Essen nicht nur dazu dient, sich die zum Überleben notwendige Energie zu holen, sondern auch ein prima Trösterchen bei schlechter Laune, Langeweile und anderweitigen Unlustgefühlen ist. Die Konditionierung zur Fressmaschine beginnt früh: Stöpselgleich stopfen Eltern schnell einen Keks ins Kind, damit es nicht mehr klagt. Am Anfang halten sich die Erziehungsberechtigten noch an gewisse Regeln: Sie verwenden zur Ruhigstellung nur Reiswaffeln (Sie wissen schon: Styroporplättchen aus der Baustoffabteilung, die zu Nahrungsmitteln umdeklariert worden sind) oder die ungezuckerten Dinkel-Hafer-Modelle aus der Biotüte.

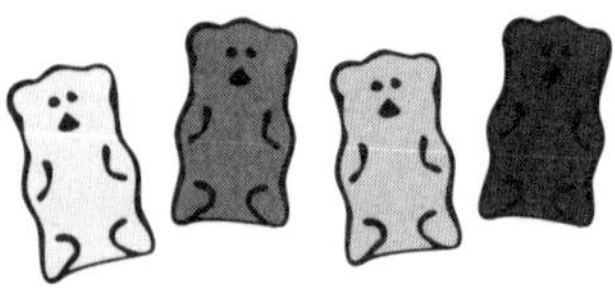

Hat das Kleine dann aber herausgefunden, wie man mithilfe von Wutanfällen den Einsatz von Gummibärchen provoziert, kann Mama die Dinkel-Dinger und die Reisplatten selber kauen.

Weil Gummibären im Übermaß schnell langweilig werden, muss irgendwann das gute alte Fläschchen ran: Vollgepumpt mit Zuckerwasser sichert es zehn schreifreie Minuten, wenn das Loch im Nuckel extra klein ist und die Flüssigkeit nur langsam herausgesaugt werden kann. Eine schöne Zeit. Ruhe im Babykarton. Gestresste Eltern können endlich tun, wonach sie sich schon lange gesehnt haben: mal wieder ungestört essen.

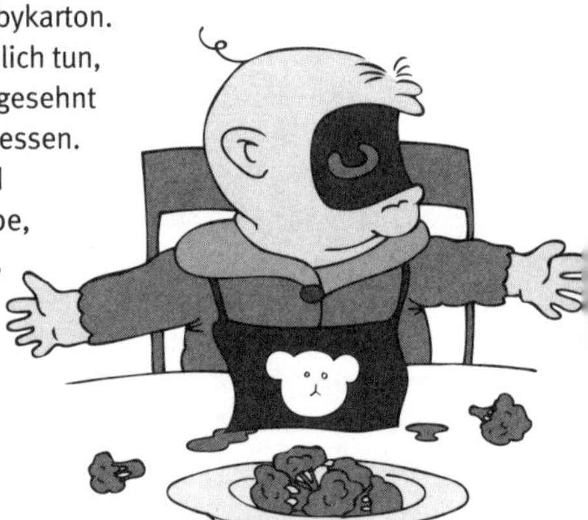

Das Baby wächst heran und beobachtet, dass Essen, Liebe, Zusammensein, Oma, Eltern, Kumpel, Lehrerinnen, die Kindergartenkonkurrenz und Stressfaktoren in allen erdenklichen Lebenslagen zusammengehören. Es kann gar nicht anders. So ein Baby hat schließlich keine Vergleichsmöglichkeiten. Immer, wenn es nicht schläft, sucht es die Nähe der größeren Menschen in seiner Umgebung. Es guckt, was die so alles tun und treiben – und möchte das auch. So festigen sich Gewohnheiten.

Eltern von Einzelkindern, die häufig die volle Kontrolle über deren Sozialkontakte haben, gelingt es in der Regel, eine Zeit lang zu simulieren, dass Schokolade, Chips & Co so eklig schmecken wie bittere Medizin und nur von Erwachsenen angerührt werden dürfen. Doch damit ist es spätestens dann vorbei, wenn die kleine Lina-Marie im Kindergarten mal in Kevins Tupperdose greifen durfte. Der hat nämlich Esssachen dabei, die jetzt von der »Für Kinder verboten!«-Liste auf den »Das muss ich haben!«-Zettel wechseln: Milchschnitte, Lollis, Lakritz, Mars, Snickers und deren Artgenossen.

Dass Kinder Süßigkeiten gerne mögen, ist übrigens kein Erziehungsfehler. In diesem Fall können geplagte Eltern ihre Schuldgefühle ruhig einmal abwälzen: Kleine Menschen essen mit dem Segen von Mutter Natur immer diejenigen Dinge am liebsten, die am süßesten sind. Das ist reine Prophylaxe, die Kindern in der Urhorde das Überleben sicherte.

»Dass Bengt-Benedikt mal Brokkoli isst, das wäre ein Traum«, seufzt seine Mutti stets, wenn der Fünfjährige am Tisch seine »Iiiih! Da ist was Grünes drin!«-Tour fährt und jedes Blättchen einzeln aus seinem Essen herauspopelt. Eltern müssen sich nicht länger fragen, was sie bloß falsch gemacht haben, wenn sie auch so einen Bengt-Benedikt zu Hause haben, sie dürfen sich trösten: Bebes Verhalten ist genetisch bedingt, die Schuld liegt also woanders.

Der Mensch musste in seiner Entwicklungsgeschichte öfter mal was Neues probieren, wenn er andere Lebensräume erobern wollte. Er tat dann gut daran, in Nahrungsfragen kein Risiko einzugehen: Es könnte ja etwas Giftiges dabei sein. Erfahrungsgemäß war er mit Süßem und Fettem auf der sicheren Seite, speicherte das ab und gab es an seine Brut weiter.

Deshalb sagt ein Bengt-Benedikt von heute immer noch »Bäh«, wenn die Beeren sauer sind und Brokkoli bitter schmeckt. Das ist einerseits gut so: Seine Erzeuger brauchen sich keine Sorgen zu machen, dass er sich an einer Tollkirsche vergiftet. Andrerseits ist die Pommes-Burger-Gefahr heute verbreiteter als Tollkirschen und andere Naturgifte. Die Jugend von heute spechtet eben nicht mehr nach den reifen süßen Früchten am Wegesrand, sondern nach vitaminfreien Süßgiganten aus der Quengelzone vor der Supermarktkasse.

Moderne Pädagogen raten deshalb zur sanften Verführung: Bevor Eltern vor der Fast-Food-Kette mit dem großen M und anderen Schlingtempeln in die Knie gehen, müssen sie zu Hause Überzeugungsarbeit leisten. So wirkt der legendäre Probierklecks besser als jeder Drill an der Spinatschüssel. Ernährungswissenschaftler haben herausgefunden, dass Kinder sich von ihren Urzeitgenen befreien können, wenn sie nur oft genug die Erfahrung machen, dass Erbsen doch nicht tödlich sind. Mama und Papa sollten dies testen, bis der Sprössling seinem Nachahmungstrieb folgt. Angeblich braucht es acht bis zehn Versuche, bis das Kleine sich an Erbsen gewöhnen kann.

Das aber heißt: Mütter und Väter dürfen sich doch nicht ganz von der Verantwortung freisprechen. Bis ihr Baby sein Auswilderungsgewicht erreicht hat, müssen sie pädagogisch gegen die Pommessucht vorgehen. Bei deutschen Mädchen dauert das im Durchschnitt einundzwanzig Jahre, bei Jungen normalerweise dreiundzwanzig. Wird der Jungmann hingegen in Bulgarien, Griechenland oder in der Slowakei geboren, bleibt er bis einunddreißig an Muttis Herd – also so lange, bis er eine andere hat, der er die Schuld am Hüftgold unterschieben kann.

»Meine Frau kocht so gut, kein Wunder, dass ich so dick bin«, klagt er dann gerne und laut, während er sich den dritten Teller füllt und bereits in die Schüssel linst, ob es wohl auch noch für einen vierten reicht. Und wieder hat er nicht ganz unrecht. Gleichgültig ob Männlein oder Weiblein – wer nicht nur gut, sondern auch noch reichlich bekocht wird, muss mehrfach tapfer sein, um rechtzeitig »Halt!« zu schreien. Auch dabei schneiden Männer schlechter ab.

Allein der Blick auf Reste-Schüsseln macht uns nämlich schon gefräßig. Wenn einfach nichts mehr da ist oder der Rest gut versteckt wäre, könnte, so fanden Psychologen heraus, ein Männermagen ohne Leidensgefühle mit 30 Prozent weniger auskommen.

Doch weniger hamstern allein wäre keine Lösung, wenn die Verführung gleich mit am Tisch sitzt. In Sachen Zu-viel-Essen sind wir Nachahmungstäter. Partner, Freunde, Eltern, Geschwister, Kollegen oder Nachbarn zwingen uns unbewusst, ihnen alles nachzumachen, weil wir dazugehören wollen. Auch dieser Trieb stammt noch aus der Urzeit, als der Verstoß aus der Herde einem Todesurteil gleichkam. Logische Konsequenz: ***Je dicker die anderen, desto toleranter sind wir gegenüber den eigenen Röllchen und Pölsterchen.***

Sollten uns in gesellig-runder Runde doch mal leichte Zweifel überkommen, werden die schnell niedergewalzt. Denn kaum haben wir einen klaren Gedanken gefasst, spüren wir auch schon den Schweinehund wachsen, den die anderen heimlich füttern: »Gönn dir ruhig noch 'ne Extrarunde!«; »Sei doch jetzt kein Spielverderber ...«; »Hat ja noch niemandem geschadet.«; »Später machst du eben Diät ...«; »Da kommt's doch jetzt auch nicht so drauf an.« – Man kennt das, frau auch, hund sowieso.

Selbst wer das plumpe Reinquatschen des Schweinehundes unter Kontrolle hat, ist nicht gegen heimliche Saboteure gefeit. Die kommen still durch den Hintereingang, statt mit der Tür ins Haus zu fallen. Zum Beispiel der Sportskumpel, der eigentlich als Motivator angeheuert wurde: »Ab jetzt gehen wir zusammen joggen. Da sagt man weniger leicht ab.« – Stimmt, macht man tatsächlich nicht. Aber was, wenn die Wolken plötzlich undicht werden? »Tja, da können wir doch nichts dafür. Naturgewalten. Da zahlt nicht einmal eine Versicherung. Also dann: Bis nächste Woche.« – Allein wäre man natürlich losgewetzt, aber dass der sonst so wetterfeste Kumpel jetzt kneift, das gibt einem den Rest. Dann mal ab aufs Sofa und Wunden lecken, bis die Sonne wieder scheint.

Ganz prima Schuld-Abladeplätze sind auch Büros: Kurz vor Feierabend, an dem eigentlich die Visite im Fitti auf dem Plan steht, hat der Chef noch was ganz Wichtiges; ein Blick in die E-Mails macht zwar deutlich, dass der Outlook-Stau mit Morgen-fünf-Minuten-früher-Kommen abzuarbeiten wäre, aber wo der Nährboden fürs Absagen schon gesät ist, genügen ein paar Tropfen, um die Pflanze namens »Dann eben doch nicht« sprießen zu lassen. Arbeit ist immer wichtiger. »Welcher erfolgreiche Manager hat schon Zeit für Sport?« – Diese Absage hat sogar einen Schmeichelfaktor fürs Ego.

Wir sind von Saboteuren umringt. Also doch besser die Flucht nach vorn antreten? Abschied von allem nehmen, was uns lieb ist, um endlich weiterzukommen? Familie, Freunde, Job – alles Rücksichtnehmen auf alte Seilschaften streichen? Raus aus den gewohnten Bahnen, rein in ein frischeres Leben? Weit weg von all denen, die schuld sind an unserem unbefriedigenden Zustand? – Das wäre zwar eine Lösung, würfe aber die Frage nach dem »Wohin« auf: »Wo gibt es noch menschenleere Inseln? Wie komme ich dahin?« Und vor allem: »Was mache ich da den ganzen Tag?« – Na klar, endlich die ersehnte Kohlsuppendiät ...

... aber für wen, wenn hinterher keiner guckt, weil keiner da ist?

Wir brauchen sie doch, die lieben Mitmenschen – und zwar nicht nur zum Schuldabwälzen. Auch wenn's noch so viel Spaß macht, menschlich ist und das Gewissen erleichtert – irgendwie wissen wir, dass es am Ende zu nichts führt. Und das macht schon wieder unzufrieden.

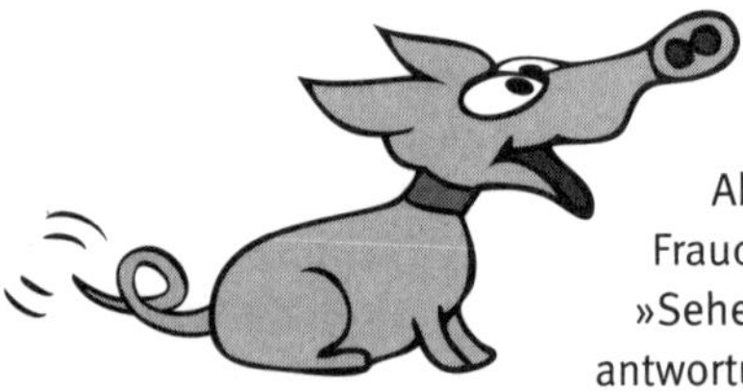

Nur der Schweinehund grunzt erst einmal glücklich vor sich hin: »Perfekt! Es bleibt alles beim Alten, ich habe mich durchgesetzt!« Aber dann spürt er, dass Herrchen und Frauchen ein bisschen zerknirscht wirken: »Sehen die das mit dem Abwälzen der Verantwortung auf andere nicht etwas einseitig? Vielleicht sollte ich doch was tun, damit sie sich wohler fühlen? Erst mal nur was Winziges. Denn so, wie die im Moment drauf sind, nehmen sie alles dankbar an.« Ein kleiner Schritt Richtung größere Veränderung wäre getan.

Und wie könnte ein kleiner Schritt aussehen, wenn die Brachiallösung schon hundertmal gescheitert ist? Krabbeln Sie einfach mal kurz raus aus der legendären Komfortzone. Keine Angst, das ist jetzt keine Drohung wie im Managementseminar (»Wer den Hintern nicht hoch kriegt, fliegt!«), sondern nur ein kleiner Plan für Veränderungen. Hier geht es nicht darum, Mauern einzureißen, sondern nur um kleine Löcher zum Durchschlüpfen und darum, sich anschließend stolz auf die Schulter zu klopfen.

Machen Sie Schluss mit den Schuldzuweisungen und fangen Sie an mit dem Selbermachen:

1. *Heute habe ich zuckerfrei –*
klingt fast so toll wie schulfrei. Ob im Kaffee, im Müsli, in der Schokolade, im Kuchen, im Himbeerjoghurt oder in der Cola – der weiße Gesundheitskiller hat Kühlschrank und Speisekammer längst unterwandert. Ein Tag ohne schärft das Bewusstsein und die Figur.

2. *Ich bin ein Auto –*
jedenfalls bei den Nahzielen. Was die umweltverpestende Kiste kann, das schaffe ich auch ohne Abgase. Ich nehme beinmuckifreundlich das Fahrrad und verbrauche Kalorien statt CO_2.

3. *Mit Gurkentruppe vor die Glotze*
Fernsehgucken und Salziges in den Mund schieben – das gehört einfach zusammen? Dann bleiben die Paprika-Chips mal im Schrank und saure Gurken kommen vor die Kiste. Die befriedigen die Lust auf Herzhaftes, hemmen aber den »Immer mehr«-Trieb.

4. *Erfolgsprovision: Zahlen statt zugreifen*
Mit der Anti-Lust-Kauf-Strategie landet erst weniger im Einkaufswagen und dann im Magen. Wandern Sie im Supermarkt von einem Regal zum nächsten und notieren Sie die Preise von allem Ungesund-Kram, den Sie gerne kaufen würden, aber heute liegen lassen. Die Summe, die dabei herauskommt, ist Ihre Erfolgsprovision fürs Tapferbleiben.

5. *Der Salat danach*
Es ist wieder einmal um Sie geschehen. Sie haben zugegriffen, als würden Sie morgen eine Diät beginnen, und jetzt tut alles weh. Ihr Bauch plagt Sie genauso wie Ihre Gewissensbisse. Statt gegen den Frust anzuessen, heißt es nun: Schnippeln statt Schluchzen. Die nächste Mahlzeit besteht nur aus Salat und dann Schwamm drüber.

6. *Heiße Milch mit Honighauch*
Der Tag war lang, die Beine schwer – und niemand da, der ein Abendküsschen gibt und das Gute-Nacht-Lied singt? Bevor Sie deshalb das Trostfuttern anfangen, simulieren Sie das Verwöhnaroma Ihrer Kindheit. Statt Pommes-Pizza gibt's vorm Einschlafen noch eine heiße Milch mit etwas Honig. Eiweiß macht bekanntlich schlank im Schlaf.

7. *Nackte Nudeln zum Abschrecken*

Kurze Umfrage in der Fußgängerzone: »Ich liebe Nudeln.« – »Ohne Pasta geht bei mir gar nichts.« – »Daran komme ich nicht vorbei.« – »Es gibt doch nichts Schöneres.« – Halt! Wer der Nudel verfallen ist und davon loskommen möchte, probiert die dickmachenden Dinger einfach mal solo: ohne Ketchup, ohne Soße, ohne Käse. Das entwöhnt im Handumdrehen.

8. *Spielen Sie mal wieder Verstecken*

Aus den Augen, aus dem Sinn – das gilt auch für Süßigkeiten. Stopfen Sie alles, was Sie finden können, in eine Tüte. Steigen Sie mit der Leiter auf den höchsten Schrank des Hauses und verstecken Sie die Sammlung dort hinterm Koffer. Beim nächsten Naschgelüst wird die Faulheit siegen.

9. *Bitterer Ersatz*

Sie sind ein Schokoholic? Kommen einfach nicht los von den süßen braunen Rippen und ihren vanillefarbenen Schwestern? Die Ersatzdroge heißt Bitterschokolade. Die macht auch glücklich, aber nicht dauernd gierig auf mehr.

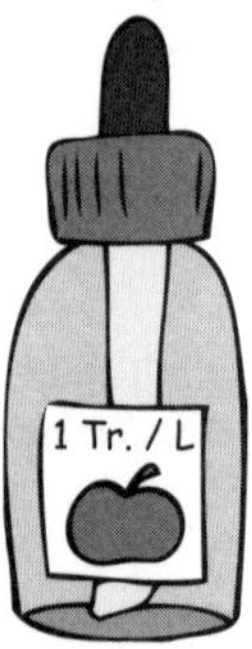

10. *Langsamer Entzug*

Trinken ist ja gut und schön, aber nur langweiliges Wasser – das fließt einfach nicht so locker durch wie Zuckerwasser mit Zitronengeschmack, der süße O-Trunk oder der edle Traubensaft. Statt »Ganz oder gar nicht« machen Sie einfach »Halb und halb« und beschummeln sich bei jedem Mal ein bisschen mehr. So lange, bis ein Glas Wasser mit Saftspritzer für Sie machbar ist.

16. Von Kohldampfschiebern und Schnäppchenjägern

Sie reden viel, aber schaffen wenig. Das ist praktisch, denn dabei lässt sich einiges lernen. Lesen Sie hier über Leute, die wir allzu gut kennen – über die, die es bisher noch nicht hingekriegt haben

Die Zeitpunkt-Sucher

»Die Sterne stehen gerade nicht so günstig.« – »An der Beziehungsfront könnte es besser laufen.« –»Ich muss erst mal die Fortbildung zu Ende machen und das nächste Familienfest überstehen.« – »Ganz schön stressig, das Programm für die nächsten Monate. Da möchte ich mich im Moment nicht übernehmen.« – »Es kommen bestimmt noch bessere Zeitpunkte zum Loslegen.« Vielleicht dann, wenn Jupiter nur einen dünnen Schatten auf Pluto wirft und der im dritten Fenster der Venus übernachtet?

Die Anleitungs-Sammler

Mal wieder was tun für eine gestrecktere Linie? »Klar, das wäre eine gute Sache. Ich habe mir gestern den neuen Ratgeber ›Schlank im Schrank‹ geholt. Jetzt geht's mir schon viel besser. Die acht anderen Bücher, die ich schon im Regal habe, waren nicht ganz typgerecht für mich.«

Der Komfortzonen-Kleber

Anstrengen? Leiden? Was Neues erleben? »Nee, lieber nicht. Verzichten ist nicht so mein Ding. So schlecht geht's mir nämlich gar nicht. Es ist ja auch riskant, mal den sicheren Radius zu verlassen. Wer weiß, was danach kommt.«

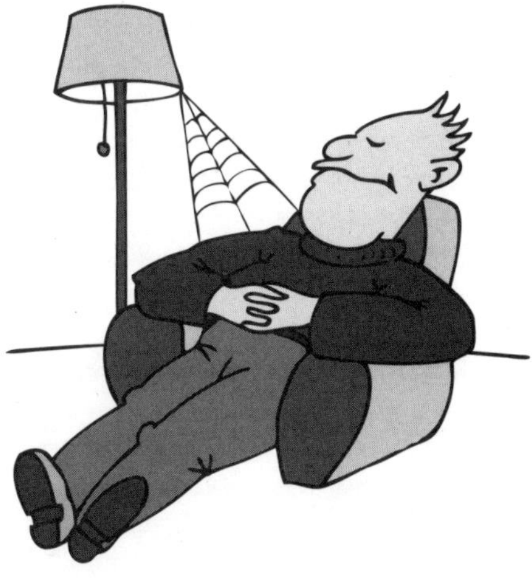

Die Fitness-Fürchter
»Ich habe das schon mal gemacht, das mit dem Bewegen und dem Anstrengen. Puh! Danach tat mir alles weh. Jetzt suche ich nach einer Methode, mit der man dem eigenen Speck passiven Widerstand leisten kann.« Wegmassieren oder Wegvibrieren? – Soll es geben.

Der Vergleichskünstler
»Ich? Ein hoffnungsloser Fall? Da guck dir aber mal die Gabi von gegenüber an. Die habe ich gestern in Leggings gesehen. Hui hui hui, also dagegen bin ich die reinste Elfe.« – »Solange die nichts tut, muss ich das auch nicht«, sagen die Leute, die immer einen sogenannten Abwärtsvergleich finden, um sich selbst zu erhöhen. Dazu eignen sich übrigens auch die Doku-Soaps am Mittag im Privatfernsehen. Eine halbe Stunde hingeguckt – und es geht einem besser.

Der Prophezeier
Diese Art von Leuten verschwendet keine Zeit mit kleinen Zwischenschritten, sie werden es eines Tages tun. Und dann »ganz« statt »gar nicht«. Danach ist dann alles weg, was sie jetzt noch von Mr. und Mrs. Universum unterscheidet. Die Welt wird staunen – und bis dahin kommt's auf ein paar Kilo mehr oder weniger auch nicht an.

Der Kalorien-Klugscheißer
Er weiß immer, woran es liegt – zumindest bei den anderen. »Waaas? Du willst die neue Nordpol-Diät machen? Das Südpol-Programm ist doch viel effektiver«, heißt es heute. Und morgen gilt: »Nichts geht über die Quark-Ananas-Kabeljau-Diät. Soll super einfach sein. Ich habe schon alle Rezepte in der Schublade und einen Ananasbaum gepflanzt.«

Der Wissende
Er lächelt milde, wenn andere sich plagen. Denn er weiß: Die Mühe lohnt sich nicht. Und teilt das auch jedem mit, der mal wieder einen Anlauf nimmt. Als Beleg führt er ein nicht mehr lebendes Beispiel an: Seine Großmutter ist mit 55 Jahren gestorben – obwohl sie ihr Leben lang gertenschlank war.

Der Besserwissende

Er hat keine tote Großmutter, sondern einen quicklebendigen Opa, der mittlerweile mehr als neunzig Jahre lang nichts ausgelassen hat, was heiß und fettig ist. Solange die Familie sich erinnert, hat er Übergewicht mit sich herumgeschleppt, keinen Sport getrieben, gerne geraucht und zwischendurch auch mal eine Flasche Wodka genippt. »Na also, geht doch. Genetisch ist da bestimmt was weitergegeben worden.«

Der Studienfreund

Ohne wissenschaftliche Absicherung startet er kein Projekt. Doch sobald ein kalifornischer Doppeldoktor der Ökotrophologie an zwei Studenten belegt hat, dass Pilze gut für die Handwurzelknochen sind und Hirse die Haare besser wachsen lässt, lebt er vor allem von Pilzen und Hirse – so lange, bis »neue Studien gezeigt haben«, dass drei Hanuta am Abend prophylaktisch gegen Hypochondrie wirken und Erdbeerkaugummis Krämpfe dämpfen. »Man kann ja gar nicht genug vorbeugen.«

Der Schnäppchenjäger

Hat gedacht, bei Ikea hätten sie auch Sportklamotten auf den Grabbeltischen vor der Kasse. War leider nicht so. Damit die Anreise nicht ganz umsonst war, hat er dann noch hundert Teelichter und ein paar andere Stücke Schweden mit nach Hause genommen. Die Köttbullar sind auch zu lecker. Und Softgetränke gibt's kostenlos, wenn man sein Glas zweimal unter den Safthahn hält. Da amortisieren sich die Fahrtkosten beim Colatrinken. Nächste Woche guckt er noch mal – nach gelb-blauem Sportzeug.

Die Rekordhalter im Kohldampfschieben

Wenn andere essen, lehnt er sich entspannt zurück: »Habt ihr echt schon wieder Hunger? Also ich brauche noch nichts.« Das zieht er durch. Durch die Mittagspause, vorbei am Nachmittagskuchen und über die normale Zeit zum Abendessen hinaus. Magenknurren und Mundgeruch sind seine Markenzeichen – bis er zu später Stunde die Löcher im Bauch mit drei Pizzen hintereinander stopft.

Der Nasch-Demente

Er mümmelt ständig vor sich hin – ohne es so richtig zu merken. Beziehungsweise: um es so schnell wie möglich wieder zu vergessen. Die Übergänge von den Haupt- zu Neben- und Zwischendurch-Mahlzeiten sind fließend. Das Gewissen bleibt cool, denn der Schweinehund ist im Dauereinsatz:

»Ist ja nur ein ganz bisschen.« – »Gar nicht der Rede wert.« – »Was Richtiges hatten wir heute ja auch noch gar nicht.« – »Greif ruhig zu.« – »Ein Häppchen in Ehren.« – »Du gönnst dir ja sonst nichts.«

17. Kopf oder Bauch? – Gefühle gewinnen im Blitzduell

Ob Männlein oder Weiblein – Menschen sind von Natur aus so angelegt, dass sie sich nur mit viel Mühe verändern können. Der Bauch ist im Zweifelsfall stärker als der Verstand. Da hilft nur eins: Wir müssen das Gehirn mit Emotionen austricksen

Schluss mit dem Lotterleben! Alles einfach auf sich zukommen lassen und immer hoffen, dass es irgendwie weitergeht? Das kann doch nicht ewig klappen. Nichts zu machen wäre ja – in Anbetracht all der Möglichkeiten, die uns heute offen stehen, um voranzukommen – verbummelte Zeit. Und was wir nicht alles tun könnten: prophylaktisches Hirntraining gegen Alzheimer; oder wie wäre es mit einer Meeres-Maske aus Schlamm und Mineralien, die schonend die Problemhaut »klärt«? Eigentlich wäre rund um die Uhr was zu tun angesichts all der Dinge, die jeder will, aber keiner macht.

Dabei müssten wir doch nur befolgen, was Ärzte, Lehrer, Motivationskünstler, Trainer, Glücksforscher, Diätpäpste, professionelle Ratgeber und andere Gurus auf ihren jeweiligen Spezialgebieten hartnäckig fordern. Es ist die alte Leier – nur immer wieder mehr oder weniger originell verpackt: mehr Gemüse essen; abends früher ins Bett; morgens motivierter wieder raus; mehr bewegen; weniger rauchen; seltener Alkohol und dafür öfter Wasser trinken; statt dauernd sinnlos am Computer herumzudaddeln mal eine neue Sprache lernen oder die alten Philosophen lesen; an die Zukunft denken; gütig sein und, als Seelenbalsam für uns selbst, ein bisschen Geld verschenken ...

Auf der Arbeit könnte es auch etwas effektiver fluppen. Wer Partner, Kinder, Tiere oder Hobbys hat, darf noch andere gute Vorsätze vor sich herwälzen: mehr Zeit mit den Liebsten verbringen; netter zu allen zu sein, die eigentlich nerven ... – Wer hat sich so etwas noch nie vorgenommen?

Ich habe mal ernsthaft versucht, ein besserer Mensch zu werden. Hilfe! War das ein Stress! Kaum war der eine gute Vorsatz erledigt, drohte schon die nächste Aufgabe. Und manchmal kollidierten meine Absichten so, dass eine die andere blockierte und am Ende gar nichts dabei rauskam. Gemüse essen – okay, das habe ich noch hingekriegt. Essen geht ja immer. Aber wie soll ich gleichzeitig ausgeglichener werden, mehr Zeit mit Hunden, Kindern, Vernunftkram, Bedürftigen, Sport, Kochen, Sprachenlernen, Hirntraining und Wassertrinken verbringen, wenn ich auch noch spazieren gehen, entspannen und mehr schlafen soll?

Mein Nachbar Klaus rät in solchen Fällen zur Listenführung: »Dann kommt nichts durcheinander. Und alles, was erledigt ist, wird mit einem freundlichen Häkchen versehen.«

Bei Isi zu Hause ist die Kühlschranktür das Pinboard für gute Vorsätze. Besucher müssen nur mal unauffällig hinschlendern, um ihren Seelenzustand zu ergründen. Da kann ich dann nicht nur lesen, was sie gerade nicht essen will, sondern auch, dass sie künftig öfter »Nein« sagen möchte und sich seltener zum Affen machen lassen will. Da die Vorsätze wöchentlich wechseln wie die Mittagstisch-Karte im Restaurant um die Ecke, lohnt ein Blick immer. Ob sie davon tatsächlich je etwas umsetzt, erfahre ich allerdings nicht. Kann ich mir aber nicht vorstellen – schließlich kommt immer wieder etwas Neues nach.

»Können Veränderungen überhaupt funktionieren?« – Die Antwort auf diese Frage ist leider desillusionierend. ***Wer sein Leben in allen Problembereichen gleichzeitig umkrempeln will, wird mit hoher Wahrscheinlichkeit scheitern.*** Statistisch betrachtet, stehen die Chancen schlecht, dass in Richtung Besser-Werden jemals etwas passiert: 80 Prozent aller Menschen kriegen es nicht einmal hin, einen einzigen Vorsatz Wirklichkeit werden zu lassen; mehr als ein Viertel von ihnen kapituliert schon in der ersten Woche.

Daran ist allerdings nicht unser Hirn schuld. Das ist nämlich keineswegs so eingefahren, wie es sich beim Kampf mit dem Schweinehund gerne präsentiert. Es besitzt durchaus die Fähigkeit, sich neu zu orientieren und die zu geänderten Bedingungen passenden Pläne auch umzusetzen. Doch gleichzeitig möchte es allzu gern immer wiederholen, was sich einmal bewährt hat. Weil es einfach praktisch ist, bequem, wirtschaftlich – und oft auch sehr nützlich. So etwas mögen Gehirne. Dafür schenken sie uns gute Gefühle.

Gehirne sind knallharte Kalkulatoren. Sie haben keine Lust, alles immer wieder neu lernen zu müssen. Irgendwie soll sich der ganze Stress ja auszahlen, der schon mit dem Einmal-Lernen einhergeht. Die meisten glauben vor dem Start in ein besseres Leben, dass sie zu den wenigen gehören, die es hinkriegen werden – wie unser Matti mit seinen Henkersmahlzeiten. Wenn es um den Erfolg seiner Kuren geht, ist Matti ein unverbesserlicher Optimist. Und das ist auch gut so. Ohne Motivation bräuchte man ja gar nicht erst anzutreten. Wegen Aussichtslosigkeit.

Verhaltensforscher haben sich vielfach mit der Frage beschäftigt, was die wenigen, die es schaffen, anders machen. Sie fanden verschiedene Verhaltensmuster, die, einzeln oder idealerweise miteinander kombiniert, tatsächlich zum Erfolg führen. Ein Erfolgsrezept besteht darin, das Gehirn mit seinen eigenen Mitteln auszutricksen. Weil es Gewohnheiten liebt, nimmt man sie ihm nicht einfach weg (dann wäre der Rückfall nämlich vorprogrammiert), sondern ersetzt sie möglichst unauffällig durch andere.

VERBIETEN IST VERBOTEN.

Verbote provozieren unkontrollierbare Heißhunger-Attacken auf alles, was wir eigentlich nicht dürfen. Also futtern wir in der Regel durchs Verbieten mehr Verbotenes als vorher.

Als ich mich von meinen heißgeliebten Snickers-Brötchen trennen wollte, habe ich mir erst einmal ein Paket Knäckebrot gekauft. Und immer wenn ich aufgrund sich ausbreitender Gedanken an Schokolade und Weißbrot unruhig wurde, habe ich mir schnell ein Stück Käse zwischen zwei Knäckes gestopft und mir zwischen die Kiemen geschoben. Das half. Wenigstens ein bisschen. Ein bisschen als Basis für mehr.

Natürlich lässt sich niemand Paprika andrehen, wenn der Bauch eigentlich nach Paprika-Chips ruft, doch Kauen ist Kauen – gleichgültig auf was. Der Trick besteht darin, ein wohlwollendes Zusammenspiel zwischen Kopf und Bauch zu schaffen: Die kleine Knabbersucht muss einerseits befriedigt werden; andrerseits findet dabei eine Umerziehung statt. Voraussetzung für ein Gelingen sind Willenskraft und Durchhaltevermögen.

Ich und meine merkwürdigen anderen Ichs haben uns seinerzeit heftige Gefechte geliefert. Den Anfang machte immer das Bauch-Ich – unverblümt wie eh und je:

Bauch-Ich: *»Hunger! Ich brauche jetzt was – und zwar zackzack.«*

Mein Kopf-Ich durchblätterte im Geiste die Anleitung »Gewohnheiten verändern« und überlegte, was zu tun ist.

Kopf-Ich *(vor sich hin denkend): »Wenn ich jetzt einfach ›Halt die Klappe, es gibt nichts!‹ sage, flippt der Bauch aus. Und so 'ne Bauch-Revolution macht mir nur Ärger, tut weh und endet in Fressgelagen. – Nee, das vermeiden wir mal lieber.«*

Bauch-Ich *(ungeduldig, dazwischenquasselnd): »Ich will jetzt ein Snickers-Brötchen! Warum werde ich in diesem Lokal nicht bedient?«*

Kopf-Ich *(ganz vernünftig): »Ich verstehe deine Knabbersucht, mein lieber Bauch, aber ich muss dir ehrlich sagen, dass wir jetzt kein Snickers-Brötchen haben.«*

Mein Bauch-Ich schnaubte wütend und holte tief Luft, um loszustänkern. Mein kluges Kopf-Ich ließ es aber gar nicht erst zu Wort kommen.

Kopf-Ich: *»Bevor du jetzt ausrastest, mache ich dir ein Angebot. Du bekommst zwar kein Snickers-Brötchen, ich hätte aber ein Knäcke mit Käse.«*

Bauch-Ich *(entsetzt): »Das ist jetzt ja wohl nicht wahr! Was soll ich denn mit so 'nem Zeug?«*

Mein Kopf-Ich wusste bereits, dass Diskussionen mit dem Bauch-Ich die Lage nur unnötig erschweren. Also hieß es: cool bleiben und schnell handeln.

Kopf-Ich *(mit fester Stimme): »Bitte, Bauch, hier kommt dein Knäcke.«*

Bauch-Ich *(grummelnd): »Na los, gib schon her, wenn du wirklich nichts Besseres hast. Hauptsache, es kommt überhaupt was rein.«*

Kopf-Ich: *»Es gibt nichts anderes, sei also mal schön dankbar dafür.«*

Bauch-Ich: *»Bin ich ja. Haste noch mehr?«*

Kopf-Ich: *»Klar, so viel du willst. Und ganz ohne schlechtes Gewissen.«*

Bauch-Ich *(mümmelnd): »Aber morgen gibt's wieder Snickers-Brötchen, oder?«*

Kopf-Ich *(listig): »Vielleicht.«*

Natürlich hatte mein Kopf-Ich schon geplant, am nächsten Tag wieder nur die Ersatzbefriedigung zu bieten. Und wieder griff der Bauch nach dem Motto »Besser als nichts« zu. Das ging so weiter, bis er sich daran gewöhnt hatte. Das Snickers-Brötchen geriet langsam in Vergessenheit und wurde bald nicht mal mehr vermisst. Auch Bäuche sind Gewohnheitstiere.

Ein weiteres Erfolgsrezept lautet: Einfach machen und nicht ständig über die eigenen Befindlichkeiten nachdenken. – Wer sich erst einmal aufs Sofa packt, um herauszufinden, über welche Schwäche und welchen Schweinehund sich am besten klagen lässt, der läuft Gefahr, gar nicht mehr aufzustehen, wenn nicht zufällig jemand vorbeikommt und ihn hochzieht.

Das wiederum schafft nur ein guter Motivator, der Glücksgefühle im Zusammenhang mit besseren Gewohnheiten in Aussicht stellt. In diese Rolle kann das Kopf-Ich sich hineinfuchsen. Werfen wir mal einen Blick in Mattis Gehirn, wenn er mit sich um die Berechtigung der nächsten Henkersmahlzeit kämpft.

Mattis Bauch-Ich: *»Hunger! Alarmstufe rot! Lass uns schnell die Riesenpizza holen und zum Ausgleich ab morgen Diät machen.«*

Mattis Kopf-Ich: *»Ich versteh dich ja ... aber muss es wirklich gleich das ganz große Fressprogramm sein? Wollen wir es nicht mal mit zwei hartgekochten Eiern und Salat versuchen?«*

Mattis Bauch-Ich: *»Spinnst du? Das schmeckt doch scheiße.«*

Mattis Kopf-Ich: *»Macht aber satt.«*

Mattis Bauch-Ich: *»›Satt‹ reicht nicht! Ich will auch glücklich sein.«*

Mattis Kopf-Ich: *»Biste aber nur zehn Minuten. Danach kommt der übliche Katzenjammer. Magendrücken. Reue. Frust.«*

Mattis Bauch-Ich: *»Das ist halt der Preis, den ich für mein Glück zahlen muss.«*

Mattis Kopf-Ich: *»Wenn du's heute mit dem Ei schaffst, bist du toll.«*

Mattis Bauch-Ich *(geschmeichelt): »Echt? Hört sich gut an.«*

Mattis Kopf-Ich: *»Ich verspreche dir: Du wirst dich nicht nur heute Abend, sondern auch morgen noch großartig fühlen. Das macht dich noch glücklicher als die Riesenpizza.«*

Mattis Bauch-Ich: *»Und was ist übermorgen?«*

Mattis Kopf-Ich: *»Schließ die Augen und stell dir einen schlanken Matti vor. Wenn du bis übermorgen durchhältst, ist der Anfang gemacht. Dein Durchbruch steht bevor. Du wirst gewinnen.«*

Eine solche positive Zielvorstellung durchflutet Bauch-Ichs wie eine Droge und soll im Idealfall jeden Zweifel plattmachen. Psychologen nennen die gehirnwäschen-ähnliche Technik »Visualisieren«.

Dahinter verbirgt sich Folgendes: Wir denken uns einen Zustand aus, den wir erreichen wollen, und schmücken den Gedanken aus – wie bei einer wuchernden Telefonkritzelei. Wir lassen ihn vor unserem geistigen Auge lebendig werden und so lange herumtanzen, bis wir fest dran glauben, dass da nicht nur ein Gedanke ist. Dann haben wir den heilsbringenden Zustand erreicht, der in der Motivationslehre die »Motivation aus sich selbst heraus« genannt wird. Sie gilt als einzig wahre Motivation – alles andere ist nur wie Lernen für die Schule, frei nach dem Motto: »Wenn der Lehrer nicht guckt, muss ich auch nichts tun.« Das heißt: Wenn der Lehrer häufig guckt, schaffe ich die Versetzung – wenn nicht, ist es um mich geschehen.

Die Eigen-Motivation ist es, die uns dazu bringt, beim Duell zwischen Kopf und Bauch, zwischen Verstand und Gefühl, den Kopf zu stärken. Und zwar – ganz tricky – mit dem Gefühl, dem flinken Gegner des Verstandes. Warum das wichtig ist? Weil Gefühle schneller und stärker sind als vernünftige Gedanken.

Zum Beispiel: ***Taucht eine Leckerei auf der Bildfläche auf, kommt es zum Blitz-Duell zwischen Kopf und Bauch.*** Während der Verstand noch kluge Konter entwickelt (»Der ganze Süßkram ist gar nicht gut!«), hat sich das unterbewusste Bauchgefühl längst durchgesetzt: »Ich will das haben, denn es macht mich glücklich.«

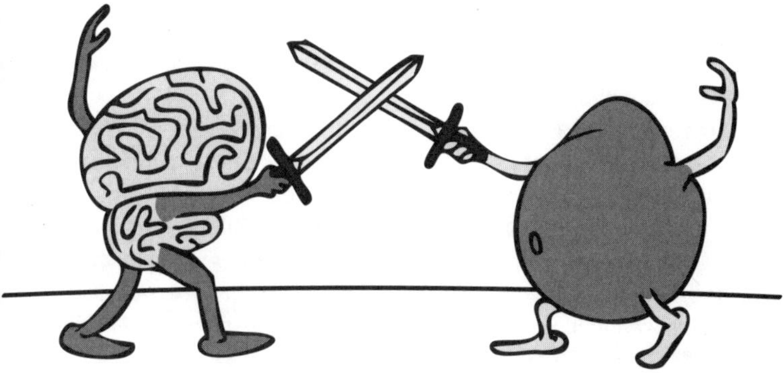

Dieses verhängnisvolle Gedankenspiel dauert nur Bruchteile von Sekunden. Emotionen melden sich eine halbe Sekunde schneller als Informationen, die der Verstand von sich gibt. Die niederen Instinkte bestimmen, was wir tun. Ohne Nachhilfe unterliegt das Kopf-Ich dem Bauch-Ich, denn das Bauch-Ich hockt im festeren Fundament: Emotionen sind tief verwurzelt im sogenannten limbischen System, unserer Steuerungszentrale, die das Wichtigste zum Überleben sichert, indem es immer wieder daran erinnert, dass die Grundbedürfnisse nicht vernachlässigt werden – also Trinken, Essen, Schlafen, Fortpflanzen und Genießen. Wir müssen nichts tun, um diese Dinge zu begehren. Der Körper meldet sich von ganz allein, wenn es hier an etwas mangelt.

Nun wandert alles, was von außen an Sinneseindrücken an uns herangetragen wird, erst einmal ins limbische System, wo der »Grundbedürfnisse-Check« stattfindet: »Kann ich mit dem, was ich geboten bekomme, eins meiner Begehren befriedigen?« – Die Eindrücke sind also bereits mit Gefühlen vermischt, wenn sie ins Großhirn gelangen, also dorthin, wo die reflektierenden Gedanken herumschwirren. Wir sehen nicht nur ein Auto, eine Torte, einen potenziellen Sexualpartner – wir empfinden immer schon »scharf«, »appetitlich«, »geil«. Oder eben auch »langweilig«, »giftig«, »unbefriedigend«.

Hinzu kommt, dass diejenigen Hirngebiete, die für unsere wichtigsten körperlichen Funktionen zuständig sind, nach einem recht übersichtlichen Prinzip arbeiten: Es geht immer nur um Lustgewinn und Schmerzvermeidung. Unser Hirn will hin zum Spaß und weg vom Weh. Dabei wird arbeitsteilig vorgegangen: Die für den Verstand zuständigen Hirnareale machen die Pläne, für deren Umsetzung sorgen die Gefühle – oder auch nicht.

Nehmen wir einen typischen Fall: Der Bauch meldet Hunger. Daraufhin erklärt der Kopf, dass jetzt mal »Durchhalten« angesagt ist. Das akzeptiert der Bauch vielleicht eine Weile, funkt dann aber erneut, dass da was knurrt. Wenn der Kopf jetzt nicht nachgibt, heult der Bauch auf, sieht eine Hungersnot nahen und verlangt sofort Geleitschutz in Form von Essbarem. Er erinnert an all das Leid und die Entbehrungen, die gemeinhin mit Hungern verbunden sind, liefert eine kurze Kostprobe der Schmachtschmerzen und rechtfertigt damit die Wucht seines Auftritts. Jetzt müssen die Sinnesorgane nur etwas schnell Verschlingbares in Reichweite melden, und der Kopf hat verloren. Es wird wieder gegessen.

Früher war das anders. In der Steinzeit konnte der Bauch zwar auch schon kräftig brüllen, musste sich aber mit dem Kopf nicht auseinandersetzen, denn zwischen beiden herrschte Einigkeit: »Wir brauchen jetzt etwas zu essen. Auf geht's!« Denn ohne Kalorienverbrauch war nichts zu holen – und von Überfluss konnten unsere Jäger-und-Sammler-Urahnen nicht mal träumen.

Das Großhirn wurde entwickelt, um uns das Überleben zu sichern – unter Bedingungen, die unserer heutigen Alltagswelt sehr unähnlich waren. Unser Verstand war ursprünglich als Bedürfnisverstärker konzipiert, als Selbstverbesserungstrieb. Er ist ein Gattungsmerkmal, das uns von den Tieren unterscheidet. Die haben zwar auch Gefühle, Ängste, Gelüste und Überlebensstrategien, plagen sich aber nicht mit Nachdenken über sich selbst herum: Kein Karnickel vergleicht sich mit dem Häschen jenseits der Hecke, kein Hirsch mit dem Revier-Nachbarn.

Wir stehen vor einem Dilemma: Eigentlich brauchen wir das Großhirn in Zeiten voller Kühlschränke nicht mehr, um unsere Jagd-Strategien zu optimieren, andererseits wären wir ohne Verstand keine Menschen mehr. Die Natur hat für uns keine Lösung dieses Problems vorgesehen, der moderne Mensch muss sich selbst eine suchen.

Wir haben es geschafft, fast alles aus dem Weg zu räumen, was Muskelkraft, Ausdauer, Geschicklichkeit und Schnelligkeit erfordert. Falls doch noch mal eine Höhe zu überwinden ist, bauen wir schnell einen Fahrstuhl hin. Wenn etwas zu tragen wäre, basteln wir Räder drunter und Motoren dran. ***Und um mit minimalem Aufwand ein Maximum an Futter zu beschaffen, stellen wir an jeder Ecke Fresstempel auf – in Form von Supermärkten, Restaurants und Imbissbuden.***

Kein Wunder also, dass es recht schwierig geworden ist, dauerhaft als Figur- und Gesundheitsstreber herumzulaufen. Aber – mal ehrlich – was ist die Alternative dazu? Sich dem Schicksal ergeben? Alle Ziele streichen? – Okay, das könnte kurze Zeit ganz witzig sein: mal so richtig abchillen; sich planlos durch den Tag wälzen; einfach nur gucken, was kommt – zum Beispiel gleich nach dem Frühstück im Fernsehen. Linke Hand auf die Fernbedienung und mit der rechten schon mal im Fast-Food-Bestellkatalog blättern, damit der Dreifach-Whopper pünktlich zum Mittagessen da ist. Dann nur noch über einfache Fragen nachdenken – zum Beispiel: »Wie kriege ich ohne aufzustehen den Plastikmüll vom Sofa, bevor die nächste Ladung angeliefert wird?« Oder: »Kann ich das gestern stehen gebliebene, warm gewordene Vanilleeis auch trinken?«

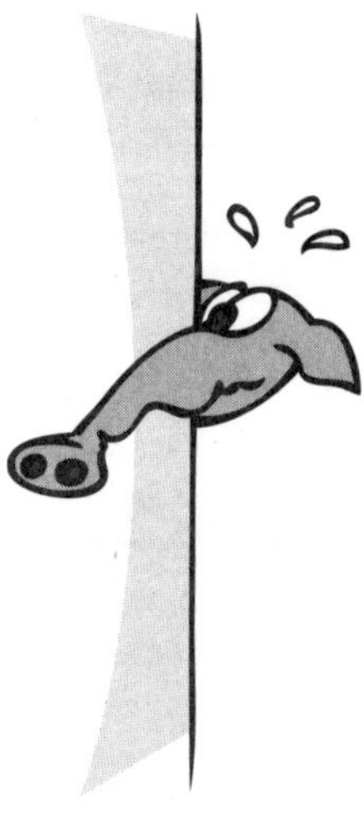

Sollte Ihr Schweinehund bei solchen Überlegungen tatsächlich dauerwedeln, sollten Sie's vielleicht mal ausprobieren – als Schocktherapie und zur Bewusstseins-Erweiterung. Immerhin könnte so auch ein hartnäckiger Hund begreifen, dass Lustgewinn manchmal nur auf Umwegen zu erreichen ist, dann aber auch doppelt schön wird. Ob Ihr Hund Ihren Plan akzeptiert, hängt von der Länge Ihrer Umwege ab. Sind die, was den Schmerz betrifft, minimal-invasiv, steigen Ihre Chancen auf Veränderung.

Oberstudienrat Klaus hat seinem Schweinehund in einem schwachen Moment mal vom »Longevity Project« erzählt. Das ist eine Langlebigkeits-Studie, die der amerikanische Psychologe Lewis Terman ins Leben rief und die nach seinem Tod von anderen fortgesetzt wurde. Um die Glücksformel fürs Leben zu finden, befragte das Team neunzig Jahre lang 1500 Menschen nach ihren Gewohnheiten. Dabei kam unter anderem heraus, dass Anstrengung und Stress die besten Rezepte sind, um zufrieden und gesund alt zu werden.

Es sind demnach nicht die fröhlichen Relax-Rekordhalter, die das Rennen machen, nicht die Dauerstrahler, für die alles easy ist, sondern die auf den ersten Blick Langweiligen, die freiwilligen Spätrentner, die Gewissenhaften und die Beharrlichen. All die Leutchen, die so gerne etwas schaffen, dass sie trotz Anstrengung weiter arbeiten. Das Geheimnis ihrer Motivation? Denen macht das Spaß. Na klar: Wenn Anstrengung Erfolg bringt, tanzen die Glückshormone auf und ab. Das kann auch beim persönlichen Großprojekt »Gesund und schön bleiben« gelingen – wenn der Schweinehund es kapiert.

Nach Erkenntnissen von **VERHALTENSFORSCHERN** haben sich beim Gewohnheiten-Verändern ein paar Grundregeln bewährt:

Schluss mit Konjunktiven

»Ich könnte mal probieren ...«, »Ich sollte mal schauen ...«, »Ich würde ja gerne ...« – Immer wenn Ihnen so ein Gedanke kommt, sollten Sie gleich mental die »Ersetzen durch«-Taste drücken. Nämlich durch »Ich mache jetzt ...«. Innerhalb von drei Tagen nach Vorsatzfassung wird losgelegt. Und zwar bitte mit Vorfreude.

Schoki-Ersatz

Wer schlechte Gewohnheiten ablegen will, stößt auf ein Vakuum. Das mögen Gehirne nicht. Da, wo früher die Leere automatisch mit Schokolade gestopft wurde, klafft jetzt eine Lücke.

Das bedeutet für Sie: Schnell zuckerfreien Ersatz herschaffen und strategisch günstig im Lebensraum verteilen, bevor eine liegen gelassene Schoki wieder alles zunichte macht!

Keine Vollbremsung
»Ich habe mir ein paar Lungenkrebsbilder angeguckt und danach nie wieder eine Zigarette angerührt.« – Mag stimmen, wenn jemand so was erzählt. Krisen wie Krankheiten, runde Geburtstage jenseits der zehn oder ein unbearbeitetes Foto von sich selbst können auch in Sachen »Gesünder leben« Schock- oder Schlüssel-Erlebnisse sein. Doch leider geht's beim Essen nur sehr selten von hundert auf null. Schalten Sie lieber von »zu viel ungesund« auf »weniger und gesund« um.

Mit Probezeit
Bis neue Gewohnheiten verankert sind, vergehen mindestens vier Wochen. Nach zweien tut's aber schon weniger weh. Da müssen Sie durch. Ist aber weniger abschreckend als die »Für immer und ewig«-Schwüre. Denken Sie immer daran: Nach bestandener Probezeit können Sie jederzeit wieder raus – wenn Sie dann noch wollen.

Nicht aufgeben
Vom Fressgeier zur Pommesbude gejagt? Einen Überfall auf die eingetupperte Sahnetorte nicht vereitelt? Der Currywurst erlegen? – Es ist ganz egal, was war, und gleichgültig, wie tief Sie gestürzt sind.
Jetzt heißt es: Kopf hoch, aufstehen, schlechtes Gewissen ablegen und weitermachen.

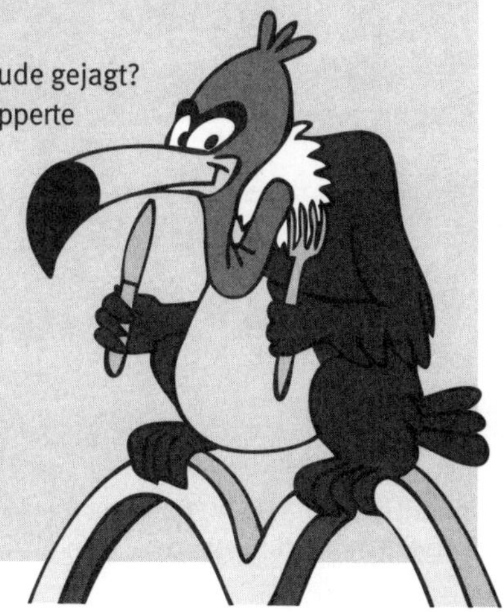

18. Lauter Hingucker

Wir sind immer noch urzeitgesteuert: Warum Frauen am liebsten auf knackige männliche Hinterteile gucken und Männer auf weibliche Rundungen

Wenden wir uns noch mal Andreas zu. Männer wie er behaupten zwar, frei von weiblichen Eitelkeiten zu sein, doch so ganz stimmt das nicht. Ihre Veränderungswünsche kommen anfallsartig und sind dann ebenso schnell wieder verschwunden. Denn selbst wenn er sich in der Regel mit viel Wohlwollen im Spiegel betrachtet ... es können Dinge geschehen, die Andreas wie jeden anderen Mann kurzfristig umdenken lassen.

Bei Andreas war der Auslöser für einen Veränderungsanfall die Begegnung mit einem alten Schulfreund. Der haute ihm, statt ihn gehörig zu bewundern (»Was machste denn jetzt so beruflich?«), kumpelhaft auf die Schulter: »Na, ordentlich zugelegt, was?« Zuhause kramte Andreas empört sein zweites Paar Schuhe aus dem Kellerregal und lief los. Sabine sah es mit Freude, denn ein knackiger Männerpopo ist nun mal ein Hingucker. Umso mehr, wenn er am eigenen Gatten sitzt. Dass die Damen bei den Herren einen festen Heckbereich schätzen, ist genetisch bedingt. Ein weiterer Blick in die Urzeit erklärt auch dieses Phänomen:

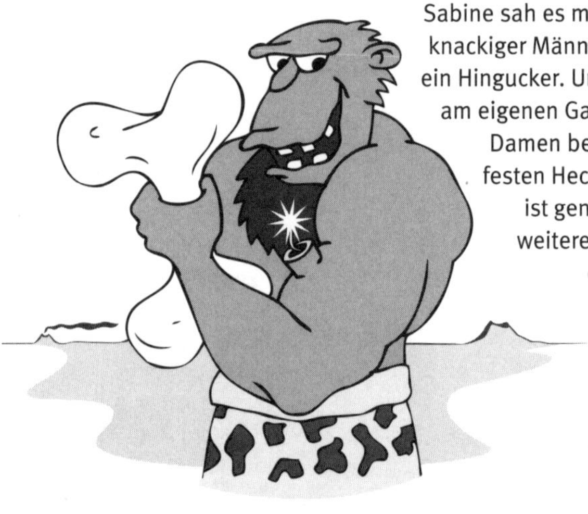

Wer gut mit Muskeln bepackt war, hatte bei der Jagd die Nase vorn und schleppte die beste Beute an. Schließlich musste der Erwählte unermüdlich dafür sorgen, dass immer mal wieder ein appetitlicher Braten auf den Stein des Hauses gelangte. Und den saftigsten Fleischklops ergatterten nun mal die Jäger mit dem stärksten Heckantrieb. Damals war der Blick aufs männliche Hinterteil bei der Partnerwahl überlebenswichtig.

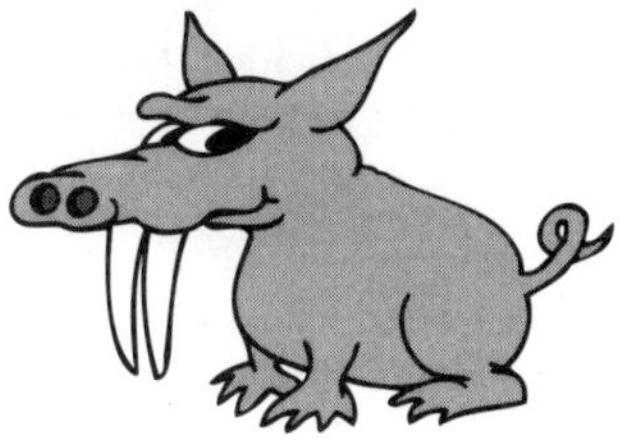

Und nicht nur das: Drehte nämlich die Beute gelegentlich den Spieß um und machte Jagd auf den Jäger, hatte immer der die besten Chancen, den rettenden Baum zu erreichen, der ein klein wenig schneller war als sein Team-Gefährte. Den Letzten bissen damals nicht die Hunde, sondern die Säbelzahntiger.

Liebe auf den ersten Blick sollte sich aber nicht ausschließlich auf den Po des Mannes beschränken. Selbst wenn er, was ja auch in der heutigen Zeit nicht von Nachteil sein muss, in jungen Jahren gesäßtechnisch das Rennen gegen einen wütenden Keiler vermutlich gewinnen würde, heißt das noch lange nicht, dass der Hingucker auch im Alter ein solcher bleibt.

Vieles im Leben ist vergänglich. Aber nur wenig ist so vergänglich wie ein Knack-Po. Das liegt daran, dass Männer zwar beim Auto einen Heckspoiler schätzen, bei der Körperkontrolle aber zu selten in den Rückspiegel gucken. Einsteigen, hinsetzen, Gas geben und vorfahren in den Mastanstalten der Fast-Food-Hersteller, die vor allem Fett, Zucker, Salz und andere Geschmacksstoffe kombinieren – das ist weder optimales Muskeltraining noch ein Aufbauprogramm durch Ernährung.

Beides zusammen hat tragischerweise sichtbare Folgen. Gerade bei älteren Herren ist die optische Unpässlichkeit zu beobachten: Was sie vorne gern zu viel haben, fehlt ihnen im Heckbereich. Das Hinterteil – also der Popomuskel – sieht aus wie abgefräst. Der untere Rücken geht direkt in die Oberschenkelrückseite über. Auch das ergibt evolutionär einen Sinn: Das Modell »Käfer« (runde Mitte mit dünnen Ärmchen und Beinchen dran) ließ erhöhtes Tempo zu. Üppige Beine hätten beim Wetzen aneinandergerieben, was weh tut. Und jeden Sprinter ausbremst.

All denjenigen, denen ihre Verkäferung nicht, verzeihen Sie, am Arsch vorbeigeht, stellt sich einmal mehr die Frage: »Was tun?« – Klar, Sie könnten eine Sackhose oder ein langes Hemd drüberhängen; oder einen Autositz drunterschnallen. Letzteres ist eine der männlichen Lieblingsmethoden zum Kaschieren der rückwärtigen Problemzone zwischen Rücken und Beinen. Achten Sie mal drauf: Die schlappsten männlichen Hinterteile hocken heute in den dicksten (und schnellsten) Autos und ergaunern sich mit Lichthupe und Blinker wie ein wild gewordener Silberrücken die Vorfahrt. Da denen mit Sicherheit kein Säbelzahntiger auf den Fersen ist, würde ich mal ganz salopp sagen: Wir haben's hier mit einem, verzeihen Sie, Arsch im, verzeihen Sie, Arsch zu tun.

Falls Sie, liebe Leserinnen, jetzt feixen, sei Ihnen hier ins Stammbuch geschrieben: ***Die Urzeit-Gene prägen bis heute auch die weiblichen Problemzonen (oder das, was die meisten Frauen als solche empfinden).*** Damals waren die Frauenjobs nicht weniger, aber anders gefährlich. Das vermeintlich schwache Geschlecht musste nicht mit zum Raubtierjagen, sondern brauchte vor allem Sitz- und Gebärfleisch. Beim Beerenpflücken und Gräsersammeln waren diejenigen erfolgreich, die lange herumhocken konnten und dafür eine entsprechend breite Fläche vorzuweisen hatten – von der Fähigkeit, nach einer Niederkunft möglichst schnell wieder sammeln gehen zu können, ganz zu schweigen. Ein ausladendes Becken, wie es Frauen heute ärgert, war damals eine exzellente Lebensversicherung und symbolisierte Ausdauer und Fruchtbarkeit. Ein Schwabbelbauch wäre dagegen nur im Weg gewesen. Deshalb nehmen die Damen bis heute in der Gürtelzone weniger zu als ihre Jäger. Zusätzlich sicherte eine ansehnliche Oberweite dem Nachwuchs die Nahrung. Wer heute als Mann danach Ausschau hält, gibt eben auch nur seinem Steinzeitaffen Zucker.

19. Zweisamkeit mit Nebenwirkungen

Die Suche nach dem Glück fürs Leben hält schlank. Doch nach dem Gang zum Standesamt legen verheiratete Frauen und Männer langsam, aber sicher zu. Das Verfettungs-Risiko steigt mit jedem glücklichen Ehejahr

Was haben wir uns nicht alles geschworen und erhofft: Das große Glück der ewigen Zweisamkeit soll gefälligst kommen. Und damit wir bei der Suche nach der richtigen besseren Hälfte optimal abschöpfen können, müssen möglichst perfekte Formen her. Darum wird in der Eroberungsphase geschmachtet und gesportelt, was das Zeug hält. Und was die besten Figurschmeichler noch zu pimpen vermögen.

Kein Laufsteg ist zu gefährlich für einen Single auf der Pirsch. Der will sogar am Strand oder im Schwimmbad bestehen – und zwar aufrecht. Im Liegen ist es ja relativ leicht, den Bauch flach zu halten und notfalls ein Handtuch über die Problemzonen zu werfen, sobald ein geeigneter Vertreter des anderen Geschlechts auf der Bildfläche erscheint. Wer jedoch von allen Seiten bewundernde Blicke auf sich lenken möchte, ohne etwas verhüllen zu können, der muss hart arbeiten.

»Ich muss immer mit Überraschungen rechnen«, erklärte mir kürzlich ein früherer Kollege, der seit Neuestem wieder Single ist. »Okay«, dachte ich, »Daueralarmbereitschaft. Die erleichtert das Durchhalten.« Und wie, konnte ich bewundernd feststellen, als er mir seinen neuen Singlelook vorführte: alles knalleng, atmungsaktiv und geruchsabsorbierend. Für Suchende gibt es im Park keine Sonderwege, auf denen sie im schweißtriefenden Schlabberlook ungesehen joggen könnten. Und wozu auch? Schließlich dient die Plackerei nur einem Zweck: in jeder Hinsicht ansehnlich zu sein, wenn SIE erscheint – die eine, die es sein soll.

Frei gebliebene oder frisch frei gewordene Frauen verhalten sich übrigens keinen Deut anders: »Ich gehe doch jetzt nicht mehr ungeschminkt vor die Tür. ER könnte ja plötzlich um die Ecke kommen«, so erklärte meine Schwägerin ihren Mehrbedarf an Kosmetik nach der Trennung.

Die Zeit der Geschlechtsreife und der Partnersuche darf – gleichgültig, wie lange sie dauert – als »schlanke Phase« bezeichnet werden: Die

Motivation stimmt, es gibt schließlich viel zu gewinnen; Zeit hat man auch; der Schweinehund hat den Ernst der Lage erkannt und verhält sich ungewöhnlich ruhig. Wahrscheinlich wartet er auf die passende Schweinehündin?

Praktisch jede Aktion dient nur dem einen Ziel. Und siehe da: Auf Tanzflächen wird bei der großen Bodyshow ganz nebenbei Fett verbrannt, während im Studio beim großen Fitness-Rundumschlag ganz nebenbei Bodyshow betrieben wird. Erleichternd kommt hinzu, dass die Phasen unruhiger Suche meist in jungen Jahren angesiedelt sind. Da ist das Halten der Figur sowieso noch nicht ganz so schwierig.

Doch dann kommt der Tag aller Tage: Männlein trifft Weiblein. Da funkt was – und das soll zünden. Noch einmal Vollgas geben; sich von seiner besten Seite zeigen; die Wohnung aufräumen; und die Macken unterdrücken: »Ich? Eingeschnappt? Faul? Mies gelaunt? – Niemals!« Und bei all dem balzbegleitend schwitzen bis in die letzten Problemritzen.

In diesen – meist fröhlichen – Wochen spielen die Hormone verrückt. Es bleibt kaum Zeit, sich um Kleinigkeiten wie Hunger zu kümmern. Und es geht immer noch mehr: Einmal erobert, muss der Schwarm ja weiterhin beeindruckt werden. Es soll halten, was zu halten ist. Wenn alles klappt, rückt das große Ziel schnell näher und das Aufgebot wird bestellt.

Dann heißt es erst einmal: »Herzlichen Glückwunsch.« – Doch nicht ohne nachgeschobene Warnung, denn Ehe macht dick. Die tapferen Bemühungen um straffe Formen enden oft direkt nach dem Gang zum Standesamt, und das Glück zu zweit hat langfristig lästige Nebenwirkungen. Wer den Bund fürs Leben schließt, sollte auch an den Hosenbund denken, denn der wird spürbar enger. Ab jetzt verdoppelt sich die Gefahr der Verfettung – und zwar für beide Geschlechter.

Grobe Kalkulation fürs Leben: ein Kilo pro Ehejahr. Das heißt zwar nicht, dass aus allen ehemaligen Gazellen bis zur goldenen Hochzeit gewichtsmäßig Elefantenbabys geworden sind, doch die Statistik offenbart ein düsteres Risiko: Männer legen im Durchschnitt sechzehn Kilo zu, Frauen zwölf. Viele gehen in ihrer Beziehung richtig auf – wie Hefekuchen.

Wie so oft in Schönheitsfragen trifft's uns Männer auch an dieser Stelle wieder härter: Unter der Haube werden 66 Prozent der Herren übergewichtig, während bei den Frauen nur 44 gegen Hüftgold und Schenkelsilber in ungesunden Ausmaßen kämpfen müssen. Zum Vergleich: Von allen Männern, die allein zu Hause sind, bringen nur 38 Prozent zu viel Gewicht auf die Waage. Und den Schlankheitsrekord halten die Junggesellinnen: Lediglich 23 Prozent der weiblichen Singles sind zu dick.

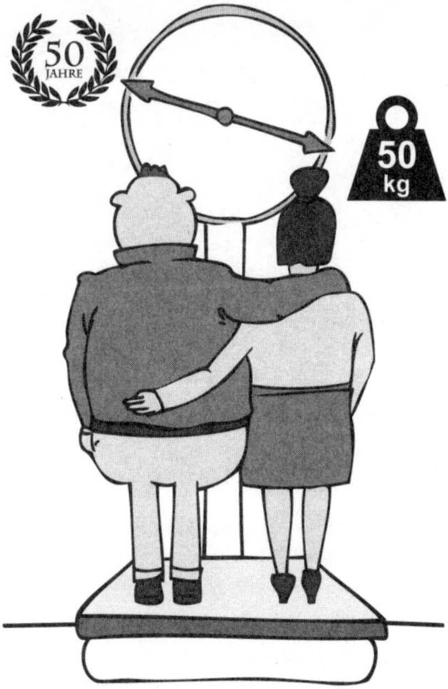

Falls Sie beim Lesen dieser Zeilen überlegen, ob sich Ihre Figurprobleme vielleicht eines Tages von allein erledigen werden, muss ich Sie leider enttäuschen: Die Rechnung geht wahrscheinlich nicht auf. Witwer bringen im Durchschnitt fast genauso viel Übergewicht auf die Waage wie verheiratete Männer; und Frauen macht der Abschied vom Partner sogar dicker. 54 Prozent der deutschen Witwen wiegen zu viel.

Zum Glück können wir die Gründe fürs eheliche Übergewicht nicht einfach dem Partner in die Schuhe schieben. Die wahren Verursacher sind nicht allein unsere Liebsten, sondern auch noch ein paar andere Faktoren. Mit der simplen Tatsache, dass wir einfach immer älter werden, ein unaufhaltsamer Moppelfaktor allen voran. Das Älterwerden lässt sich ja nun nicht vermeiden, es sitzt uns immer im Nacken und fängt ungefähr ab dem zwanzigsten Lebensjahr zu nerven an. »Warum«, fragen Sie? Ganz einfach: ***Älterwerden verlangsamt den Stoffwechsel.***

Die Folge: In Sachen Fettverbrennung geht's bergab und beim Gewicht bergauf – gleichgültig, ob man verheiratet, fest vergeben oder solo ist. Der Grundumsatz beim Stoffwechsel sinkt um etwa ein Prozent pro Lebensjahr. Kalorien werden langsamer verbrannt. Hauptsächlich weil die Muskelmasse abnimmt. Weniger Muskelmasse bedeutet geringeren Energieverbrauch, und mehr Fett landet da, wo es nicht hin soll: Im Fettspeicher namens Problemzone.

Das allein ist noch nicht dramatisch. Mit Essen und Sport kann man den natürlichen Verfallsprozess ja einigermaßen aufhalten. Doch dafür muss extra Zeit her. Zeit, die mit zunehmenden Lebensjahren immer knapper wird.

Immer wieder höre ich die Frage, wieso die normale Alltagsbewegung denn bitte schön nicht ausreichend sein soll, um dem Alterungsprozess entgegenzuwirken. Warum soll ich in einer Zeit, in der Familie, Karriere, Nestbau, Fortbildung und Alltagsorganisation sowieso schon Unmengen an Zeit beanspruchen, auch noch stundenweisen Fettabbau mit einplanen? Die Antwort ist einfach: Die meisten Menschen schaffen es spätestens bis zu ihrem dreißigsten Lebensjahr, sich so einzurichten, dass ihr Leben überwiegend im Sitzen stattfindet.

Mein Nachbar hat mir das mal vorgerechnet: Vom Bett zum Frühstückstisch legt er nur ein paar Meter zurück. Das Auto steht gleich vorm Haus und rollt in die büroeigene Tiefgarage, wo er versucht, möglichst nah am Fahrstuhl zu parken, um schweißfrei und frisch duftend den Platz vorm PC einzunehmen.

Dorthin wird ihm sein Mittagessen geliefert. Das Örtchen und der Konferenzraum liegen gleich um die Ecke, sodass außer dem Rückweg zum Fahrstuhl am Abend keine größeren körperlichen Anstrengungen die geistige Arbeitskraft beeinträchtigen. Zum Feierabend vorm Haus einparken, aussteigen, die Tür aufschließen. Gelegentliches Pendeln zwischen Couch, Kühlschrank, Bad und Bett runden das »Bewegungs«-Programm ab. Wenn ihn dann seine Göttergattin lästigerweise auffordert, er könne doch auch mal wieder Sport treiben, ist der Ehekrach vorprogrammiert: »Das musst du gerade sagen.« Also schweigen beide einvernehmlich – und bewegen nicht mal mehr ihre Lippen.

Wer seinen Zeit- und Bewegungsmangel noch toppen möchte, schafft sich Kinder an. Die liefern nicht nur während der Schwangerschaft ein Alibi für gemütliche Rundungen bei Müttern und – auch – bei Vätern. Danach gibt es dann eine Ausredenphase (»Wenn die Kinder erst mal größer sind, dann ...«), die sich beliebig verlängern lässt. Dreißig bis fünfzig Jahre sind drin – je nachdem, in welchem Alters-Abstand die Babys geschlüpft sind. Und wie schnell sie sich später selbst vermehren, um die eigenen Eltern mit Enkeln zu beglücken.

Mit den Figur-Handicaps Ehe, Büro und Baby schleifen sich naturgemäß Gewohnheiten ein. Während die Trauung vor allem bequem macht (»Prima, ich muss nicht mehr suchen!«), raubt der Job die Zeit fürs Fitnessstudio und das Baby den letzten Nerv. Da muss man schon ziemlich stark sein, um auch noch den Kampf gegen den Schweinehund aufzunehmen. Und: Mit einem Partner fürs Leben hockt in der Regel auch noch ein zweiter Vertreter der Gattung im Haus, der mahnen, nerven und sabotieren, aber auch verführen, rechtfertigen und Vorbild sein kann – für gute wie für schlechte Taten.

Meist dominieren leider die schlechten. Abnehmen mit einem unwilligen Partner sollte eigentlich die Gewährung einer Schmerzzulage nach sich ziehen. Wer's trotzdem wagt, startet einen Doppelangriff – auf den Schweinehund und auf den Liebsten.

Männer sind Diätversuche ihrer Freundinnen gewohnt. Sie kennen das Drama meist schon von der eigenen Mutter und haben verschiedene Strategien, damit umzugehen:

Der Aussitzer trollt sich mit der Bierflasche vor den Fernseher und wartet einfach, bis es vorbei ist. Er hat schon zu oft versucht, ihr den Diätwahn auszureden oder sogar selbst abzunehmen. Er sagt nichts, will aber auch nicht provozieren und schlachtet heimlich, was er braucht.

Der Möchtegern-Versteher will das volle Mentalprogramm zur Unterstützung durchziehen. Er küsst seine Liebste für jedes verlorene Kilo und versteht nicht, warum sie das nur mit gequältem Gesichtsausdruck über sich ergehen lässt. Weil sie doch eigentlich nur eins hören will: »Du bist doch gar nicht dick.«

Der Oberlehrer steht mit dem Messbecher neben ihrer Müslischale und kontrolliert das Verhältnis von Rosinen zu Nüssen. Er fühlt sich dabei wie der Chefarzt bei der Visite. Für sein »Das sollten wir jetzt aber besser lassen!« fängt er sich ein gezischtes »Weiß ich selber« ein.

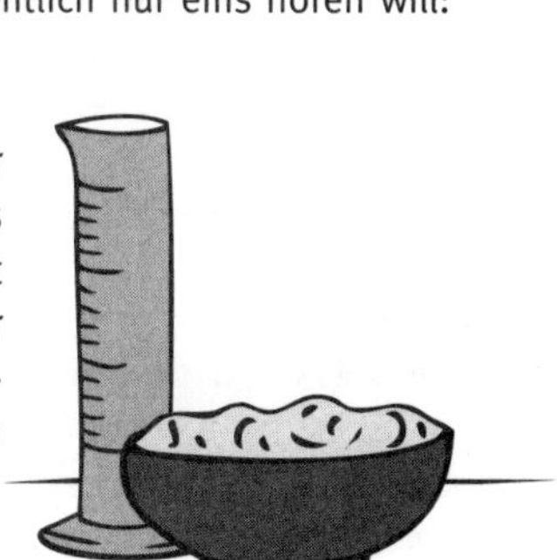

Der Saboteur droht mit schlechter Laune und Liebesentzug, wenn sie eisern bleiben will. Er raschelt mit der Chipstüte, lässt Pizzaduft durch die Wohnung ziehen und teilt die Schokolade routiniert in zwei gleich große Häufchen. Wenn sie dann nicht zugreift, erinnert er daran, wie schön es war, als das Mampfen noch den Zauber des gemeinsamen Sündigens hatte.

Der Streber macht eigentlich alles richtig: Er hilft, wo er kann; weiß genau, was wie fettarm oder kohlenhydratreduziert ist; und legt manchmal unauffällig ein paar zerkrümelte Brötchen in seine Suppe, damit er satt und sie nicht sauer wird. Er sagt dreimal am Tag: »Du bist doch gar nicht dick.« – Und treibt sie trotzdem zum Wahnsinn. Nach einer Woche Diät hat er ab- und sie zugenommen.

Der umgekehrte Fall kommt zwar selten vor, ausgeschlossen ist er aber nicht. Dann will er leichter werden, während sie am liebsten vor Schaufensterscheiben auf und ab tänzelt, um zu verkünden: »Ich will so bleiben, wie ich bin.« Auch keine einfache Ausgangssituation. Den männertypischen »Du bist doch gar nicht dick«-Spruch muss sie sich nicht abringen. Denn wenn er wirklich will, wird er dafür auch seine Gründe haben. Herrscht darüber Einigkeit, sinkt das Konfliktpotenzial ungemein. Sie isst weiter wie bisher, versteckt Süßigkeiten, Knabberkram, Colaflaschen und Alkohol so gut (zum Beispiel im Beauty Case), dass er das Lager nie findet und ihr immer glaubt, wenn sie erklärt: »Wir haben nichts im Haus.« – Ansonsten isst er wie sie, und alles wird von allein gut.

Schwieriger wird‘s, wenn er meint, dass sie ihre Maße ein bisschen an die hundert ungetragenen, leider »derzeit einen Hauch zu engen« Hosen im Schrank anpassen könnte, statt Hosen durch Neukauf an ihre Maße anzupassen.

Andreas hat das mal versucht. Er ist wirklich ein ganz Lieber und würde niemals mit der Tür ins Haus fallen. Er hat lange, lange darüber nachgedacht, wie er einfühlsam, aber doch eindeutig zum Ausdruck bringen könnte, dass die Grenzen des Wachstums erreicht sind. Schließlich entschied er sich (zumindest in der Formulierung) für den Plural: *»Wir zwei,* *wir könnten doch mal gemeinsam …«* Das, so war er sich sicher, würde harmlos daherkommen. Sich selbst einbeziehen – so was nimmt die Dramatik.

»Schatz«, druckste er, *»wir gehen ja jetzt beide munter auf die vierzig zu. Also ich noch mehr als du. Wir können ja nicht ewig so weitermachen.«*

Sabine war verwundert: *»Warum denn jetzt auf einmal? Wir hatten doch drüber gesprochen, dass wir noch warten wollen.«*

»Ja klar, hatten wir«, gab Andreas sofort zu. *»Aber irgendwann müssen wir ja mal. Den perfekten Zeitpunkt, den gibt es doch nicht.«*

Sabines Gesicht wurde zum Fragezeichen: *»Hmm? Sonst wolltest du doch immer erst später.«*

»Aber vielleicht würde es unserer Beziehung gerade jetzt guttun«, hauchte Andreas und zitterte innerlich: War er zu weit gegangen?

Jetzt war es Sabine, die zu zittern begann: Wollte Andreas die Beziehung infrage stellen? Nur wegen dieser einen Sache? Sie änderte schnell die Strategie. Opfer statt Angreifer: *»Vielleicht hast du recht. Aber wie soll ich das bloß schaffen? So ohne Hilfe«*, piepste sie und presste an der Tränendrüse herum.

Das rührte Andreas. Sie wollte also doch. *»Ich wäre ja immer für dich da, ich würde mir dann auch mal tagsüber frei nehmen, uns was kochen und so«*, tröstete er. *»Und wenn's mal eng wird, könnten wir zusätzlich noch jemanden bezahlen. Wir wissen doch beide, dass es nicht leicht wird.«*

Zu Andreas' Verwunderung nickte sie. *»Dann lass es uns versuchen. Ich mache nächste Woche einen Termin beim Arzt.«* Es flossen ein paar Tränen der Rührung. Dann rief Sabine ihre Mutter an. Er hörte nur Satzfetzen: *»Ja, wir versuchen das jetzt … er will tatsächlich … sogar Elternzeit nehmen … und eine Kinderfrau bezahlen, wenn ich wieder arbeiten gehe.«*

Okay, so kann's gehen. Ehediäten haben Reiz und Risiken. Bei einem anderen meiner Kumpel endete das Unternehmen mit drei Kindern und fünfzehn Kilo hinzugewonnenem Gewicht – auf seiner Seite.

Bei Isi und Torben war der Start einfacher und weniger folgenschwer. Da herrschte von Anfang an Einigkeit: Zwanzig Familien-Kilos sollten weg. Zehn bei ihm, zehn bei ihr. Theoretisch. – Ich muss dazu sagen, dass Isi in ihrem Leben schon gefühlte fünfzig Diäten gemacht hat; Torben aber noch ein Greenhorn auf diesem Gebiet ist. Also schrieb Isi die Diätpläne. Profis vor.

Schon beim ersten gemeinsamen Mahl kam es zu grundlegenden Missverständnissen, als Isi routiniert eine ganz normale Diätmahlzeit servierte: Einen Teller mit einem von üppigen Salatblättern umgebenen Pilz.

Torben musterte das kleine Kunstwerk skeptisch und wusste nicht so recht, ob das nun eine Tisch-Deko war oder was zum Kauen. Dann malmte er aber doch tapfer auf den Vitaminen herum – schließlich ist ein bisschen Grünzeug vorweg gesund. Isi hatte ihm schon früher mal erklärt, dass so eine Maßnahme den Insulinspiegel niedrig hält, was wiederum schlank macht. Während Torben den Pilz in Kleinteile zerlegte (jede Form von Beschäftigungstherapie war ihm willkommen), klammerte er sich an die Frage, die er sofort nach dem letzten Blatt stellte: *»Und was gibt es als Hauptgericht?«*

Isi lächelte milde. Offenbar hatte ihr Torben den Ernst der Lage noch nicht erkannt. *»Das war das Hauptgericht«*, erklärte sie und räumte die Teller weg. Mehr als ein Glas Wasser stand zu diesem Zeitpunkt nicht mehr auf dem Tisch. – Da sollte tatsächlich nichts mehr nachkommen?

Torben war fassungslos, schluckte schwer. *»Will sie mich umbringen? War das vielleicht sogar ein Fliegenpilz?«* – Doch dann erinnerte er sich an seinen Schwur von gestern: *»Ich ziehe das mit dir durch.«* Also musste er zumindest pro forma dranbleiben. Aber mit dem Loch im Magen wuchs sein Rachebedürfnis, und die ersten Betrugspläne ließen nicht lange auf sich warten.

Mit welcher Ausrede könnte er kurz das Haus verlassen, um heimlich an etwas Essbares zu kommen? Die nächste Tanke war nicht weit, Isi würde nichts davon merken und könnte ihm also auch nicht vorwerfen, er habe gemogelt.

»Ich hab's! Abdampfen und Sport vortäuschen.« Schweißspray in die Tasche, die müffelnden Schuhe dazu und rein ins Auto. *»Ich bin dann mal im Wald, Schatzi. Anschließend treffen wir uns im Fitnessstudio.«* Und weg war er. *»Nur gut«*, dachte er, *»dass es am Waldrand warme Würstchen gibt.«*

Eine kleine Racheshow braucht Publikum, sonst wäre sie langweilig. Geeignete Zuschauer fand Torben im Fitnessstudio. *»Du schummelst«*, verkündete er sehr laut, als Isi schon beim vierten Liegestütz nur noch mit dem Hinterteil rauf- und runterwippte, statt mit Armkraft den ganzen Körper immer der Nase nach einen Zentimeter über den Boden zu senken und anschließend wieder hochzuwuchten. Nicht weniger laut zählte Torben die eigenen Aufs und Abs: *»Einundzwanzig ... zweiundzwanzig ... dreiundzwanzig ...«*

»Angeber!«, grummelte Isi und beschloss, ab morgen allein loszuziehen – offiziell ins Ladys-Only-Studio zum brandneuen Iron-Woman-Special, in Wirklichkeit aber zum Relaxen ohne Rächer. Es kam, was kommen musste. Torben überfraß sich regelmäßig bei seinen Heimlichtouren, Isi hing mit ein paar Mädels untertourig beim Spinning ab, und zu Hause bestätigten die beiden sich gegenseitig, was sie eigentlich schon immer wussten: *»Diät ist doof, und bringt auch gar nichts.«*

»Aber was ist die Alternative? Weiter so herumlaufen wie bisher?« – Nee, dann wäre ja doch wieder alles umsonst gewesen: das Leiden am Pilz zwischen den Salatblättern, die Jahresmitgliedschaft im Fitnessstudio, die fünf Diätbücher und die teuren Sportklamotten, die anklagend in der Ecke lagen.

»Ich mache das jetzt auf eigene Faust«, beschloss Isi und träumte schon davon, wie Andreas staunen würde ... und vielleicht auch noch ein paar andere?

»Wenn die mich dauernd blockiert, versuche ich es eben allein«, erklärte Torben und überlegte, ob Isi wohl bald was merken würde ... und vielleicht auch die neue Sekretärin?

Diesmal verschwiegen die beiden sich nicht ihre Schummeleien, sondern ihre Erfolge. *»Danke, ich bin satt«*, murmelte er, als sie noch einen Nudelhaufen neben dem Pilz platzieren wollte. *»Ich gehe chillen«*, verkündete sie und wetzte durch den Wald direkt ins Fitnessstudio, ohne an der Würstchenbude abzubremsen. Der kalte Krieg um die Kilos hatte begonnen. Natürlich entging keinem von beiden, was beim anderen abging. Beiden gefiel, was sie sahen.

Isi überlegte: Würde Torben bald wieder der knackige Rocker sein, den sie mal auserwählt hatte, statt im Pullunder den Plüschsessel einem Langzeittest zu unterziehen? Wäre ja nicht unwillkommen – ihr zumindest. Aber wer weiß, welche von den alten Motorradtussis dann wieder auftauchen könnten?

Auch Torben plagte sich mit zwiespältigen Gefühlen: Würde er bald wieder die Isi von damals in den Armen halten? Durfte er überhaupt sicher sein, dass sie beim Training nicht nur schwitzte, weil Muckibuden-Manni sie heiß machte?

Riskante Angelegenheit. Vielleicht sollten sie doch Frieden schließen, überlegte Torben. Ein Abrüstungs- und Abnehmabkommen unterzeichnen? Sich gegenseitig zum Coach und Kontroletti in Personalunion machen? Denn um Vorsätze umzusetzen, wäre eine 24-Stunden-Überwachung gar nicht schlecht. Und auch preiswerter als ein Personal Trainer, der jede Stunde inklusive Nachtzuschlag und Verpflegung abrechnet.

In ihrer Rolle als Vorsatz-Überwacherin kriegte Isi mit, dass Torben nachts zum Kühlschrank schlich – angeblich, um sich ein Stück Harzer Käse zu holen, obwohl er dabei verdächtig mit Schokoladenpapier raschelte. »Höre ich da Schokolade?«, fragte Isi rhetorisch aus dem Schlafzimmer. Torben konterte mümmelnd: *»Deine Schuld. Warum hast du das Zeug überhaupt gekauft?«* Isi zeigte Reue. Zum Trost teilten sie sich die Restschokolade: *»Die muss jetzt noch weg – und morgen fangen wir zusammen an.«*

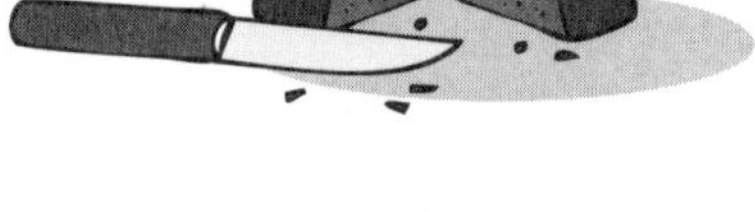

20. Am Badezimmer-Altar – Schreien oder nicht schreien?

Mal kurz checken, was die Waage sagt? Ein kleiner Hops für Männer, aber ein Riesenschritt ins Epizentrum der Figurkatastrophen für den weiblichen Teil der Menschheit

Es gibt viele Diätfrauen, für die Waagen kultige Hassobjekte sind. Und dann gibt es noch ein paar wenige, die den komischen kalten Kasten sogar küssen könnten. Beim Thema Waage geht – und zwar mit der gleichen Leidenschaft – beides: total happy sein (selten, sehr selten) oder laut schreien und ausprobieren, ob die Sportart »Waagen an die Wand werfen« noch immer Erfolgserlebnisse beschert.

Mir persönlich ist das Teil relativ gleichgültig. Behaupte ich männlich. Trotzdem habe ich natürlich eine im Haus. Besser gesagt: im Keller, wo übrigens viele Waagen ihr Dasein fristen.

Für Waagen ist der Keller kein Gnadenhof. Kein warmer Stall, in dem all diejenigen ein glückliches, nutzwertfreies Leben führen dürfen, die immer treu gedient haben und dann einfach zu alt für ihren Job geworden sind. Nein, im Waagen-Endlager befinden sich ganz junge Geräte. Manche haben nur einmal kurz das Licht der Welt erblickt und wurden dann zurück ins Umverpackungs-Ei gedrückt, aus dem sie gerade erst geschlüpft waren. Offiziell liegen sie im Keller, um am Samstag wieder abgeholt zu werden. Zurück zu Karstadt.

Doch diese Hoffnung können sie bald begraben – unter einer zentimeterdicken Staubschicht. Niemand wird kommen. Wer traut sich schon beim smarten Verkäufer in der Bäderabteilung aufzulaufen, um zu erklären: »Ich möchte gern diese Waage zurückgeben, sie ist kaputt.« Der Verkäufer wird scharf gucken – erst auf das Gerät, dann auf Kundin Musterfrau: »Was genau ist denn daran nicht Ordnung?«

Der Satz »Sie zeigt zu viel an« würde ohne Beweis nicht als Reklamationsgrund durchgehen. Der Smarte wird draufsteigen, ohne darüber nachzudenken, ob er nicht vorher noch mal zum Klo gehen und zumindest die Schuhe ausziehen sollte. Es wird eine wunderschöne, seiner Körpergröße optimal entsprechende Zahl erscheinen. Sein Triumphgesicht wird eigentlich schon alles gesagt haben, wenn er die Frage aller Fragen stellt: »Möchten Sie's hier selbst noch mal probieren? Mir scheint mit dem Gerät alles in Ordnung zu sein.«

Nein, nein, nein.

Also doch besser anonym zu Ebay damit. Ist nur leider ziemlich voll da. 198 Seiten mit jeweils 48 Gebraucht-Waagen-Angeboten warten schon. Eine geht gerade für 2,02 Euro über den digitalen Ladentisch – und das bei 49,99 Neupreis. Nee, das lohnt den Aufwand nicht.

Also: Wohin bloß mit der Kiste? Zu Weihnachten verschenken? – Wer noch länger Freundinnen haben will, weiß, was das bedeuten kann, und legt das Utensil nicht unter einen Tannenbaum, sondern lieber zu den Sachen, die beim nächsten mal zum Recyclinghof mit sollen.

Doch zum Recycling traut Kundin Musterfrau sich auch nicht so recht hin. Denn: »Wie erkläre ich die Waage den Typen von der Elektroschrott-Annahme, die ja erst mal alles inspizieren, was noch brauchbar aussieht? Die sind zwar nicht ganz so smart wie der von Karstadt-Bäder, aber sie sind ein Team.«

Wie gut, dass es Keller gibt. Und schön, dass sie manchmal richtig groß sind. Denn schließlich ist es wirklich schwer, ein einwandfrei funktionierendes Exemplar einer Waage zu finden. Viele Gewichtsmesser werden offenbar schon fehlerhaft hergestellt. Und dann kommen noch Probleme mit der richtigen Bedienung und Justierung obendrauf. Da können im Laufe der Jahre einige Geräte zusammen kommen ...

Alle Waagen-Besitzer plagt die gleiche Frage:
»Warum nur zeigt sie heute schon wieder so viel an?«
Wenn Sie nicht zu denjenigen gehören wollen, deren Defekte-Waagen-Sammlung im Keller ständig wächst, sollten Sie die folgende Checkliste abarbeiten, bevor Sie sich an die Entsorgung machen:

Sind Sie allein im Badezimmer?
Es soll Kinder, Männer und Haustiere geben, die heimlich ein Stück Fuß mit draufstellen. Bitte auch sicherstellen, dass sich keine Silberfische, Spinnen und Ameisen in unmittelbarer Nähe befinden.

Auf versteckte Zulagen achten
Das vorherige Aufsuchen der Toilette ist selbstverständlich. Das Haar sollte frisch gewaschen sein (kein Fett!) und gut geföhnt (Wasser wiegt). Männer rasieren sich vorher. Überflüssige Haare werden durch Bürsten entfernt. Abschminken nicht vergessen. Alte Luft bitte ablassen.

Falsche Aufstellung
Ja, was denn nun? Die Waage kriegt sich gar nicht wieder ein? Zittert zwischen verschiedenen Zahlen hin und her, sodass ihre Besitzerin auch gleich das Schlottern kriegt? – Testen Sie mit einer Wasserwaage, ob es Bodenunebenheiten gibt, die das Resultat nach oben verzerren.

Batteriecheck
Es kommt wirklich sehr, sehr oft vor, dass Batterien nicht mehr die volle Leistung bringen und die Waage deshalb zu viel anzeigt. Also sicherheitshalber immer mal wieder das Viererpack austauschen und probieren, ob es mit neuen besser wird.

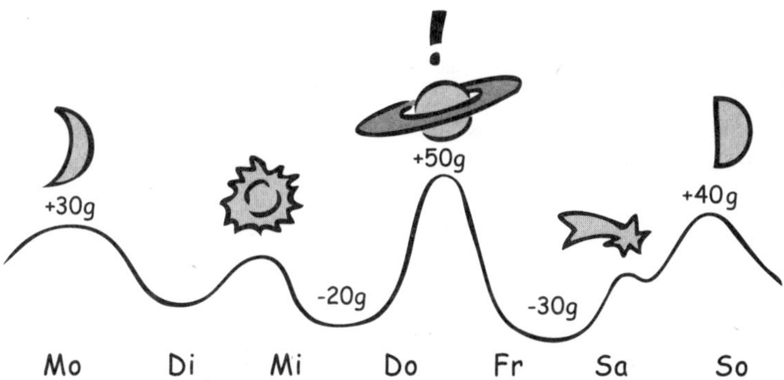

Erdanziehungskalender kaufen
Gestern war sie fast nicht da und heute hockt sie wieder wie ein Magnet unter dem Badezimmerfußboden – die Erdanziehungskraft. Sie verändert sich täglich und lässt das Gewicht ganz schön auf- und abhopsen. Manche Waagenhersteller liefern Erdanziehungskalender mit, auf denen die wiegefreundlichen Tage markiert sind.

Richtig aufsteigen

Bis sich bei schwungvollem Aufstieg das Gewicht einpendelt, hat der Zeiger schon ein paar Schreckenszahlen berührt. Deshalb erst mal einen Fuß drauf. »30 Kilo«? Okay, das fängt gut an. Langsam den zweiten hinterherziehen und sich dabei ruhig an der Waschmaschine abstützen. So haben Sie noch bis zum Schluss die Möglichkeit, den Vorgang abzubrechen, wenn die Grenzen des Zumutbaren in den sichtbaren Bereich rücken.

Erst testen, dann wählen

Als Kundin haben Sie das gute Recht, erst mal die Qualität eines Produkts zu checken, bevor Sie nicht kaufen. Lassen Sie sich im Fachhandel beraten. Probieren Sie zwanzig Waagen durch, addieren Sie, was jede einzelne zeigt und teilen Sie das dann durch zwanzig. So ermitteln Sie Ihr tatsächliches Gewicht, um dann die zu kaufen, die zwei Kilo weniger anzeigt.

Fehlender Durchblick

Wer das Zusatzgewicht von Brille oder Kontaktlinsen meiden, aber ohne Verrenkungen die Zahl aller Zahlen erfahren möchte oder wer Probleme mit blickdichtem Bauchumfang hat, wählt ein sprechendes Modell. Das sagt – bei Schwerhörigen auch per Lautsprecher – an, was Sache ist. Vorsicht ist bei dünnen Wänden und in fremden Wohnungen geboten. Bei einer spontanen Heimlich-Aktion (»Mal sehen, was Tante Hildes Waage bei mir anzeigt ...«) hört gegebenenfalls die Öffentlichkeit mit.

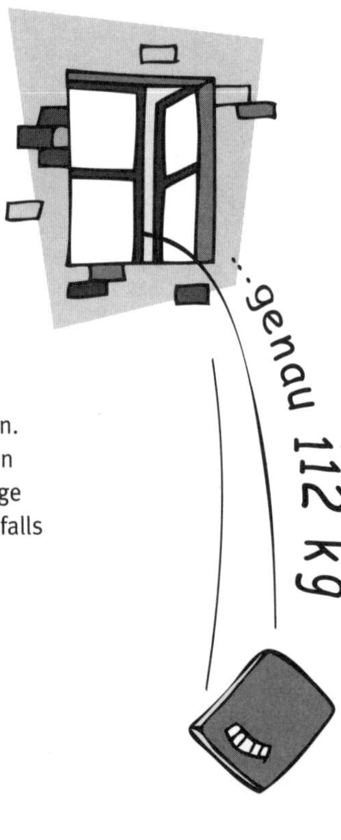

21. Ab in den Urlaub

Aber bitte mit guten Vorsätzen. Wo kann man schließlich besser das neue Leben einläuten als unter sengender Sonne weit weg vom heimischen Kühlschrank?

Es gibt Orte, an denen die Verführung zum Schlemmen besonders groß ist. Bei meiner Oma im Schwarzwald beispielsweise. Junge, kann die kochen. Klöße und Sauerbraten beispielsweise. Darauf freue ich mich immer schon Tage vorher. Natürlich sitze ich dann nicht am gedeckten Tisch, die Serviette auf dem Schoß, und verkünde, während meine Nüstern die köstlichen Gerüche aus der Küche einsaugen: »Sorry, Oma, ich hätte jetzt aber lieber eine rohe Möhre.« Ganz. Sicher. Nicht. Das erklärt vielleicht hinreichend, weshalb ich immer wieder staune, wenn ich einen Satz wie diesen höre: »Ich fang im Urlaub mit dem Abnehmen an. Da habe ich Zeit und einen Pool vor der Nase, dann ist aller Anfang leicht.«

Was daran so komisch ist? Also, in meinen Augen hat das etwas von einem Ikea-Parkplatz. Ab und zu fahre ich dort hin, um Leute zu beobachten, die auf dem Einkaufswagen einen Sack Teelichter haben, drei Pillypally-Regale, einen Zweimeterfuffzigmaldreimeter-Teppich Römsböms – und das alles im familieneigenen Fiat Punto unterbringen wollen. Oder: Acht Riesenkartons mit der zerlegten, kompletten Schrankwand Bullerbü – und ein Golf GTI mit runtergeklappter Rückbank und vom Schwiegervater geliehenem Dachgepäckträger.

Ich könnte dem munteren Treiben des kreativen Verstauens stundenlang zusehen: ziehen, zerren, brüllen, fluchen, stopfen, auspacken, einpacken, Tür mit Sackband zubinden – uuuuund aufatmen. Dann der Zusammenbruch, weil zwar endlich die Einkäufe verstaut sind, nicht aber die Familie. Jammern, stöhnen, zweimal fahren. Oder alles noch vor Ort zu Kleinholz zerlegen. Keine Doku-Soap reicht da ran.

Was ich damit sagen will: Oft hapert's im Eifer des Gefechts an der Einschätzung der eigenen Fähigkeiten, obwohl man es eigentlich besser wissen müsste. Weil das Auto für die Angebote zu klein ist – beziehungsweise der Wille zum Karottenessen, wenn man am falschen Ort sitzt, zu schwach.

Im Urlaub diszipliniert einen Bogen um verführerische Eisbecher mit Sahne und coole Cocktails am Pool zu machen und – chakka – den Wecker zur frühmorgendlichen Joggingrunde zu stellen, das schaffen nur die wenigsten. Ganz im Gegenteil. Auch wenn es einige frustrieren mag, Tatsache ist: Die meisten Leute nehmen in den Ferien zu. Wer will sich schon die schönsten Wochen des Jahres mit Vernunft vermiesen? Oder sich, statt den Alltagsstress gemütlich wegzugammeln, munter wie ein Flummi auf sämtliche Sportangebote stürzen? Ich jedenfalls kenne in meinem Freundeskreis niemanden, der das konsequent durchziehen würde – mich eingeschlossen.

Ich kenne allerdings viele, die sich vorher noch mal so richtig quälen. Mit Beginn der »Bikini-Blitz-Diät«-Zeit, die verlässlich im Mai von den sich übertrumpfenden Hochglanzblättern eingeläutet wird, geht es los. Mit der schlechten Laune. Kein Wunder. Denn die alljährlich stattfindende »Sitzen die Badeklamotten eigentlich noch?«-Fleischbeschau vor dem Flurspiegel (die immer, immer, immer mit der Vermutung »eingelaufen – die waren wohl zu oft im Wasser« endet), findet ihren Höhepunkt in 14 brutal durchgezogenen Tagen mit der »Mandarinen-Hackfleisch-Diät« sowie dem »35-Sekunden-Workout für schmale Schenkel und straffe Brüste«.

Ein Duo, das in Verbindung mit den immer auf den letzten Drücker stattfindenden Urlaubsvorbereitungen die Stimmung Richtung Gefrierpunkt absenkt. Aber egal: Die Figur muss gestretcht, gestrafft, gepimpt werden. Der Haussegen kann sich dann (mit viel Glück) im 14-Tage-All-Inklusive-Urlaub wieder gerade hängen. Wahrscheinlicher als das ist allerdings, dass sich das mühsam erkämpfte Minus auf der Waage wieder auf den Normalwert einpendelt.

Der Körper hat sich zwar trotz vehementer Gegenwehr zwei, drei Kilos abpressen lassen, aber die Phase vor dem Beach-Urlaub umgehend als lebensgefährliche Hungersnot gespeichert. Und kann es also gar nicht erwarten, mit jedem Eis, jeder Portion Pommes, Paella oder Grillwurst, die im Urlaub auf Malle, an der Ostsee oder am Gardasee verspeist werden, die verlorenen Fettreserven umgehend wieder einzulagern – mit ein paar extra Speckbrocken obendrauf, zur Sicherheit. Sie können den Notstand an sich bemerken, wenn Ihnen das pappige Brötchen mit schmierigem Aufstrich im Flieger plötzlich lecker schmeckt.

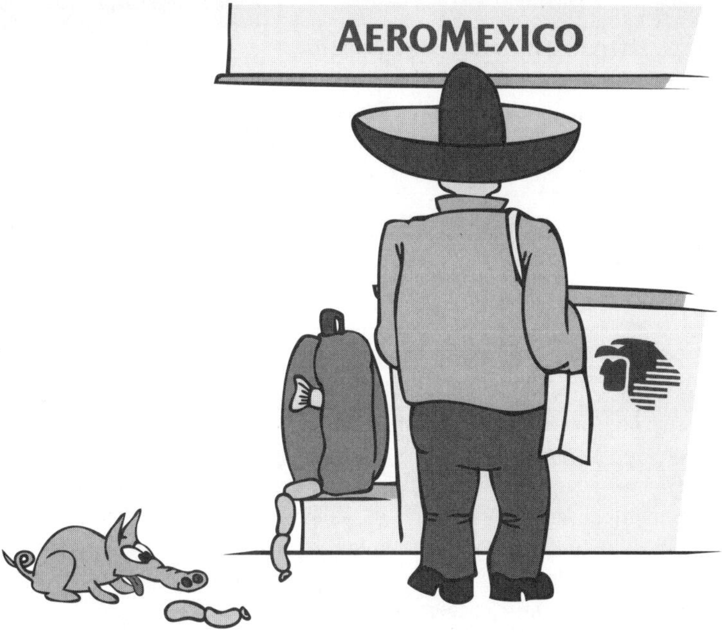

Wer es also ausgerechnet vor oder im Urlaub wissen will, sollte zumindest die Fußangeln und fiesen Fallen kennen, damit das Übergepäck möglichst im Koffer und nicht auf den Hüften zurücktransportiert wird. Denn das ist treuer als die meisten Ehemänner. – Das glauben Sie nicht? Sie denken vielleicht: »Nicht schön, aber auch nicht schlimm – den Urlaubsspeck hungere ich mir zu Hause gleich wieder weg«? Wenn Sie sich da mal nicht täuschen.

Eine Studie ergab: ***Wer vier Wochen schlemmt und nicht mehr als 5000 Schritte pro Tag macht, nimmt im Durchschnitt 6,4 Kilo zu und wird davon – trotz Diäterfolgen zwischendurch – zwei Jahre später mehr als drei Kilo übrig behalten ...***

... wie mein Freund Markus. Als ich ihn im vorigen Sommer nach seinem Drei-Wochen-Vollpension-Urlaub anrief, um mich spontan mit ihm zu verabreden, bekam ich einen Korb: »Sorry, Patric, ich kann mich erst in ein, zwei Monaten wieder unter Menschen wagen.« – Wenn ich es recht bedenke, habe ich ihn seit damals nicht mehr gesehen.

22. Ohren zu – der Berg ruft

Wenn die Luft dünn und die Füße schwer werden, gibt es nur eins: Ab in die Almhütte und sofort Wiederbelebungsmaßnahmen einleiten

Es gibt Reiseziele, die das Vergessen vorher gefasster guter Vorsätze praktisch unmöglich machen: eine Atlantiküberquerung im Ruderboot beispielsweise oder eine Fahrradtour durch die Mongolei. Auch kulinarische Randerfahrungen im Dschungel-Camp oder auf dem Ökobauernhof von Schrot und Korn können durchaus dazugehören. Aber im Ernst – wer mag sich so etwas schon antun?

Realistischer ist es, einen Wanderurlaub in den Bergen zu buchen. Da hält man sozusagen mit der Buchungsbestätigung schon die Fitness-Garantie in den Händen. Man bringt sich gezwungenermaßen selbst auf Trab. Und die gesunde Bergluft soll, so eine Untersuchung der Uni München, zumindest den Flachlandtirolern zunächst einmal auf den Appetit schlagen – wegen des ungewohnt geringen Luftdrucks. Dazu kann ich aus eigener Erfahrung sagen: Das gilt nicht für jeden ...

Als Bub aus dem Mittelgebirge habe ich Touris in frisch gekauften, blasenfreundlichen Wanderschuhen von frühester Jugend an studieren dürfen. Zu erkennen sind die Herrschaften meist an Stock, Hut und Rucksack – alles nagelneu – und, nach wenigen Kilometern, am humpelnden Gang. Egal ob im Harz, im Sauerland oder in den Alpen: ***Die beliebtesten Routen sind in der Regel nicht etwa die landschaftlich schönsten oder anspruchsvollsten, sondern die, die auf dem kürzesten oder steigungsärmsten Weg zum nächsten Ausflugslokal führen.***

Schließlich ist die Luft in den Bergen dünn und die Füße sind schon beim Start wegen des ungewohnt betonfesten Schuhwerks schwer. So wird nach wenigen Kilometern zur Gewissheit, dass die ortsansässige Mafia unliebsame Urlauber mithilfe von Wanderkarten in die Wildnis lockt, um die Hilflosen und Erschöpften im nächsten Gebirgsbach auf Nimmerwiedersehen verschwinden zu lassen.

Dagegen hilft nur eins: viel ausruhen, um bei Kräften zu bleiben. Wie gut, dass sich auf dem Weg zur Hütte eine Bank an die nächste reiht – in Sichtweite angeordnet und zum Pausieren einladend. Und damit der

Wander-Eleve seine Auszeit nicht untätig vergeudet, hält er im Rucksack extra eine ansehnliche Zahl an Wurstsemmeln und Bierflaschen (bei den Jüngeren: Powerriegel und Energy Drinks) vorrätig. Und am Ziel wird zur Feier des Ankommens noch einmal kräftig regional Deftiges getafelt. Vom Hunger nach dem Wandern lebt die ortsansässige Gastronomie nicht schlecht, sodass die Plackerei in jedem Fall etwas Gutes hat. Wenn schon nicht für den Wanderer, so wenigstens für den Wirt.

Die typischen Erinnerungsfotos, die den Urlauber modisch voll ausgestattet bis zum Gamsbart am Hut und natürlich vor dem schwindelerregenden Panoramablick ins Tal zeigen, entstehen übrigens meist nach einer gemütlichen Bus- oder Gondelfahrt. Zumindest diejenigen, auf denen der Urlauber extrem erholt aussieht – zu erholt für eine stundenlange Bergaufkraxelei.

Trotzdem – oder gerade deshalb – erfreut sich das Gipfel- beziehungsweise Hügelstürmen einer allgemeinen Renaissance. Ältere Herrschaften sind fast schon in der Minderheit, und »spießig« war gestern: Heute überwiegen auf dem Hochgebirgs-Catwalk garantiert knickerbockerfreie High-Tech-Klamotten von Ausstattern mit fetten Hochglanzkatalogen und ebensolchen Preisen. Durch die Natur zu marschieren ist in, denn man kann beim meditativen Trott nicht nur telefonieren, sondern, so verkünden Lifestyle- und Fithaltemagazine, genauso viel abnehmen wie beim Joggen.

Das ist theoretisch sogar korrekt – jedenfalls für diejenigen, die Wurstsemmeln, Energy Drinks und Kräuterliköre nicht nur auf dem Weg, sondern auch am Ziel weglassen, die ihre Schuhe vor der Reise im Wohnzimmer einlaufen und die Hügel zu Fuß und nicht im Bus erklimmen. Dann vielleicht. Ach ja, und die den Spaß am besten auch noch ohne Vollpension buchen.

Apropos »Vollpension«: Nur wer ganz sicher gehen will, dass er auch nicht ein Gramm Körpergewicht verliert, bucht einen All-inklusive-Pauschalurlaub. Denn im Verlauf eines solchen wird die Figur von der ersten Stunde an mit Kalorien bombardiert. Kaum ist der Kennlern-Cocktail in der Lobby heruntergestürzt, wird für die von der Anreise völlig ausgehungerten Neuzugänge der Run aufs Buffet eröffnet. Danach heißt es vierzehn Tage lang rund um die Uhr: futtern ohne Limit, alles was die Hotelküche hergibt.

Wer sich, wie ich, eine normale Portion auffüllt, womöglich sogar mit Kaninchenfutter oder, falls überhaupt vorhanden, magerem Fleisch, der wird entweder als magenkrank bemitleidet oder als Vollidiot, der sein Geld zum Fenster hinauswirft, abgestempelt. ***Schließlich muss sich das »All you can eat«-Paket auch lohnen, man hat ja dafür gezahlt!***

Da der Mensch zudem ein Herdentier und Futterneider ist, wird der Teller grundsätzlich so voll gepackt, dass die Last so gerade eben noch gewuchtet werden kann. Auch hier gilt: »Übung macht den Meister« – und bald können die ersten Gäste bereits zwei Teller, jeder in etwa so schwer wie eine Zehn-Kilo-Hantel, zum Tisch balancieren. Ein Schelm, der das für Muskeltraining hält.

Sind die Dämme erst gebrochen, sind auch alle Figurvorbereitungsaktionen vergessen: »Es ist ja jetzt Urlaub!« Schon nach dem ersten Tag ist der Erfolg der vorbereitenden Vierzehn-Tage-Qual wieder zunichte gemacht. Manchmal meldet sich ein klein wenig das schlechte Gewissen. Nur bei den Frauen wohlgemerkt. Die versenken dann beim Aqua-Aerobic ein, zwei Mal eine bunte Plastiknudel im Pool, planschen etwas herum – und feiern die so abgesportelten Kalorien danach mit einem Gläschen Schampus gebührend ... und doppelt und dreifach wieder drauf.

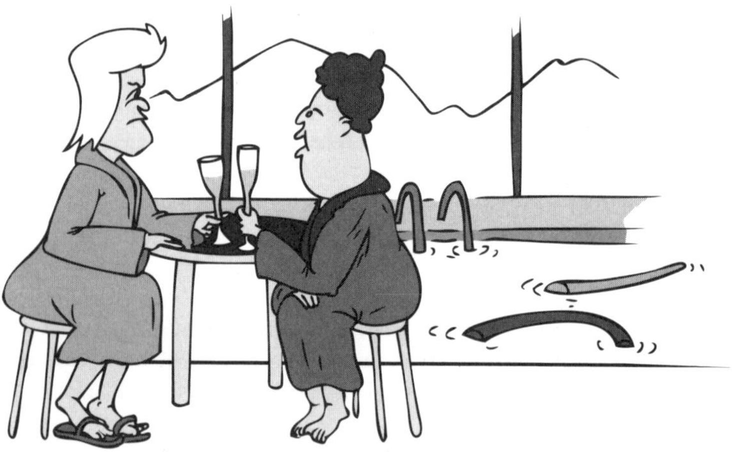

»Und du kannst sagen was du willst - die blauen Nudeln sind eindeutig schwerer als die gelben!«

23. Von Strebern umzingelt

Wo sollen Männer den Urlaub genießen, wenn überall Fitnessfreaks herumhopsen und sie zum Wahnsinn treiben? Und dann eröffnen auch noch die eigenen Frauen das Bootcamp …

»Wir haben einen Club auf Malle gebucht, der wird selbst dich neidisch machen.« – Isis mit einem mindestens fünf Zentimeter langen knallroten Plastikspaten beklebte Fingerspitze zielte geradewegs auf meine Nase. Also war wohl ich gemeint. »Tennis, Kite-Surfen, Beach-Volleyball, Fitness, Yoga, Mountainbiking, Reiten, Trekking und tausend andere Sachen. Und das Beste: alles im Preis inbegriffen!« Erwartungsvoll sah sie mich an.

Da ich genau weiß, dass schon Yoga als potenzielle Fingernagelvernichtungsgefahr für Isi tabu ist, von allen anderen aufgezählten Sportarten ganz zu schweigen, war mir sofort klar: Hier passt was nicht zusammen. Dann erinnerte ich mich an das spezielle Gen, das Frauen immer wieder antreibt, ihren Liebsten windschnittiger zu gestalten. Besonders hartnäckige Fälle – zu denen ich auch Isi zähle – ziehen ihr »Unser Mann muss schöner werden«-Programm auch im Urlaub durch. Knallhart. Sie selbst lackieren sich entspannt die Fingernägel auf der Sonnenliege oder gönnen sich nach der Partynacht in der Hoteldisco einen ausgiebigen Schönheitsschlaf und überlassen den Sport »Schatzi« oder »Knuddel«. Damit, meinen sie, haben sie ihre Schuldigkeit getan. Nun sollte es also »Mausebär« 14 Tage lang an die Plautze gehen.

»Mausebär«, von seiner Mama und den männlichen Freunden und Kollegen im Büro, in dem er als Steuerberater arbeitet, schlicht Torben genannt, ist ein ganz normaler Kerl wie du und ich. Er spielt nach Feierabend gerne mal Fußball mit seinen Kumpels bei den Alten Herren von Grün-Gelb 48 und liegt an den restlichen Feierabenden noch lieber auf der Couch, wo er anderen beim Kicken zuguckt. Dick ist er nicht, vielleicht etwas flauschig. Sein Sixpack im Speckmäntelchen stört niemanden. Nur eine. Seine Isi.

Und da »Mausebär« sein »Prinzesschen« liebt wie keine Zweite, geht er auch schon mal joggen und isst Grünzeug, wann immer seine Holde mal wieder zum Sixpack-Bootcamp-Brüllaffen mutiert. »Lass se mal«, seufzt

Torben dann, wenn wir ihn beim Stammtisch zünftig bemitleiden: »Die kriegt sich schon wieder ein. Und gut für die Gesundheit isses ja auch.« – Recht hat er. Soll niemand sagen, dass Männern die Ernsthaftigkeit beim Training fehlt. Aber im Urlaub? Das geht eine Spur zu weit.

Was sage ich da? »Eine Spur«? – Eine Schneise! Wie von einem Hurrikan in den deutschen Wald gefräst, wenn es nach Torben geht. Die sauer verdienten freien Tage sind ihm heilig wie seine Dauerkarte bei Schalke. Wenn sich Isi da mal nicht verrechnet hat.

Sein persönliches »Ich werde rundum besser in zwei Wochen Malle«-Paket würde ungefähr so aussehen: Ein Kreuzchen hinter dem Wort »Aktivurlaub« setzen – und die Fitness-Pflicht wäre erledigt. Morgens dann aktiv im Trainings-anzug vom Bett zum Buffet schlurfen; danach – genauso aktiv – ein Plätzchen zum Nichtstun suchen, um zwei Stunden später hyperaktiv zum Mittagessen zu stürmen; anschließend aus der Activity-Liste das Programm »Relaxen« wählen, bevor aktives Abendessen angesagt ist. Traumhaft. Torbens Welt wäre in Ordnung. Im Konjunktiv. Denn die Realität sieht anders aus.

Isi ist in Figurfragen eigentlich super sensibel. Zumindest glaubt sie das. Weil ihr »Sensibilität in Figurfragen« in den Frauenzeitschriften immer wieder attestiert wird. Aber in punkto Urlaubsplanung ist von Sensibilität meist nicht viel zu merken: Statt ihrem Torben das süße Nichtstun zu gönnen, werden schon Monate vorher Kataloge in Augenschein genommen und, mit der Lupe, unter jedem Hotel die Minisymbole gezählt und verglichen. Damit soll sichergestellt werden, dass fürs Geld eine tipptopp Versorgung geboten und der Mann bewegungstechnisch ordentlich ausgelastet wird.

Ihm würden die folgenden Symbole reichen, um das richtige Hotel zu finden: Längenangabe des Buffets in Meter (alles jenseits der 20 geht klar), Anzahl der Bierausschank-Plätze auf dem Hotelgelände (acht und mehr gehen klar) und eine möglichst weite Entfernung zum nächsten Shopping-Center oder Basar (20 Kilometer Luftlinie halbieren erfahrungsgemäß die Gefahr dauernden Durchlatschens und Tütentragens). Torben ist mit wenig zufrieden.

Aber angesichts von Isis Verschlankungsplänen hilft ihm nur die Flucht nach vorne. Doch wohin? Ins Büro oder in die Garage wie zu Hause geht ja nicht. Zum Pool? Da turnt die Animationstruppe. Zum Strand? Da liegen die durchtrainierten Mädels und scannen jeden männlichen Body länger, als die Kerle den Bauch einziehen können. Obendrein würde sich Torben dem Risiko aussetzen, in Konkurrenz zu den Body-Strebern zu geraten, die alle Damen-Blicke auf sich ziehen und für die normalen »Mausebären« wandelnde Vorwürfe sind.

»Verflixt«, denkt Torben und fühlt sich in der Falle: »Hat denn noch nie jemand gehört, dass auch Relaxen schlank macht? Stressabbau. Gute Laune. Positive Motivation und so.« Mein Tipp an Männer wie ihn: Besinnt euch lieber auf die wahren Tugenden statt hinter den Alles-richtig-Machern herzuhopsen. Zum Beispiel auf eure Fähigkeit zur eingeschränkten Wahrnehmung. Sucht euch in der baywatch-freien Zone einen richtig dicken Otto, pflanzt euch daneben und findet euren inneren Frieden bei dem herrlichen Gedanken, im Vergleich zu dem doch top in Form zu sein.

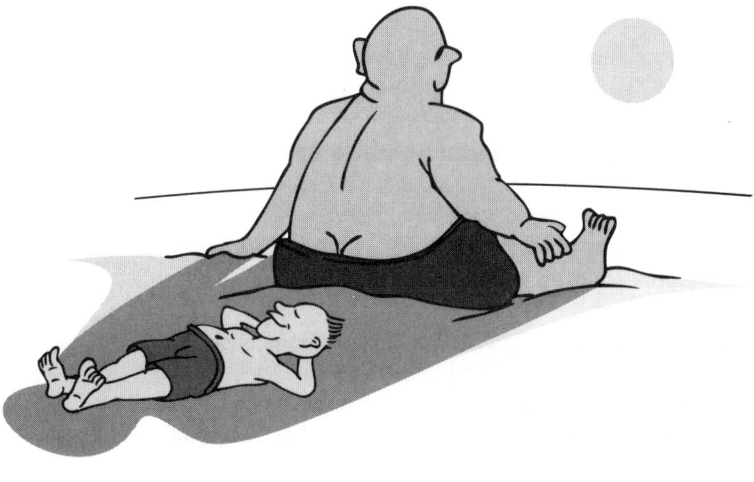

24. »Eine Seefahrt, die macht hungrig ...«

Total angesagt ist Urlaub auf hoher See, denn hier darf geschlemmt werden. Die Rettungsringe werden deshalb meist mit von Bord genommen

Die Begeisterung der Deutschen für einen Kurzurlaub auf hoher See ist ungebrochen. Vielleicht entspringt die Attraktivität der Traumschiffe einem Bedürfnis der Passagiere, sobald der Anker an Bord gehievt ist, im Gegenzug den Alltagsballast über selbiges zu werfen. Allem voran die Kalorientabelle.

Kaum hat der Pott die Drei-Meilen-Zone passiert, überlässt der Kreuzfahrer es den Offizieren, etwaige Eisberge im Meer zu umschiffen, während es ihn am Dessertbuffet dazu drängt, oft und gern ihre Nähe zu suchen – die der Eisberge, nicht der Offiziere. Gute Vorsätze würden dabei nur stören, hier auf dem gemütlich schaukelnden Ozeanriesen, auf dem alles Beschwerliche wunschgemäß von jedem abfällt. Nur die Problemzonen-Kilos nicht, die im schwimmenden Schlaraffenland gern ein paar neue Freunde hinzugewinnen. Aber dieses Risiko gehen all die gerne ein, die im Urlaub mal fünfe gerade sein lassen wollen.

Auf hoher See finden sie Gleichgesinnte ohne Ende, mit denen sie – offiziell – gemeinsam die geballte Verführung beklagen, um dann umso einträchtiger reinzuhauen. Vertilgt wird, was die hunderte Meter Buffet an Köstlichkeiten hergeben. Nicht zu vergessen die diversen Gourmetrestaurants. Und wie steht's mit der Bewegung? – Die Pools sind gerade mal groß genug, um beim Cocktailtrinken gemütlich die Beine auszustrecken. Das einzige Workout ist das Wettrennen um die besten Liegestühle. Den Weg ins bordeigene Fitnessstudio finden so wenige, dass jeder, der sich dorthin verläuft, mit Enthusiasmus begrüßt wird. Nach einer Woche Traumschiff-Völlerei gehen alle Passagiere mit einem besonderen Souvenir von Bord – dem körpereigenen Rettungsring. ***Ahoi!***

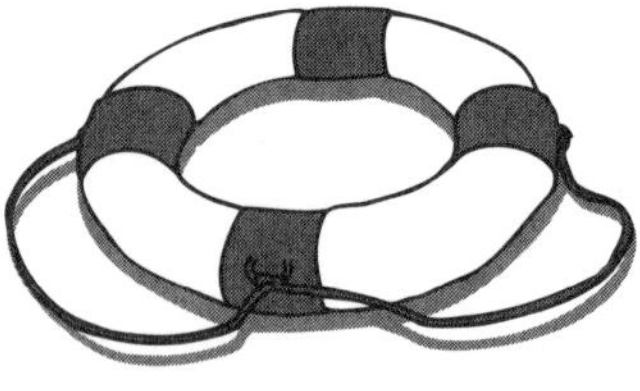

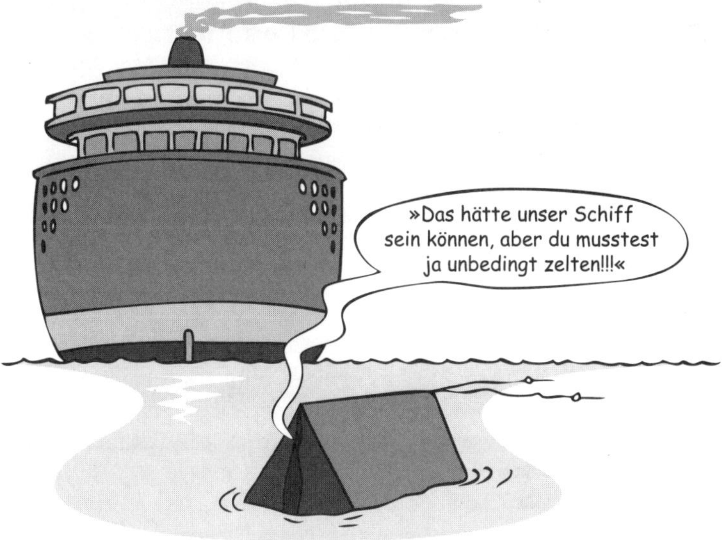
»Das hätte unser Schiff sein können, aber du musstest ja unbedingt zelten!!!«

Fazit: ***Der Urlaub ist keine gute Zeit, um ein neues Leben zu beginnen.*** Wenn ich so darüber nachdenke, kenne ich nur einen, der je auf einer Reise erfolgreich abgenommen hat – allerdings unfreiwillig. Ich meine Heinzi, den Sohn eines Nachbarn, der mit seiner neuen Freundin einen Romantik-Trip nach England machen wollte, so Rosamunde-Pilcher-mäßig: große Gefühle im kleinen Zweimannzelt in Cornwall – ganz großes Kino. England und zelten – es kam, wie es kommen musste:

Es stürmte, dass dem glücklichen Paar schon beim Aufbau die Heringe um die Ohren flogen. Dann soff das Zelt im Regen ab und der mickrige Gaskocher gleich mit. Nach nur drei Tagen befand sich Heinzi auf dem Heimweg. Danach war er fünf Kilo leichter, um eine Freundin ärmer – und um die Erfahrung reicher, dass ein Urlaub, in dem man abnimmt, mit ziemlicher Sicherheit ein Scheißurlaub ist.

25. Komplett-Upgrade für die Performance

Warum sitzen bei Anzugträgern so oft Fleischberge unterm teuren Jackett? Klar, die stehen immer unter Druck, und das macht Kohldampf. Stressfress gehört offenbar zur Karriere wie Business-Sprech

Mein Freund Markus, der Manager, ist wirklich ein netter und erfolgreicher Kerl. Wir haben schon gemeinsam gelacht, bis uns die Luft wegblieb. Ich bin mit ihm groß und stark geworden. Wir sind zusammen durch dick und dünn gegangen, und dabei ist an ihm ein bisschen mehr Dickes haften geblieben. Anfangs weniger, dann etwas mehr, mittlerweile kleine Berge. Früher nannte man Männer wie Markus netterweise »stattlich«. »Leicht angedickt« wäre heute schmeichelhaft für ihn. Ich bemühe mich zwar stets, wenn ich ihn treffe, seine gleichmäßig überproportionierten Wölbungen einfach zu übersehen, doch das ist kaum möglich – selbst wenn ich nach außen schielen könnte.

Zum Glück grämt Markus sich nicht, er steht dazu. Er ist in erster Linie Businessmann und kein Bodystreber. Wenn er sich bei mir meldet, beschönigt er nichts: »Hi Patric, ich bin's mal wieder, dein Langzeitprojekt.« Würde Markus nicht pauschal sich selbst, sondern die Qualitätsoffensive an seinem Körper zum »Langzeitprojekt« machen, sähe er anders aus. Sein Geschäftssinn ist nämlich ausgeprägter als sein persönliches Health-Management. Karrieretechnisch ist er ganz oben. Er beschreibt sein Job-Leben als »eine durchgehende Success-Story. Um beruflich immer up to date zu sein, muss man privat eben auch mal low level fahren«. Und deshalb sei er eben optisch kein echter Resulter.

Mal ein Pfündchen abnehmen? Das ist ihm bisher noch nicht gelungen. Und ich will ihn nicht zu etwas drängen, zu dem er offenbar noch nicht bereit ist. Würde ich ihm reinreden und ihn mit dem immer gleichen Gesund-Zeug langweilen, würde er mich einen »Problem-Dropper« schimpfen. Die mag er gar nicht. Problem-Dropper sind im Business-Sprech diese Leutchen, die immer alles negativ und eng sehen und ihren Gürtel auch so schnallen. – Nee, die sind definitiv nicht Markus' Fall.

Ich hab mir extra für Markus also mal was anderes überlegt als den üblichen »Achte auf mehr Eiweiß und weniger Kohlenhydrate«-Spruch. Mein Plan: Eine Kick-off-Veranstaltung in Sachen Problemzonen-Optimierung. Ich habe ihm in Aussicht gestellt, dass er damit, wenn er will, seine komplette Performance upgraden kann. Hat er aber sofort gecancelt. »Da müsste ich mich ja völlig neu aufgleisen. Meinen ganzen Workflow umstellen. Ein paar echte Cuts machen. Fruit-Shopping in den E-Timer implantieren und das ganze Backoffice changen. Nee, nee, nee – ist für mich echt ein No-go.«

Falls Sie noch nicht von selbst drauf gekommen sind: Markus gehört zu den klassischen Stressfressern unter den Anzugträgern. Solange Druck & Co. seine treuen Begleiter sind, wird sich daran auch nichts ändern. Der Stress weht ständig um ihn herum. Er ist so was wie ein Statussymbol für ihn. »Muss man einfach haben, wenn man bei den High Potenzials unter den Karrieretieren mithalten will«, sagt er. Erfolg habe eben seinen Preis. Zum Beispiel das Verlangen nach kleinen Drogen aus Fett und Zucker zwischendurch, um den Erträglichkeits-Pegel zu halten: »Nehmen sie doch alle da oben, wo die Luft dünn ist.«

Bei Markus geht das schon früh morgens los. Er mag's praktisch und lässt das Frühstück gerne ausfallen. Das ist ein Zeitgewinn, also ein Pluspunkt im Time-Management. Außerdem fühlt er sich dann gut: »Patric, stell dir mal vor, ich habe das mit dem Hungern heute morgen locker geschafft, ist mir gar nichtschwer gefallen.« Mit mir spricht Markus deutsch ... äh, sorry: Mit mir verwendet er Deutsch-Sprech.

Spätestens um halb elf spürt Markus dann ein dickes, fettes Loch im Bauch (»Irgendwie un-limited!«), eines von denen, die jeden Zugriff rechtfertigen. Jetzt muss sofort was her, sonst kann der Mann nicht mehr denken (»Mein Thinktank ist dann total am Limit!«) – und das wäre wohl das Ende seiner Firma. Der gezuckerte Kaffee, der um acht Uhr noch streamlinte, geht jetzt ins Leere. Bewirkt nichts anderes mehr als Herzhibbeln.

In solchen Fällen trifft Markus seine fünf Freunde: Twix, Snickers, Mars, Milky Way und Bounty. Die wohnen in der Schreibtischschublade ganz oben. Dass da keine wertvollen Vitamine drinstecken, weiß Markus. Aber es ist ja ein Notfall. Er schnappt sich einen seiner Freunde und wird seinen Fehlgriff später mit einer Banane amortisieren.

Doch auf dem Weg ins Bananenfachgeschäft läuft ihm eine Laus über die Leber. Etwas ist schiefgegangen. Er wird zur Sau gemacht wie der letzte Underperformer. Ein Kunde tobt, der Chef gleich mit – Markus soll

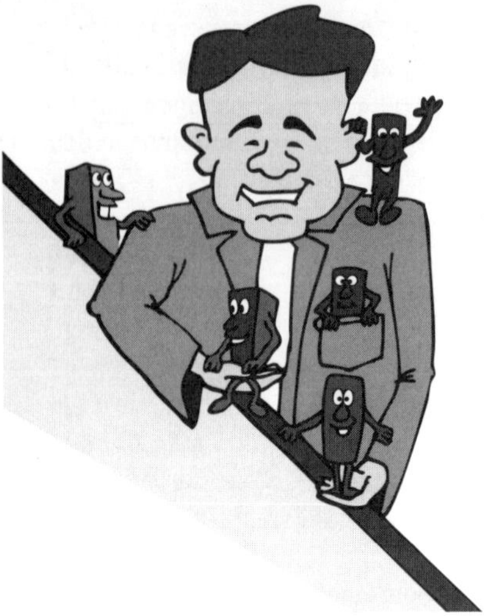

schuld sein und es wieder richten. Oder er kann gehen. Kriegt also sofort die career change opportunity.

Er schiebt Frust, jemand muss ihm helfen. Er kann seine Wut nicht ins Stuhlkissen boxen, keinen Mentalcoach herantelefonieren und auch keinen Baum umarmen, um wieder runterzukommen. In fünf Minuten muss er eine Lösung haben – und eine Entschuldigung.

Gut, dass er sein Brainfood immer oversized kauft. Von den fünf Freunden sind noch vier da. Die treuen Teile wirken wie Glückspillen – und zwar sofort. Ohne die wäre er jetzt auf turkey. Also rein damit. Die Folgen in Sachen Fettablage blendet Markus aus. Bis er das nächste Mal auf die Waage steigt, wird noch 'ne Menge passieren.

Eine Stunde später braucht er eigentlich kein Lunch mehr. Der Aggro-Hunger ist weg. »Wäre auch für meine Performance suboptimal, wenn ich jetzt im Bioladen verschwinden und meine Probleme allein lassen würde«, sagt Markus. Die Zeit drängt. Das Mittagessen sausen lassen, wenn der Businessplan zum Overkill zu führen droht: »Das machen sie doch alle da oben, wo die Luft dünn ist.« Zwischen zwölf und vierzehn Uhr sind die Ernährungsstreber in der Minderheit. Die meisten stopfen noch mal schnelle Snacks.

Markus auch. Gut, dass er trotz der Attacke am Vormittag noch genug hat. Die Fünf-Freunde-Ration für die kommende Woche schlummert nämlich bereits in der untersten Schublade. Eigentlich würde er die doofen Dinger jetzt lieber als Exfreunde haben. Er hat genug von ihnen. Als sich am Nachmittag wieder der Hunger meldet, greift er sich aber mangels Alternative trotzdem noch mal zwei von ihnen. Jetzt hätte er gern »was Richtiges« gehabt, aber es gibt nichts. Einen Alibi-Apfel hat er nicht dabei. Und für die bereits am Morgen angedachte Banane ist es inzwischen zu spät.

Zu Hause wird er dann vor sich selbst die Familienpackung mit vier fetten Pizzaquadraten rechtfertigen: »Ich hatte ja heute noch nichts. Da darf ich jetzt doch ruhig mal richtig.«

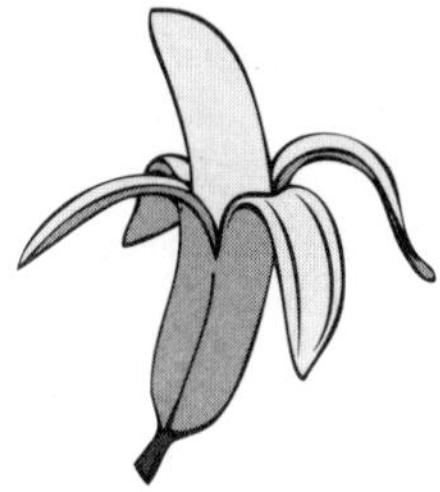

Irgendwann – das hat Markus auf seiner Vorsatzliste – muss was passieren mit ihm. Seine Ressourcen sind nicht unbegrenzt. Stand im letzten Management-Letter nicht auch was über »mehr Output durch weniger Input«? Also: Mehr leisten durch weniger Anstrengung, auch mal relaxen statt rackern und dadurch gleich mehrere Milestones auf einmal nehmen.

Das möchte Markus gerne. Deshalb hat er auf seinen »Projektplan Urlaub« als Nahziel ein weit geöffnetes Zeitfenster für Time-out gezeichnet. Um so richtig mit Volldampf entspannen zu können, klotzt er in den Tagen vor der Abreise noch mal rein: Schreibtisch und Geist sollen frei sein für die gebuchte Thalassotherapie, für Seidenmalerei-Kurse, den Workshop »Kreativ an der Klangschale« und für das tägliche Peeling am Healthy Hotspot. Für jede Relax-Unit gibt's einen Dresscode. Also kommt zum Einpack-Stau-Reise-Auspack-Stress auch noch das Einkaufen. Als es endlich losgeht, ist Markus fix und fertig.

Zum Glück hat er sein Großziel Erholung in viele kleine Work-Packages zerlegt. Damit er den Überblick nicht verliert, ist das Arbeitspensum ein Drei-Säulen-Diagramm. Mit einer ausgeklügelten Balance zwischen physical, mental und emotional Wellbeing hat er jede Minute verplant. Markus wird in Sachen Relaxen so viel tun, dass ihm zum Essen gar keine Zeit bleiben wird. Da müsste das mit dem Abnehmen doch von ganz allein klappen. Schnitzel, Pommes, Bier und seine fünf Freunde? Die können ihre Career auch mal schön changen. Bei ihm sollen sie jedenfalls nicht mehr antanzen.

Ich wollte ihn noch warnen, aber Markus hörte mich nicht mehr, weil die Ohrstöpsel schon drin waren. Er hatte sich gerade die neueste Audio-Ausgabe von »Highway to success« als MP3 geloaded, um während der Autofahrt E-Learning mit Abtörning zu verbinden, bevor der Entspannungs-Terror losgehen sollte.

Zwei Wochen später traf ich ihn wieder. Er sah geschafft aus. Zum Glück waren drei seiner fünf Freunde noch da.

26. Was Frauen wollen ...

... das weiß der durchschnittliche Mann meist nicht. Vorsicht: Klamotten zu verschenken, ist ein Spiel mit dem größten Feuer

Während wir joggend unsere Runden um den See drehten, klagte mir Andreas kürzlich mal wieder sein Leid. Er kann es seiner Sabine einfach nicht recht machen. Nicht beim Sex, nein, wenn es nur das wäre. Es geht um Geschenke: »Mir graut jetzt schon wieder vor ihrem Geburtstag. Und an den Hochzeitstag mag ich gar nicht erst denken«, seufzte er. Weihnachten entlockt ihm seit Jahren nur noch ein gequältes Jaulen. Tipps von seinen Freunden hält er für aussichtslos: »Die haben doch alle die gleichen Probleme.«

Die britische Supermarktkette The Sainsbury's führte zum Thema »Weihnachten« eine Studie mit 3000 Frauen durch. Ergebnis: Rund 90 von 100 Männern kriegen es nicht gebacken, ihrer Liebsten ein passendes Geschenk unter den Christbaum zu legen. Und die zehn anderen sind vermutlich statistische Abweichungen.

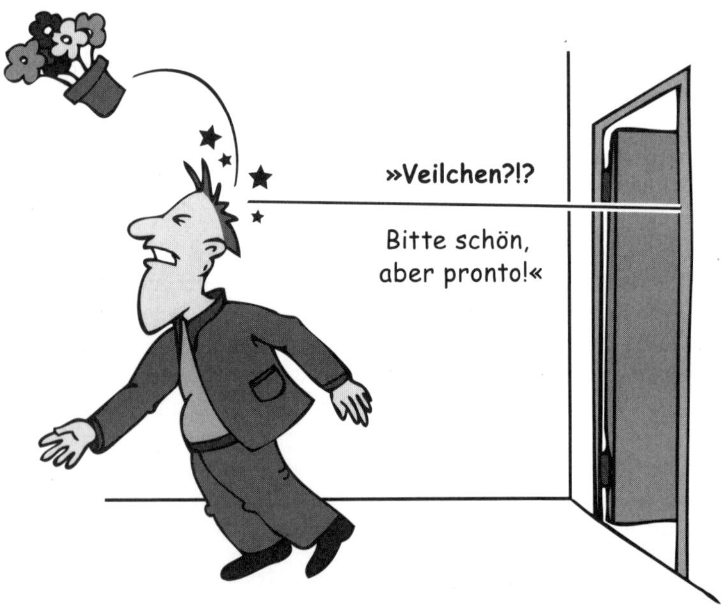

Selbst ein harmloser Blumenstrauß hier und da, mit dem eigentlich innige Zuneigung demonstriert werden soll, kann anders als erwartet aufgefasst werden. Sabine zum Beispiel machen überraschende Präsente grundsätzlich misstrauisch. »Was hat der Alte denn nun wieder verbockt?«, lautet stets ihr erster Gedanke. Wenn Andreas statt reuevoll zu beichten dann auch noch im Brustton der Überzeigung leugnet, ist es endgültig aus: »Wie kann er mich nur anlügen! Da bin ich jetzt mal vier Tage beleidigt. Besser gleich die ganze Woche. Mindestens!« – So viel zu unschuldigen Frühlingsblumen.

Rote Rosen machen alles noch schlimmer: Keine andere Blume riecht für verheiratete Frauen mehr nach schlechtem Gewissen! Schenkt man ihnen aber weiße, grübeln sie sofort: »Warum schenkt er mir keine roten mehr – bin ich etwa zu dick? Zu alt? Zu irgendwas?«

Zum Geburtstag sind rote Rosen natürlich der Klassiker und daher erlaubt. In Sicherheit wiegen sollte sich ein Mann allerdings immer noch nicht: Rote Rosen allein laufen nämlich nach einigen Jahren unter »einfallslos«: »Ich weiß auch nicht, er gibt sich einfach keine Mühe mehr. Früher hat er mir auch spontan Wiesenblumen gepflückt. Das war ja soooo romantisch.«

Können bereits die Farben Anlass zu Irritationen sein, geht es bei der Anzahl der Blumen richtig ans Eingemachte. Meinem Jogging-Kumpel bricht schon beim Gedanken an dieses heikle Thema der Schweiß aus: Was bis zum 39. Geburtstag noch ganz gut funktioniert, wird genau ein Jahr später eine regelrechte Staatsaffäre, wenn seine Liebste die Zahl, die nicht genannt werden darf, erreicht.

Je üppiger (und nebenbei bemerkt: auch teurer) der Strauß in jedem folgenden Jahr ausfällt, desto schmaler werden ihre Lippen. Andreas merkte nichts. Er war lange Zeit erst einmal so unendlich froh darüber, Sabines Vorliebe für rote Rosen überhaupt entdeckt zu haben, dass viele Jahre lang alles beim Alten blieb.

In seiner »Ich habe ein Geschenk gefunden«-Euphorie übersah Andreas jedoch, dass Sabines Empfangsfreude stetig nachließ. Meine Beobachtung: Danach reichen die Finger einer Hand, um sich auszurechnen, wann im einst so heißen Ofen der Liebe endgültig das letzte Flämmchen verglimmt.

Eheberater raten Männern also nicht von ungefähr zu mehr Flexibilität, was das Beschenken der Frauen angeht. Was Andreas genetisch bedingt allerdings unfassbar schwerfällt. Wer erfolgreich schenken will, muss sich in den anderen hineinversetzen können, fühlen wie er – in diesem Fall also wie sie.

Erwiesenermaßen ist aber genau diese Fähigkeit im männlichen Gehirn schlechter ausgeprägt als im weiblichen. Und ich kann aus Erfahrung sagen: Trotz der eben aufgezählten potenziellen Probleme mit Blumen – sie sind dennoch schneeweiße Federwölkchen im Vergleich zu dem Gewitter, das sich beim Verschenken von Kleidungsstücken unweigerlich zusammenbraut.

Der ein oder andere Clevere kommt nämlich spätestens nach dem Blumenflop darauf, seiner Frau ein Teil für ihr alleralleralllerliebstes Hobby zu schenken: ein weiteres Stück Stoff, auf das bereits ein Plätzchen in den zehn laufenden Metern Kleiderschrank wartet. Aber Vorsicht – das ist ein Spiel mit dem Feuer! Vergleichbar mit dem »Wie lange kann ich eine Handgranate halten, bevor sie explodiert«-Test oder einer Partie Russisches Roulette mit komplett gefüllter Trommel. Hochgehen tut die Bombe so oder so, aber daran sind die Frauen dann ganz allein schuld. Wir Männer können üüüberhaupt nichts dafür ...

Im Ernst: Andreas ist auf Sabines deutliche Hinweise angewiesen, um dann wie ein Bluthund die Spur bis in den nächstgelegenen Laden zu verfolgen und umgehend den geäußerten Wunsch zu erfüllen. Dafür müsste Sabine sich nur klar und deutlich ausdrücken. Tut sie aber nicht. Zwar kommt der kräftige Wink mit dem Riesen-Zaunpfahl: »Oh, schau mal, Schatz. Was für eine wunderschöne Armani-Jeans. Ich wünschte, ich hätte auch so eine!« – aber dann nichts mehr. Sie lässt ihren Mann in der Sackgasse Spinnweben ansetzen. In welcher Größe soll er das Teil denn nun besorgen?

Sabines richtige Kleidergröße herauszufinden, ist schlicht unmöglich. Sie wird nie, nie ehrlich sagen: »Größe 44 wäre bequem, Schatz.« – Ob dürr oder mollig, Frauen können bei Gewicht und Umfang gar nicht anders, als korrigierend einzugreifen. Das ist wissenschaftlich erwiesen. Oder Sabine weiß es selbst nicht mehr so genau: Drei Kilo mit der Superwochenend-Diät runter, vier am Montag danach wieder drauf; wer soll da noch durchblicken?

Den Ehemännern bleibt im Umgang mit dem Thema »Frauenkleidung« nur die Opferrolle – so oder so: Kauft Andreas die bestellte Armani-Hose zu knapp und muntert Sabine dann mit einem fröhlichen »Na, spring doch mal gleich rein, Geburtstagskind« auf, könnte er damit bereits das Miese-Stimmung-Fass zum Überlaufen bringen.

Ungleich härter trifft es allerdings besonders pfiffige Herren mit gutem Augenmaß oder solche, die eine vergleichbar gebaute Verkäuferin um Schützenhilfe bitten. Schleppen sie die richtige oder wohlmöglich sogar eine zu voluminöse Größe an, ist die harmloseste Reaktion ein spitzes: »Du findest mich also fett, ja?«

Die Antwort auf solch eine Fangfrage ist völlig egal: Es ist sowieso immer die falsche. Also am besten abtauchen, bevor die Kugel die Kammer verlässt.

Zehn Prozent der Männer verzweifeln vor dem Einkauf so sehr, dass sie ihrer Partnerin aus Angst, aus Versehen etwas zu kaufen, was ihr nicht gefällt, lieber gar nichts schenken.

Womit hat Andreas eigentlich so viel Drama verdient? Umgekehrt macht Sabine es sich nämlich ganz schön einfach. Sie greift zu Geschenken, bei denen das Thema Größe ganz egal ist: Krawatten oder Socken. Die passen immer.

27. Was darf's denn sein: Bandwurm oder Bier?

Ziemlich abgedreht, was manche Leute sich so ausdenken, um endlich den Kilos den Kampf anzusagen. Kleine Auswahl der irren Diät-Ideen gefällig?

Schlank schlottern

Frieren, bis das Fett verschwunden ist? Verbraucht der Körper bei Kälte nicht mehr Energie zur Wärmegewinnung? Also Cool-Pack auf die Problemzonen von Kopf bis Knie, und – schwupp – ätzt das Eis überschüssige Schwarten weg? – Das klappt leider nicht, tut aber weh. Smarter wäre: öfter cooles Wasser trinken.

Krank getrunken

Fünfundvierzig Kilo waren weg, nachdem eine 23-jährige Mutter aus Neuseeland acht Monate lang nur Energy-Drinks trank und nichts aß, um weniger als sechzig Kilo zu wiegen. Der Preis: Magenkrämpfe, Herzrhythmusstörungen, Angstattacken, ein leichter Herzinfarkt, Krankenhaus und Suchtsymptome.

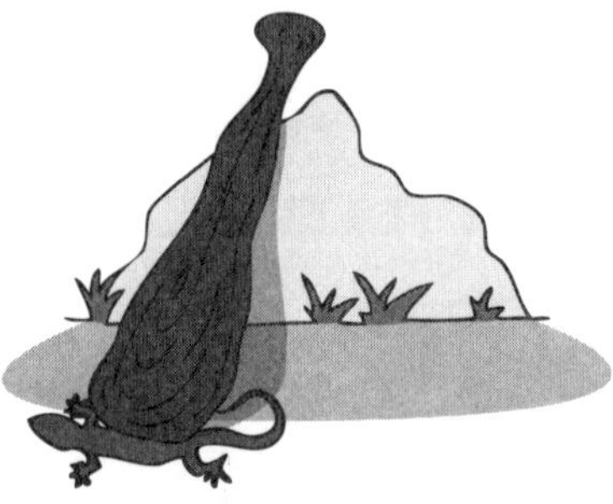

Zurück in die Steinzeit

Das heißt: Sie essen, was Mutter Natur hergibt – und zwar unbearbeitet! Fisch, Gemüse, Früchte der Saison, rohes Fleisch. Das ist nicht nur archaisch, sondern in Zeiten von Ehec und Salmonellen auch gefährlich. Ansonsten eine Geduldts- und Geschmacksfrage.

Sich dünn schlafen

Das Prinzip: Auf Winterschläfer machen und mehrere Tage pennen, bis das Fett sich selbst gefressen hat. Könnte ja ganz praktisch sein, weil man das Hungern nicht bewusst erlebt, also auch nicht abbrechen kann. Würde aber nur mit starken gesundheitsschädlichen Schlafmitteln klappen, weil die Natur vorgesorgt hat. »Schlafen bis der Arzt kommt«, funktioniert nicht.

Von Luft leben
Soll heißen: An Essbarem wird nur geschnuppert, dann nach Luft geschnappt und die heruntergeschluckt. Diese Idee scheitert zum Glück nach ein paar Stunden von allein: spätestens sobald der erste Duft in Nasennähe gelangt.

Wattebausch in Fanta
Ein Häufchen Watte, geschmacklich aufgepeppt mit Fanta, lässt den Magen aufgehen und simuliert angeblich Völlegefühl. Soll ein Geheimtipp von Models sein, um berufsbedingte Hungersnöte zu überstehen. Endet häufig auf dem Operationstisch.

Die Sprüh-Diät
Angeblich ein Hausrezept der amerikanischen Talkmasterin Oprah Winfrey, die dauerhaft mit Gewichtsproblemen kämpft: Damit das Aufhören leichter fällt und der Gedanke an ein Wiederanfangen gar nicht erst aufkommen kann, sprüht sie Essensreste mit Haarspray ein.

Schlank ohne Messer
So fällt das Essen schwerer: Es gibt eine französische Mode-Diät, bei der man alles verdrücken darf, was ohne Hilfe von Messer und Löffel auf die Gabel geht. Leider gehören dazu bekanntermaßen auch Pommes ...

Prost am Abend
»Bier statt Abendessen«, schlagen die Erfinder dieser Diät vor. Also ab 16 Uhr wird nur noch getrunken – nach dem Motto: »Tut gut und macht ja auch ein bisschen satt. So muss ich wenigstens nicht verzichten.«

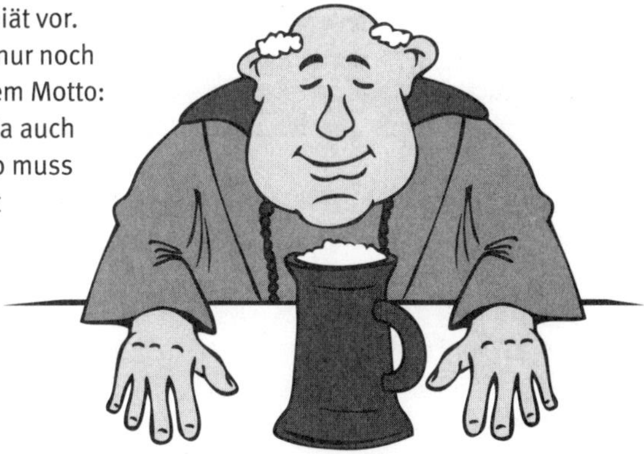

Kilokiller Kohl
Ob als Kapsel oder im Original – zum Kilo-Crashen gibt's nur Kohlsuppe. Risiken sind vorprogrammiert und Nebenwirkungen nicht ausgeschlossen. Geschmacklich öde, der unangenehme Geruch macht einsam, gefährlich einseitig und den Gewichtsverlust gibt's, Jo-Jo lässt grüßen, nur kurzfristig.

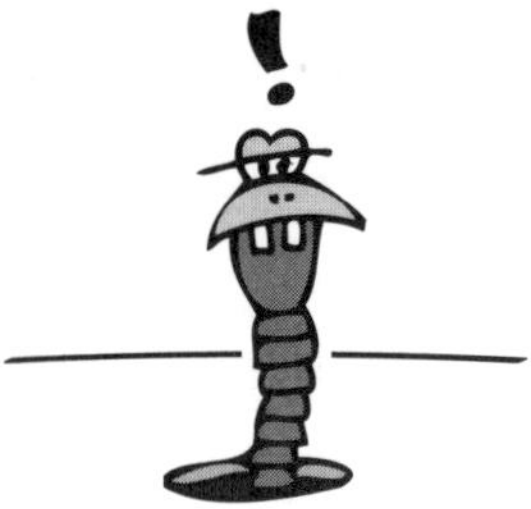

Die Bandwurmdiät
Die Brachialmethode soll Anfang des zwanzigsten Jahrhundert in Mode gekommen sein: Man isst einen Bandwurm und der futtert mit, hemmt den Appetit und hilft seinem Ernährer beim Abnehmen. Nicht nur eklig, sondern lebensgefährlich.

Schöner Schein dank Schoko
Dreimal am Tag – und zwar morgens und mittags jeweils eine halbe Stunde und nachmittags gegen 17 Uhr – gibt's zwei Stückchen Schoki. Der Kakaoanteil soll den Magen beruhigen, den Appetit zügeln, Sättigungsgefühle im Hirn wecken und die Lust auf Nachtisch killen. Ansonst gilt: Low Carb – was übrigens auch ohne Schokolade klappt.

Kalte Fressbremse
Langsam essen und mit wenig auskommen – dieses Prinzip perfektioniert man bei der Kuchenkrümel-in-Eisstückchen-Diät. Der Kuchen wird zerbröselt und in Wasser gelegt, das dann würfelweise gefroren wird. Derart präpariert dauert's sehr lange, bis man sich zum Krümel durchgeschleckt hat. Schlingen, überfressen, nicht aufhören können – ist danach alles technisch ausgeschlossen.

Frisch aus dem Froster
Alles Essbare wird erst einmal ins Tiefkühlfach gesteckt und dann – unter Einrechnung der Auftauzeit – planmäßig zu den Mahlzeiten serviert. Das schützt vor Essgelüsten zwischendurch. Funktioniert aber nicht mit Eis.

28. Fress-Tempel für die Fitness

Kann man Gesundheit essen? Nach Angaben der Lebensmittelhersteller wimmelt es im Supermarkt nur so von Vitaminbomben und lebenswichtigen Nährstofflieferanten. »Bin ich hier beim Discounter oder in der Apotheke?«, fragt sich nicht nur Matti

»Gesund essen ist eigentlich gar nicht schwer«, dachte sich Matti, als er sich nach seiner letzten Henkersmahlzeit wieder einmal das Restfett vom Mund wischte und gleichzeitig in einem Bio-Wellness-Power-Fix-Katalog blätterte.

Matti hatte, krankheitsbedingt, seine letzten drei Abschiedsessen absagen müssen, dabei tatsächlich dreihundert Gramm abgenommen und war hoch motiviert weiterzumachen. Und wie es aussah, müsste er sich, anders als früher, gar nicht mehr plagen. Denn nun hatte er es bunt auf gelb: »Gesundheit und Schlankheit kann man kaufen.« – Und zwar ohne, dass er erst umständlich zu Feinkost-Frank oder zu Bärbel in den Bioladen und anschließend ins Slim-Special-Studio an die Theke musste – nein, sein Bio-Wellness-Power-Fix-Katalog war das ganz normale Wochenprogramm von Didl, seinem Stammdiscounter um die Ecke.

Bisher war Matti beim Einkaufen achtlos durch die Regalflure geschlurft, hatte mal hierhin gelangt und mal dorthin und einfach alles in den Wagen gelegt, was Magen und Schweinehund sich wünschten. Doch jetzt – mit neuem Gesundheits-Bewusstsein – fiel ihm zum ersten Mal auf, dass die Didls dieser Welt eigentlich Wellness-Fress-Tempel sind.

Die Vitamine sprangen ihn von allen Seiten nur so an. Das Wort »gesund« ploppte sogar bei den Süßigkeiten hoch. Mal hüpften ihm von links die »wertvollen Mineralien« ins Auge, mal lockte rechts die »Extraportion Milch«. Und da! Sogar Gummibärchen machten schlank! Die gab's laut Katalog jetzt nämlich »ohne Fett«, was als Produktinformation ungefähr so sinnvoll ist wie der Aufdruck »Enthält keinen Alkohol« auf einer Gurke. Egal, Matti gefielen all die kleinen Schlechtes-Gewissen-Nehmer. Also ran an die fettfreien Bären!

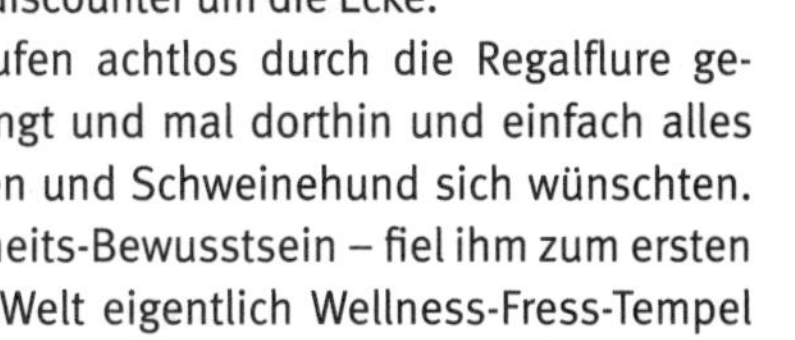

Matti fragte sich, warum er früher mal gedacht hatte, er müsste Äpfel klein kauen, Paprika zerlegen und sich den O-Saft selbst pressen, um seinen Tagesbedarf an Vitamin C zu decken – jetzt, wo er wusste, dass man nur gründlich gucken muss, was so alles auf Verpackungen zu lesen steht. Und dann auch glaubt, was man da liest.

Und glauben fällt leicht. ***Supermärkte sind Großmeister in der Kunst der Verführung.*** Sie attackieren unseren Verstand auf allen Kanälen. Sie heizen oder kühlen ihre Kunden auf Wohlfühltemperatur, versprechen in Bildern Gesundheit, Schlankheit und weiße Zähne, versprühen Duftaromen, bei denen Matti sich selig nach Omas Apfelkuchen sehnt, und säuseln Musik durch den Laden, damit der Verbraucher, der zwar nicht König ist, sich aber so fühlen soll, das Hirn ausschaltet und mit dem Bauch kauft.

Wir sind umgeben von »LEBENSMITTELPORNOS«

Die Industrie verkauft Dickmacher als Gesundmacher.
Die Botschaft: Friss dich gesund. ***Das Ergebnis:*** Je mehr wir essen, desto besser geht's der Industrie.

»Das ist so schön einfach«, findet Matti: Die Obst-Gemüse-Frischezone, die zu Hause das lästige Selberschnippeln verlangt, betrachtet er seitdem als geschlossene Abteilung. Was dort knackig im Original zu haben ist, gibt's ein paar Regale weiter noch mal im praktischen Weichformat. Frisch gezuckert, mit Farbstoff gepimpt, in Dosen abgefüllt, plattgepresst oder durchgekocht, bis das letzte Leben raus ist – aber dafür fast eine Ewigkeit haltbar. Da gibt's die Gesundheit sogar mit Mengenrabatt und auf Vorrat.

Deshalb nimmt Matti neben der Kühltheke doch gleich die ganze Palette mit sechzehn Bechern Erdbeer-Himbeer-Joghurt, der so gut konserviert ist, dass er zu Hause ohne Kühlung ein paar Wochen durchhält. ***Die Erdbeeren, die auf der Verpackung noch rund und knackig waren, entpuppen sich nach dem Öffnen als marmeladenähnlicher Farbklecks auf Joghurtgrund.*** Ein bisschen simpel erscheint Matti das durchaus, doch Erdbeere ist nun mal Erdbeere und Joghurt ist ja bekanntlich gesund – und so genau will man das ja auch gar nicht wissen.

Außerdem kann er eventuelle kleine Sünden wieder ausgleichen. Zum Beispiel beim Bier. »Das geht runter wie Medizin«, findet Matti, nachdem er sich im Internet schlau gemacht hat. Da preisen die Brauer ihren Gerstensaft an wie Kurkliniken ihre Rundum-Gesund-Wochen. Ein Bierchen in Ehren beugt nämlich angeblich vor – gegen Demenz, Altersdiabetes, Osteoporose, Herzinfarkt und Krebs. Sogar in der Stillzeit sollen phantastische Kohlenhydrate, Mineralstoffe und Vitamine junge Mütter ideal mit Nährstoffen versorgen. »Donnerwetter«, staunt Matti. »Dann kann es mir ja wohl erst recht nicht schaden.«

GLAUBEN SIE NICHT, DASS ...

... Süßes süß macht. Das klappt nur mit dem Blut eines Diabetikers.

... man vom Chipsessen knackig wird, nur weil Chips beim Kauen knacken.

... Produkte mit Konservierungsstoffen jünger machen.

Bisher hat er sich immer ein bisschen geschämt, wenn er sich mal wieder ein Fläschchen aus dem Kasten geholt hat. Oder zwei. Oder drei. Aber jetzt sieht er das anders. Und seine Anders-Sicht ist auch wissenschaftlich fundiert, na klar. Die Bierbrauer haben zahlreiche Studien ausgebuddelt, die belegen, dass Bier einfach alles und jeden kuriert.

Matti müsste schon misstrauisch genauer nachlesen, um auf das Kleingedruckte zu stoßen. Irgendwo zwingt der Gesetzgeber die Lobbyisten nämlich immer zu verraten, dass das mit dem Stillen zwar als alte Hebammen-Weisheit gilt, die stillende Mutter aber dennoch besser zur alkoholfreien Variante greifen sollte ...

... und dass der ganze Bier-Segen sich nur voll entfaltet, wenn man die Sache mit dem maßvollen Genuss ganz genau verstanden hat. Was aber ist »maßvoller Genuss«? Die Antwort auf diese Frage steckt verschlüsselt in den Worten »zu viel« oder »ein Glas zum falschen Zeitpunkt«. Denn dann können schon kleine Mengen schaden. Und wann ist der falsche Zeitpunkt? Beim Autofahren, Arbeiten, Krank-, Kind-, Jugendlich- oder Schwangersein sollte man's doch besser lassen, lehren die Lobbyisten.

»Prima«, denkt Matti. Er ist erwachsen, nicht schwanger, arbeitet gerade nicht und fährt auch nicht Auto. Also Prost auf die Gesundheit! Der Schweinehund gibt wissenschaftlich untermauert grünes Licht. Das tut gut. Endlich hat er eine Entscheidung getroffen, was gar nicht so einfach war.

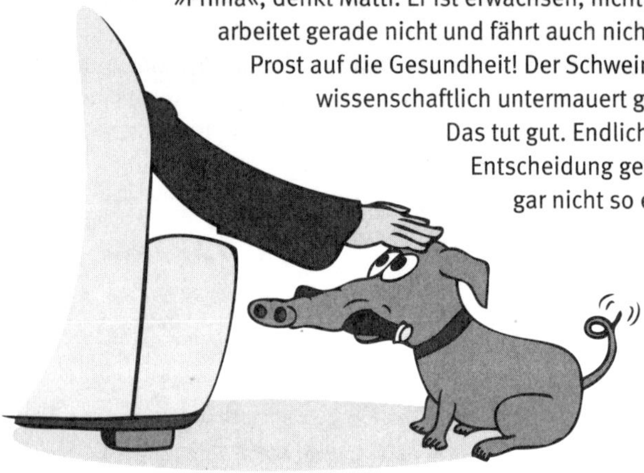

»Brav! Ein Pilsken jeht immer, wa?«

Der Traum von der Riesenauswahl an Gurken, Rucola, Pilzen, Pinienkernen, Sprossen und Tomaten wird nämlich schnell zum Alptraum: »Welche Soße passt dazu? Wo finde ich die? Was nehme ich sonst noch? Und wie lang ist die Schlange an der Theke? Weiß ich überhaupt noch, was ich will, wenn ich endlich dran bin? Vor allem, wenn der Duft einer gebratenen Currywurst klare Gedanken vernebelt?«

Je mehr Angebote Matti verwirren, desto weniger schafft er. Dabei ging es ihm doch so gut, als er sich fürs Bier entschieden hatte. Doch seine Euphorie ist schnell verflogen: »Das ist ja die totale Verzettelung! Wenn dieses blöde Gefühl nicht bald vorüberzieht, kapituliere ich!« – Die Currywurst wird über den Salat triumphieren.

Es ist nicht ganz einfach, sich auch noch wohl zu fühlen, wenn man alles richtig machen will und dann unsicher wird. Zu viele Gedanken führen bei Matti automatisch zu schlechter Laune, weil er nicht weiter weiß – und zwar in jeder Abteilung wieder: »Muss ich jetzt die Biobutter nehmen? Oder besser die „Cholesterin senken schon beim Frühstück"-Margarine?«

Und wieder kommt Rettung im rechten Moment: Ein Glückspilz, Typ erfolgreicher Lebenskünstler, sitzt in den Dünen, blickt allwissend aufs weite Meer hinaus und hält sich nicht mit kleinlichen Margarine-Problemen auf. Problemzonen hat der Kerl auf dem Werbeplakat sowieso nicht. Er ist ein Erfolgstyp und nimmt sich, wonach ihm gerade gelüstet. Er hat alles im Griff. Auch die Schokolade, in die er gerade genüsslich beißt. – Wie der Zufall will, liegt die Palette mit eben jener Marke genau unter dem Plakat. Da muss Matti nur zugreifen, und seine Stimmung hellt sich auf.

Schlechtes Gewissen? – Wird ausradiert: Der Schoko-Hersteller hat für Problemfälle nämlich auch braune Diätquadrate im Angebot. Da sind Zuckeraustauschstoffe drin. Also kein ungesunder Zucker? Prima. Und ... lebende Joghurtkulturen? – Matti ist nicht sicher, ob das nun gut oder schlecht ist. Aber »lebend« hört sich irgendwie sympathischer an als »tot«. Und Joghurt ist ja sowieso gesund, den dürfen sogar Diabetiker. Da nimmt Matti doch gleich ein paar mehr mit. Es geht ihm wieder gut. Jetzt reicht es aber auch mal mit dem Einkaufen. Matti schiebt seinen Wagen zielstrebig zur Kasse: »Bloß nicht wieder verzetteln!«

Kurz vor Schluss dreht er noch mal um, denn er hat etwas Wichtiges vergessen. Nachdem schon alles Erdenkliche für Schönheit, Fitness, Muckis, Haut, Haare, Wellness, Zukunft und langes Leben im Kasten ist, fällt ihm auf, dass er doch tatsächlich bisher nicht daran gedacht hat, für das eigene Vergnügen aufzurüsten. Dafür braucht er seinen Spickzettel.

Das Fachorgan »Männergesundheit« empfiehlt in solchen Fällen Papaya (sieht meist matschig aus, gilt aber als Lustankurbler), Bananen (bewahren die Leistungskurve vorm vorzeitigen Abschlaffen), Mangos (geben Nachhilfe, wenn ein Baby her soll) und Staudensellerie (enthält Verwandte von männlichen Hormonen, die angeblich wie Lockstoff wirken). Matti entscheidet sich für das Komplettpaket: »Wenn schon, denn schon!«

Eine Frau guckt komisch. Ob man seinem Wagen ansieht, was er vorhat? Es soll ja Leute geben, die aus dem Einkaufskorb auf die Persönlichkeit schließen und Problemverhalten herauslesen.

Zum Glück ist Matti nicht der einzige Problemkunde im Supermarkt. Da sind noch ein paar andere um ihn herum, die der Öffentlichkeit ihre soziale Situation unaufgefordert mitteilen:

Der Single treibt sich meist beim Fertigfutter oder beim Alkohol herum und guckt mehr auf die anderen als auf die Regale: »Was gibt der Markt so her? Würde die Blonde an der Käsetheke zu mir passen?« – »Kauft der Kahle die Pizza Margherita, weil er kleine Schweine lieb hat? Und was will die Familienpackung Klopapier in seinem Wagen mir sagen?« – Grundsätzlich braucht der Single nicht viel. Er ist ja statusbedingt auf eine gute Figur bedacht und legt selten Vorräte an. Jeder Gang hält ihn schlank und eröffnet gegebenenfalls neue Möglichkeiten. Und sollte sich im Supermarkt nichts ergeben, rüstet der Single für die Balz: Chips, Alkohol und Red Bull, um abends auf der Party lange genug durchzuhalten, bis die letzten Abgefüllten sich nicht mehr gegen Anmachsprüche wehren können.

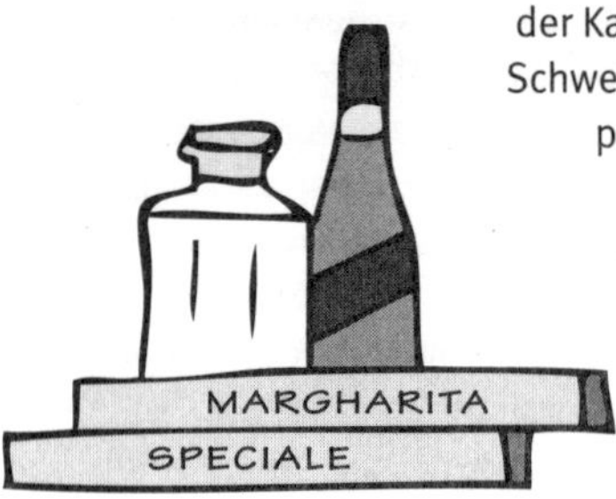

Frischverliebte kaufen Erdbeeren als dekoratives Liebessymbol, Sekt für den Bauchnabel, alles, was irgendwie herzförmig ist: »Guck mal, Schatz, diese Herzkartoffel habe ich entdeckt, als ich gerade an dich dachte. Das muss ein Zeichen sein.« – Ansonsten brauchen die Frischverliebten, ähnlich wie der Single, nicht viel. Die Figur muss halten. Man lebt von Luft und Liebe, bis zwei Haushalte zusammenwachsen. Danach wird das altbekannte Dosenfutter auch mal mit frischem Obst und Gemüse vermischt. Man muss ja seine gesunde Seite zeigen, um zukunftstauglich daherzukommen.

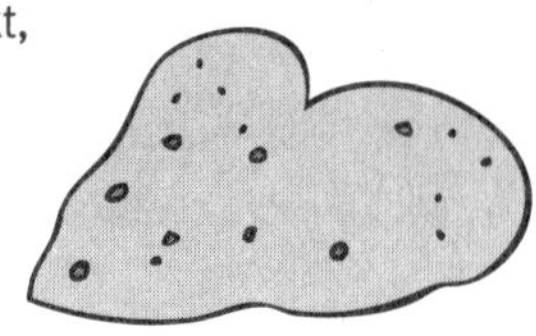

Die Jung-Eltern schleppen sich übermüdet durch den Markt und kaufen nach dem Motto: »Fürs Baby das Beste, für die Eltern nur Reste.« Dank Biogläschen, Biogemüse, Bioobst, Biomüsli, Biomilch und Biowindeln ist der Wagen immer voll. Was oben teuer reingeschaufelt wird, muss unten teuer entsorgt werden, da bleibt nicht mehr viel Platz für Mamas und Papas Wünsche. Deshalb rücken Eltern gern mit kleinen Eisenbahnen an. Vorne führt Mama den ersten Wagen, dann folgt Papa mit dem schwerbehängten Buggy inklusive Baby, und am Ende trödelt Marie-

Lou mit dem Kindereinkaufswagen voller Lillifees, den Mama kurz vor der Kasse wieder auspackt und dessen Inhalt Papa ordnungsgemäß zurückbringen muss. Das Gebrüll, das diese Maßnahme bewirkt, endet erst in der Quengelzone vor der Kasse, wo die vorbildliche Bioeisenbahn dann doch noch Milchschnitten aufnimmt, während die Kinderlosen in der Schlange missbilligend den Kopf schütteln.

Die Getrennten können in zwei aufeinanderfolgende Problemgruppen unterteilt werden. In der ersten Phase verrät der Wagen: »Ja, ich bin Frustesser. Das geht jetzt grad mal nicht anders, es ist eh alles egal.« Alle guten Vorsätze sind mit den Gefühlen für die schönen Seiten des Lebens gestorben. – Etwas später, wenn das Frust-Wegkauen sichtbare Spuren hinterlässt, kommt die Einsicht: »Ich muss mich wieder für den Singlemarkt frisch machen.« Beziehungsbereite, neu motivierte Singles trifft man häufig am Regal für Diätkost. Die Empörung über die Preise der einzeln verpackten Fertigmenüs für einzeln essende Menschen sind ein gutes Thema, um ins Gespräch zu kommen. Von Mann zu Frau oder von Frau zu Mann. Jedenfalls von Wutkäufer zu Wutkäufer. Das verbindet und legt Lösungen nahe: »Wir könnten doch zusammen ...«

Die Leichtmacher sind entweder Achtklässler, die sich in der großen Pause unerlaubt vom Schulgelände entfernt haben, um die 3,20 Euro, die Mutti ihnen fürs Bioessen in der Schulkantine mitgegeben hat, in Mars, Cola und Chips umzusetzen. Oder Gutgläubige höherer Altersstufen, die alles schlucken, was die lästigen Vorgänge »Kauen« und »Schneiden« ausschließt und – in diesem Punkt unterscheiden sich die Älteren von den Achtklässlern – ein bisschen Naturgenuss vorgaukelt: Sie greifen zu gezuckerten O-Säften (»Vitamine!«), Bio-Dosenfutter (»Wenn schon billig, dann wenigstens bio!«) und Gebäck (»Vollkorn!«).

Die Einkaufs-Streber packen den Wagen zwar ordentlich voll, dürften aber dennoch keine gern gesehenen Kunden-Könige im Supermarkt sein. Denn sie kombinieren Geldsparen mit Gesundleben und führen das gerne vor: Sie gehen mit Liste los und auch mal in die Hocke, um das billigste Waschpulver aus dem untersten Regal zu ziehen, statt herkömmlich auf Augenhöhe zuzugreifen; sie lesen Zutatenlisten und schütteln Dosen; sie belästigen Verkäufer mit Nachfragen (»Als ich diesen Fisch beim letzten Mal ausgepackt habe, sah der nicht so schön aus wie auf der Verpackung!«) und reden gerne laut, wenn sie ihren Kindern oder Partnern erklären, warum es heute, morgen und übermorgen keine Fruchtzwerge und keine Pinguine gibt.

MEIN EINKAUFSZETTEL

Gesund durch den Supermarkt – dazu brauchen Sie Folgendes:

- 1 x voller Bauch (wer keinen Kohldampf hat, kauft weniger)
- 1 x schlappes Portemonnaie ohne Karten (wo nichts ist ...)
- 1 x Körbchen statt Karre (wer schleppen muss, denkt früher an die Folgen)
- 0 x Begleiter (wer allein kauft, nimmt weniger)
- 1 x MP3-Player (muss lauter sein als die Stimme der Werbefee)
- 1 x Wäscheklammer für die Nase (hält verlockende Duftsprays fern)
- 1 x Lupe (entlarvt das Kleingedruckte)
- 1 x Sonnenbrille (nimmt Verführfarben den Zauber)
- 10 x muffelige Verkäufer (verderben den Shopping-Spaß)

29. »Abnehmen? – Ja!« ... Aber für wen denn nur?

Mal ehrlich. Wenn Sie der letzte Mensch auf der Erde wären – würden Sie dann eine Diät machen? Natürlich nicht. Sondern hemmungslos die Familienpackungen von Penn & Berry's-Super-Duper-Sahneeis in sich reinschaufeln

In Phasen, in denen Isi dreimal die Woche ins Fitnessstudio »Aphrodite« rennt, tut sie das ausschließlich, weil sie etwas für sich selbst tun will. Behauptet sie. Doch als ich ihr letzte Woche eine fürchterliche pinkfarbene Jacke vorbeibringen wollte, die sie bei uns vergessen hatte, ließ sie mich nach einem Blick durch den Spion nicht rein. Was sollte denn das bedeuten? Sie musste mich doch klar erkannt haben ... ich meine, wo wir uns doch seit Jahren kennen. Und nun stand ich wie ein Depp vor verschlossener Tür.

»Nee, Patric, echt. Auf keinen Fall mach ich dir auf! Häng die Jacke einfach von außen an die Tür. Ich hol sie dann rein, wenn du weg bist. Ich bin abgeschminkt und habe nur einen Bademantel an.«

Das hätte mich beides nicht gestört. Aber alles Süßholzgeraspel meinerseits nützte rein gar nichts: »Isi«, sagte ich, »spinn nicht rum. Du siehst auch ohne Schminke super aus.« – Vergebliche Liebesmüh.

Schlussfolgerung eins: Wenn Torben auf Geschäftsreise ist und Isi mit den Perserkatzen »Dior« und »Chanel« allein die Wohnung hütet, läuft sie herum wie eine Vogelscheuche und schaufelt sich beim Gucken von Desperate Housewives eine Tüte Chips nach der anderen rein. Sieht ja keiner.

Schlussfolgerung zwei: Ins Fitnessstudio geht Isi nur deshalb, weil sie alle anderen Frauen im 250-Meter-Sicht-Radius ausstechen und ihren Torben behalten will. Genau dafür bockt sie sich auf, stylt sich die Haare, als wäre sie mit offenem Cabrio in eine Windböe geraten, und schuhlöffelt sich in die engsten Jeans.

»Für wen wollen Sie eigentlich abnehmen?«, frage ich meine Zuschauer gern, wenn ich einen Vortrag halte. »Für sich selbst?« Darauf nicken in der Regel etwa 80 Prozent des Publikums eifrig: »Klar, Herr Heizmann, für wen denn sonst?« Nick, nick, nick.

»Schließlich wollen wir ja alle gesund und fit bleiben.« Nick. Klingt super. Stimmt aber bei den meisten genau wie bei Isi. Also nicht.

Andere Frage: »Interessieren Sie sich für die Beauty-Tipps in Klatschzeitungen?« – Diesmal werden die Köpfe eifrig geschüttelt. Auf Nachfrage erfahre ich, dass meine Zuschauer niiiiiiie eine Klatschzeitung kaufen würden, sondern nur beim Friseur hin und wieder gezwungen werden, da reinzugucken: »Der hatte nichts anderes!«

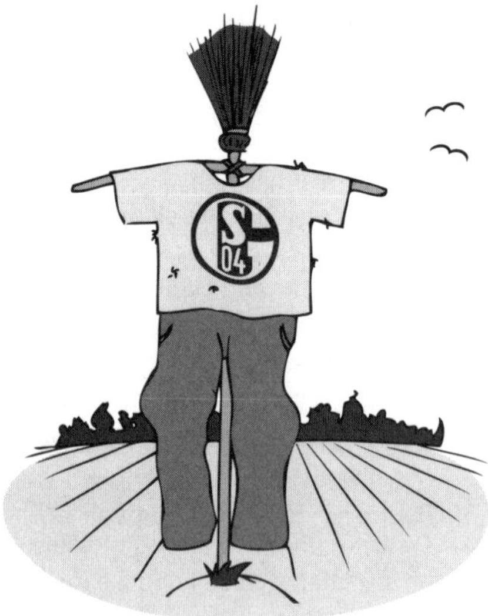

Der gute Matti macht's nicht anders. Ich weiß zwar nicht, ob er heimlich Klatschzeitungen kauft, aber den Vogelscheuchen-Look, wenn er unbeobachtet zu Hause ist, den hat er drauf: Dazu gehört auf jeden Fall seine rote Jogginghose, die wegen der schwer ausgebeulten Knie- und Heckpartien selbst im Schrank schon aussieht, als würde jemand drinstecken.

Dazu Adiletten an den besockten Füßen und als Krönung ein Fan-T-Shirt, für das sie ihm aufgrund seines Alterswerts im Museum auf Schalke ein Vermögen zahlen würden. – So aufs Maisfeld gestellt, würde Matti locker drei Hektar Ackerland krähenfrei halten.

Aber auch seine Körpersprache spricht Bände. Beim Feierabend-Pilsken in der Stammkneipe hängt er gerne schlaff am Tresen. Doch kaum biegt ein weibliches Wesen um die Ecke, das auch nur halbwegs akzeptabel in den Pumps steckt, kann man Zeuge einer wundersamen Metamorphose werden: Auf Schlag crashen seine eben noch hängenden Schultern nach hinten und rasten in der Position »Mission is possible« ein.

Seine ebenfalls der Erdanziehung verfallenen Pobacken knallen zusammen und spannen sich bis zur perfekten Apfelform, der Kopf schiebt sich lässig in Richtung Nacken, bis das Doppelkinn als leicht vergrößerter Adamsapfel durchgeht. Das ganze dauert nicht mal so lange wie das Aufspannen eines Regenschirms – und findet seinen Ausdruck in einem Gang, der dem eines brünftigen Gorillas ähnelt: Die Arme hängen leicht nach außen gebeugt, Ellenbogen seitlich, der Oberkörper bewegt sich im Rhythmus der Schrittfolge leicht nach vorne – linke Seite, rechte Seite, linke Seite …

Geht der potenzielle One-Night-Stand dann schnurstracks auf einen anderen Kerl zu und outet sich als »In festen Händen«, hängt Matti innerhalb weniger Sekunden wieder schlaff am Tresen wie zuvor. »Wozu sich anstrengen, wenn keine Traumfrau in der Nähe ist?« Ja, so ist es eben: Wir quälen uns für andere, nicht für uns; wollen gut aussehen, ein bisschen netter im Schuh stehen.

Und warum auch nicht? Fremdbestimmte Körperoptimierung ist immer noch besser, als darauf zu warten, dass der Arzt uns irgendwann ins Fitnessstudio treibt, weil die Pumpe nicht mehr rund läuft oder die Plautze einen zu tiefen Schatten wirft. Geben wir es doch ruhig zu: Niemand würde eine Kohlsuppendiät machen, wenn er der letzte Mensch auf Erden wäre und die Kühltruhe voller Familienpackungen Penn & Berry's-Super-Duper-Sahneeis hätte …

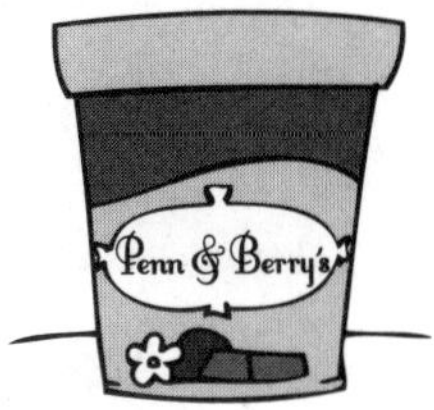

30. Betörende Puffreisplatten und nervende Kekse

Ob kleine Fettbomben oder bunte Gummibärchen – Süßigkeiten treten am liebsten im Rudel auf und bringen gerne noch ein paar Kumpels mit. Um im Kampf gegen den Naschkram nicht das Gesicht zu verlieren, hilft ein bisschen Selbstbetrug

Meine Leidenschaft ist klein und gemein: Nippons heißen die Dinger, die bis heute mein Verhängnis sind. Nippons sind die Fortsetzung meiner Jugendliebe Snickers-Brötchen – nur umgekehrt. Jetzt steckt die Schokolade nicht in weißen Weichteilen wie einst der Schokoriegel im Brot, beim Nippon klebt die braune Süßschicht um Puffreisquadrate herum. Für mich ist die Kombination weiß-braun extrem gefährlich. Denn in diesem vermeintlichen Leichtformat kann ich die Kakaomasse genussvoll in mich hineinziehen, wo sie – anders als pure, schwere Schokolade – locker ihren Weg durch mich hindurchgeht und wegen ihres Fliegengewichts anfangs nicht schwer im Magen liegt. Dort verbreitet sie dann das volle »Ich will mehr«-Aroma. Jedes Nippon verlangt sofort, dass seine Freunde nachkommen, und ist dabei so betörend, dass ich aus der Fassung gerate.

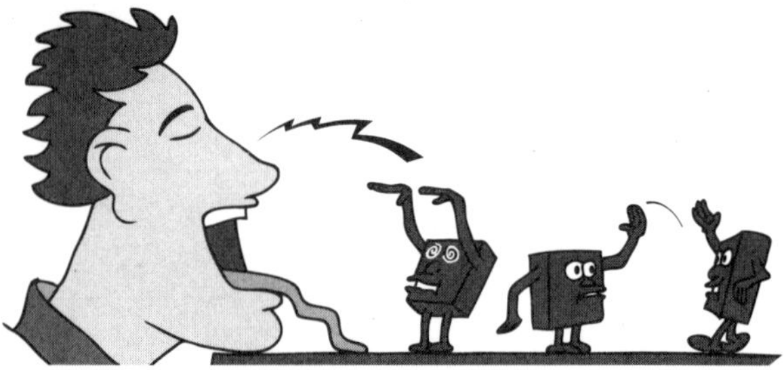

»Wir sind Nippon! Widerstand ist zwecklos!«

Die Verführung fängt – wie so vieles – im Supermarkt an. Harmlos, fürs Erste. Ich stelle fest, dass der Laden mal wieder umgeräumt wurde, und schiebe meinen Wagen auf der Suche nach Walnusskernen hilflos durch die Gegend. Mit Nüssen ist das immer so eine Sache, da sie keine festen Plätze haben: Mal liegen sie zwischen Backpulver und Zucker, mal bei den Salatkräutern und manchmal auch beim Dosenfutter. Also muss ich suchen – und gerate vom routinierten Weg der guten Vorsätze ab.

Wenn ich dann an einer Regal-Gabelung angelangt bin und zögerlich abbremse, kommt es mir vor, als ob mein Wagen plötzlich Schlagseite bekommt. Steuert da mein Zweites Ich? Werfen die Nippons unsichtbare Fäden aus und ziehen mich zu sich hin? Sind Magnete im Spiel, die die Karre manipulieren und gleichzeitig meinem Hirn die Widerstandskraft entziehen?

Ich verliere für einen Moment das Bewusstsein und komme erst am Nipponregal wieder zu mir. Da sitzen sie dann, lächeln ganz lieb und fangen an zu säuseln.

Nippon 1: *»Hi Patric, schön, dass du wieder da bist. Hast dich ja lange nicht sehen lassen.«*

Ich will eigentlich sofort weglaufen. Doch auch diesmal muss irgendwo ein Magnet versteckt sein. Wie ferngesteuert bewegt mein Arm sich Richtung Nippon-Nest. Es ist offenbar eine fremde Hand, die zugreift, und mir die Packung einfach zwischen meine Quarkpakete und Naturjoghurtbecher legt. In der Ferne höre ich meine eigene Stimme:

Patric: *»Prima, Patric, dass du dich das hier traust. Wird dir guttun. Da kommt ein Stück Kindheit zurück. Du musst ja nicht immer Streber sein. Lös dich mal von deinem Kontrollfreak-Gehabe. Und nimm zu Hause nicht alles auf einmal – immer nur ein bisschen jeden Tag. Dann kommste 'n ganze Woche mit uns klar!«*

Warum auch immer – ich glaube mir. Der Deal ist gemacht. Die kleinen Nippons ziehen bei mir ein. Ein Schlacht-Plan wird ausgearbeitet. Ich kann das, schließlich bin ich kein Kind mehr, das erst mal Mami fragen muss, dann sowieso zu wenig kriegen würde und deshalb lieber gleich heimlich nascht. Jetzt! Ich öffne die Packung! Meine Nippons lächeln. Ich bin froh, dass ich sie habe. Der Moment des größten Glücks steht unmittelbar bevor, die Vorfreude ist auf ihrem Höhepunkt angelangt. Das erste Nippon in der Reihe spricht mich freundlich an. Hinter ihm lugt schon das zweite hervor.

Nippon 1: *»Wie viele sollen es denn sein?«*

Schwierige Frage. Wieder höre ich mich selbst.

Patric: *»Eins wäre angemessen. ›Eins mit Genuss statt viele mit Verdruss‹, lehre ich selbst immer.«*

Nippon 1: *»Überleg dir das gut. Lohnt das überhaupt? Eins? Was ist das schon? Das ist ja kein Essen, das ist Probieren.«*

Ich wende Nippon eins zwischen meinen Fingerspitzen und betrachte es sehr genau. Da ist in der Tat nicht viel dran. Ich hole Nippon zwei aus der Packung und lege es neben Nippon eins auf den Tisch. Sieht schon besser aus. Mit einem dritten könnte ich anfangen zu bauen. Sofort bin ich wieder Kind: Drei Nippons hochkant gestellt ergeben ein Dreieck; übereinandergestapelt sehen sie aus wie ein Mini-Sandwich in Würfelform. Auch nicht schlecht.

Auf jeden Fall wären drei genug, um meinen Magen zur Ruhe zu bringen. Sie könnten zum Sattwerden reichen. »Drei« könnte meine automatische Essbremse sein. – Der andere Patric gibt das Ergebnis meiner Überlegungen an die Nippons weiter.

Patric: *»Ich habe mich entschieden. Ich nehme drei.«*

Ziemlich entschlussfreudig von mir. Ich werde misstrauisch. Es dürfte wohl besser sein, dass ich mich vor mir selbst schütze. Niemals esse ich nur zwei oder drei, wenn die Verpackung schon offen ist! Keine Chance! – Ich hole Tesafilm, klebe die Tüte wieder zu und verstecke sie oben auf dem Schrank. Die restlichen Nippons sollen mich nicht stören, wenn ich ihre Artgenossen vertilge.

Doch ich kann ihre Existenz nicht einfach aus meinem Bewusstsein streichen. Die Nippons quasseln auf dem Schrank vor sich hin. Sie nehmen keine Rücksicht auf mich. Ich kann sie hören.

Patric: *»Jetzt seid mal ruhig da oben! Ich will ungestört genießen.«*

Nippon 4, 5 und 6: *»Wir können nicht anders. Wir sind nun mal so. Hol uns doch auch zu dir runter.«*

Patric: *»Das könnte euch so passen. Ruhe!«*

Nippon 7: *»Nippon vier hat mich gekitzelt. Ich schmelze gleich vor Lachen, wenn mich keiner isst.«*

Nippon 5: *»Ich will hier raus.«*

Nippon 6: *»Wetten, dass ich genauso lecker bin wie die anderen? Frag mal deinen Appetit.«*

Ich glaube, ich flippe aus. Jetzt habe ich eins, zwei und drei verdrückt, konnte sie aber gar nicht richtig genießen, weil mich die anderen gestört haben.

Patric: *»Könnt ihr verdammten Biester nicht mal die Klappe halten? Ich hole euch jetzt, aber dann will ich nichts mehr hören.«*

Was sich danach abspielt, wäre nur noch Wiederholung. Meine ferngesteuerte Hand greift immer wieder zu; ich kaue und schlucke ohne Hunger, ohne Appetit, ohne Freude – nur damit die Nervkekse endlich Ruhe geben. Am Ende kriegen sie mich alle. Mittendrin überkommt mich leichte Übelkeit, die ich mit einem Glas kalter Milch bekämpfe (erfrischend, zwischen all dem klebrigen Zeug), um mein Werk vollenden zu können. Nach zehn Minuten ist der Alptraum vorbei. Ich bin frustriert und die kleinen Teufel feiern eine Party in meinem Magen.

Eine solche Attacke macht aus mir nicht gleich einen Elefanten. Aber ich frage mich schon, warum mir so was passiert. Meine Antwort auf die Frage klingt nicht beruhigend: Im Umgang mit Nippons bin ich leider offensichtlich gengesteuert. ***Süßes signalisiert seit Urzeiten: »Lang zu! Mit mir bist du auf der sicheren Seite.«*** – Was Babys beim ersten Krabbeln vor giftigen Pflanzen schützt, hilft später auch Erwachsenen beim Überleben: »Etwas schmeckt zuckrig? Dann kann es nicht bedenklich sein.« Außerdem bringt's schnelle Energie, was praktisch ist in allen Lebenslagen – zumindest kurzfristig.

Ja, wir ziehen gerne Argumente »pro Zucker« heran: »Der Körper braucht das doch. Da steckt Glukose drin, der Treibstoff des Lebens, ein wichtiger Energiespender«, und und und ... Nicht falsch, aber falsches Futter für Verführer. Denn alles, was wir essen, enthält schon so viel Zucker, dass es eigentlich keine Rechtfertigung für die Extraportion in Form von Nippons & Co. gibt. Warum gelingt es uns dann nicht, dem Überschuss eine Absage zu erteilen? Woraus besteht die Magie des Süßen?

Das Geheimnis der Nippons und ihrer Freunde liegt im kleinen Glück: Zucker kann psychologisch süchtig machen. Wenn Süßes auf der Zunge zergeht, bekommt die Seele einen Kick. Die Stimmung steigt mit dem Glukosespiegel im Blut, Insulin wird ausgeschüttet. Damit sich nicht so schnell wieder Ernüchterung breitmacht, verlangen wir Nachschub in Form weiterer »Nervennahrung«. Ein beschönigender Begriff, der nicht so nach Gierschlund klingt wie: »Ich will noch mehr Schokolade.«

Aufkeimende Zweifel an der Notwendigkeit von Gummibärchen & Co. können die Süßigkeitenhersteller leicht entkräften: Irgendetwas Brauchbares ist zwischen den Fett- und Zuckerschichten meistens noch zu finden, und sei es nur eine Nuss in der Mitte einer Praline, an die man sich erst einmal heranschlecken muss. Was natürlich jeder gerne tut. Nüsse sind schließlich gesund.

Minimale Mengen reichen für maximale Werbeworte. Auf den Etiketten heißt es, Leckerlis seien »natürlich«, »leicht« und »voller lebenswichtiger Vitamine« – gerne ist bei ihrer Herstellung auch mal »frische Vollmilch« verarbeitet worden. Da beißt es sich doch gleich viel besser rein!

Machen wir uns nichts vor, beim Thema »Zucker« geht es um Sucht. Eine ganze Industrie arbeitet daran, uns mit unserer Sucht zu versöhnen – da finde ich es erstaunlich, was andere mir darüber erzählen, wie sie ihre Sucht angeblich im Griff haben. Mal sehen, ob wir von denen nicht noch was lernen können ...

Hamstern – nicht frei von Risiken

Isi hat zum Beispiel mal ein paar Wochen lang Hamster gespielt. Da kam ganz schön was zusammen. Am Ende konnte sie sagen: »Ich bin drei Hamster.« Sie hatte damals eine Selbstfindungsphase und wollte nichts mehr verdrängen – auch nicht die kleinen Riegel in ihren Schubladen. »Aus den Augen, aus dem Sinn?« – Das kam für Isi überhaupt nicht in Frage. Im Gegenteil. Sie wollte lernen, sich ihren Problemen zu stellen und nicht vor ihnen wegzulaufen. Also häufte sie alles zusammen, was ihr in die Hände kam, und betrachtete ihre Süßsammlung mit zunehmendem Stolz.

Nach Ostern wurde ihre Küche zum Tierheim für ausrangierte Schoko-Hasen. Die figurbewussten Freundinnen brachten ganze Langohr-Familien vorbei. Am Ende der Saison gab's eine Farewell-Party unter dem Motto »Hafer statt Hasen«. Die Damen wollten die kleinen Tiere geschlossen entsorgen. Ein Abschiedsküsschen auf die Silberpapierschnauze, ein letzter Blick in die Kulleraugen – und weg damit in die Tonne. Schön wär's gewesen, aber das brachte Isi dann doch nicht übers Herz. Bei ihrer Freundin Lisi liefen schon die Tränen – vor allem beim Blick auf Haferflocken, Haferbrot und Haferkekse. Die Stimmung sank, die Mädels brauchten Trost. Ich war nicht eingeladen. Von den Hasen landeten schließlich nur die Papierhäute im Müll.

Dokumentieren mit Abschreck-Faktor

Matti merkte eines Tages, dass seine Naschreserven zu Ende gingen, ohne dass er großartig daran beteiligt war. Ratten? Mäuse? Nachbars Katze? Die Putzfrau? – Er wollte dem rätselhaften Schwund auf den Grund gehen. Bevor er einen Privatdetektiv anheuerte, versuchte er es mit Videoüberwachung. Zuerst nur nach dem Zufallsprinzip – immer mal zwischendurch fünf Minuten automatische Kontrolle. Die Filme, die er sich abends angucken musste, waren sehr langweilig. Rein gar nichts war auf ihnen zu sehen – aber es verschwand auch nichts. »Also immerhin: ein Abschreckeffekt«, triumphierte Matti. Daraufhin beschloss er, die Überwachungskamera am Wochenende mal 24 Stunden durchlaufen zu lassen, alle Zuckerpüppchen statistisch zu erfassen und über die eigenen bescheidenen Entnahmen Buch zu führen.

Vor diesem Kontrollregiment waren ihm täglich im Schnitt dreizehn süße Elemente abhanden gekommen, von denen er gefühlte drei als Eigenverbrauch abgezogen hatte. Das unerklärliche Verschwinden der restlichen zehn sollte nun die Kamera entlarven. Im Rahmen der Beweisaufnahme konnte Matti exakt dreizehn Zugriffe dokumentieren. Alle Aufnahmen zeigten den gleichen Täter: Mattis rechte Hand. »Ach du Schreck, Naschdemenz!« Kein Zweifel: Matti war davon befallen.

Als Gegenmittel machte er sich das Prinzip »Demenztherapie durch Dokumentation« zunutze: Eine Woche lang fotografierte er jeden Bissen, der ihm bis dato unbemerkt über die Lippen gegangen war. Die abendliche Bilanz war erschreckend, aber wirkungsvoll. Mit Rücksicht auf Akku, Speicherplatz, Energieaufwand beim Handysuchen und auch auf seinen Bauch naschte er nach kurzer Zeit weniger.

Friss, Sparschwein, friss

Diese Süßigkeiten-Vermeidungsmethode ist Andreas' Hobby: »Schließlich kann man damit viel Geld sparen.« Das Prinzip ist einfach: Der Preis jeder nicht gekauften Sauerei wandert als Schein oder Münze ins Sündenschwein. »Einmal Toffifee angeguckt, aber nicht mitgenommen? – 1,28 Euro ins Schwein.« Als Andreas mal allein einkaufen war, stopfte er dem Spar-Tier anschließend den ganzen Bauch voll und versicherte Sabine, dass er auf all das verzichtet habe und sie jetzt moralisch verpflichtet sei, es ihm gleichzutun. Danach gab es keine Shopping-Tour mehr ohne Aufrechnerei: »Wenn du die Schokolade nimmst, darf ich den Jack Daniels.« – »Wenn ich verzichte, musst du auch. Ist ja schließlich unser beider Geld.«

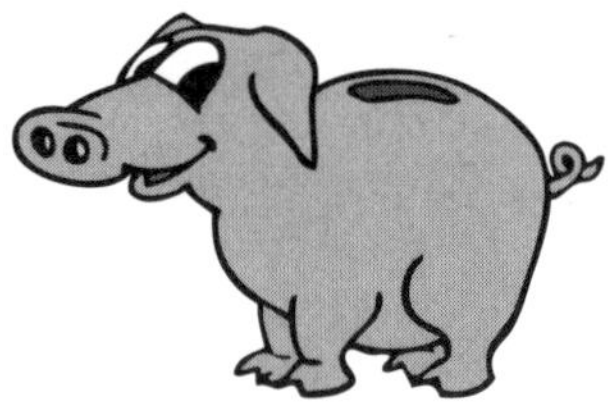

Sabine wusste gar nicht mehr, wo sie hingucken sollte, so schnell hatte Andreas notiert, was sie angeblich lustvoll angesehen, aber dann – nach offensichtlich erfolgreichem Kampf mit dem inneren Schweinehund – doch im Regal gelassen hatte.

Als das Schwein geplatzt war, legte Andreas lieber ein Sparkonto fürs erfolgreiche Verzichten an (»Sünde mit Zinsen!«) und zahlte nach dem nächsten Toffifee-Blickkontakt sofort 38,28 Euro ein. »Was soll denn das jetzt?«, fragte Sabine. »So viel kosten die Dinger doch gar nicht.« Mit gespieltem Schämgesicht erklärte Andreas: »Ich habe die ganze Palette angeguckt.«

31. Wunderbare Wurstpellen

Was die Hollywood-Diven drunter tragen, könnte manche Männer überraschen. Vor allem, wenn sie an pikanten Körperstellen ihrer Angebeteten zufällig die Bekanntschaft von Power Pantys machen

Männer verbinden mit dem Wort »Spanx« meist ... – gar nichts. Auch der Begriff »Body Shaper« klingt für sie wie eine Bauch-Beine-Po-Übung. Und wenn es nach den Frauen geht, kann das auch bis in alle Ewigkeit so bleiben. Die Ahnungslosigkeit des starken Geschlechts in diesem intimen Bereich kommt ihnen nämlich sehr entgegen.

Falls es Sie, meine Herren tröstet: Auch ich bin eher per Zufall auf Spanx & Co. gestoßen, denn aus einem naheliegenden Grund bleiben mir wie Ihnen Einblicke in die Damenumkleide verschlossen – wenn die Damen noch drin sind, jedenfalls. Doch eines Tages blätterte ich in einem Frauenmagazin mit vielen bunten Bildern, und was sehe ich da, das mir von einer auf die andere Sekunde meine männlich-naiven Illusionen zerstörte? Richtig: eine schlauchartige, fleischfarbene Gummiwurst an den angeblich so makellosen Beinen einer Hollywood-Schönheit! Ein wehendes Kleidchen brachte das Geheimnis an den Tag und vor die Linse der fleißig ihre Kameras auslösenden Paparazzi: Die Diva ließ sich die Schenkel von einem fiesen Liebestöter in eine perfekte Form quetschen. Bis zu diesem Augenblick hätte ein Treffen mit ihr bei mir Schnappatmung verursacht, doch nun: aus und vorbei! Stattdessen hatte ich die Bekanntschaft mit einem gemeinen Body-Shaper gemacht – und mein Interesse war geweckt.

Ein Blick ins Internet verriet mir, dass der liebe Gott beim Erschaffen von Schönheiten nicht allein seine Finger im Spiel hat – und zwar häufiger als gedacht. Omas Miederwäsche, von mir längst tot geglaubt, hat in Gestalt einer Art Fleischpresse den Wiedereinzug in die Kleiderschränke der modernen Frau geschafft. Ich rieb mir immer wieder ungläubig die Augen: Top-Stars wie Beyoncé Knowles, Eva Longoria, Tyra Banks, Madonna, Katie Holmes, Jessica Alba, Gwyneth Paltrow, sogar Kim Kardashian – sie alle geben drunter Gummi. Spanx, die Luxusmarke aller Körperschläuche, ist ihr gemeinsames Schlankgeheimnis. Ich frage mich nur, was ranke Schönheiten eigentlich per Kompression plätten, pressen oder stützen müssen. Und – kurze Denkpause – will ein Mann das eigentlich so genau wissen?

Auch die normal gebauten und ein wenig üppigeren Frauen von Castrop-Rauxel bis Frankfurt/Oder liebäugeln mit der Problemzonen dezimierenden Schummelwäsche aus Übersee. Dafür sorgen allein schon Dutzende von kreativen Werbern, die ihren Lebensunterhalt damit verdienen, immer neue, geradezu fantastische Bezeichnungen für die Presswurstpellen zu erfinden.

Da gibt es »Schlankstützwäsche«, magische Mini-Silikon-Pads für die Brustwarzen, die den Busen – plopp, plopp – magisch anheben, und »im Bondage-Style befestigte Slim Cognito Hosen«, die mit »Topless Trouser Socks« und »Power Panties« dank lasergeschnittener Kanten für »eine erotische Silhouette« sorgen.

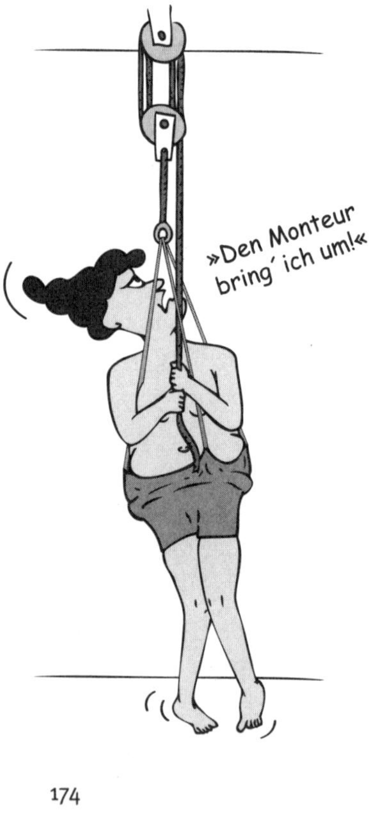

Die Formwäsche aus Latex, Gummi und Baumwolle kann überflüssige Pfunde natürlich nicht simsalabim verschwinden lassen, sie werden nur versteckt oder sehr viel attraktiver verteilt. Was vorher schlaff war, sieht wie durch Zauberhand trainiert und knackig aus – und schon ist dank des Ganzkörperanzugs der Busen prall, das Sitzfleisch apfelförmig und der Sportverein überflüssig geworden. Obwohl ... – wer sich in die Pelle hineinquetscht, muss schon ziemlich sportlich sein und wendig wie ein Aal – sowie im Besitz einer verständlichen Gebrauchsanweisung. Auch die ist im Internet oder in Frauenmagazinen zu finden und empfehlenswert für alle Frauen, die nicht zufällig auch Entfesselungskünste à la Houdini in ihrem Multitasking-Programm verfügbar haben.

Gebrauchsanweisung zum Ankleiden von Bodyshape-Dessous

1. Anders als bei allen anderen Kleidungsstücken kaufen Sie die Stretchklamotten bitte immer in Ihrer richtigen Größe. Die sind nämlich garantiert schon enger, als Sie gedacht haben.

2. Legen Sie Ihren Schmuck ab. Er könnte das magische Gewebe beschädigen – und das war's dann mit Speck weg. Schon bei einer einzigen Laufmasche geht die Wirkung flöten. Also am besten auch gleich die langen Fingernägel entsorgen.

3. Die Bodyshape-Teile nie direkt nach dem Duschen anlegen. Beim kleinsten bisschen Feuchtigkeit wird das Anziehen der engen Dessous schlichtweg unmöglich. Es sei denn, Sie verfügen über einen Flaschenzug im Bad. Also Ganzkörper-Fön oder auf einen Scirocco aus Nordafrika warten ...

4. Bevor Sie beim Ankleiden verzweifeln, streuen Sie reichlich Babypuder auf alle Hautpartien, über die der Stoff gleiten soll. Sieht zwar aus, als wären Sie in einen Mehlsack gefallen, aber Sie tragen ja etwas drüber.

5. Alle Dessous von unten nach oben anziehen. Über den Kopf kriegen Sie die Teile eh nie.

6. Bei einem Ganzkörperanzug vor dem Anlegen grundsätzlich lange Ärmel oder Hosenbeine einrollen und erst dann wieder entrollen, wenn er im Bauch-Brust-Bereich endlich sitzt, wie er soll. Da alle Säume rutschfeste Silikonränder haben, die sich an der Haut festsaugen wie ein Plastikhaken an der Badezimmerkachel, würden Sie die ohne Krempeln nicht einmal über den ersten Zeh bekommen – selbst dann nicht, wenn der Nagel lackiert ist.

7. Sollten Sie einen Termin haben, stellen Sie sich einen Wecker. Mindestens drei Stunden, bevor Sie aus dem Haus müssen, sollten Sie zum Anziehen

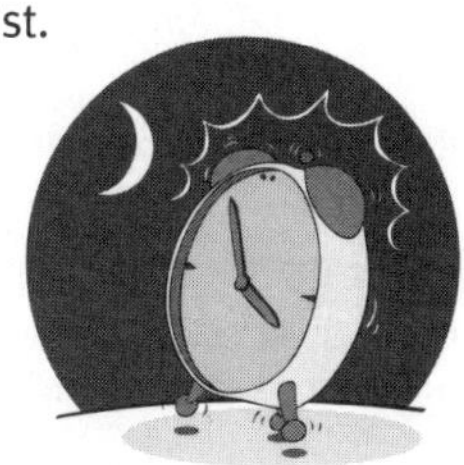

bereit sein. Kühlen Sie das Ankleidezimmer herunter oder gehen Sie gleich in den Keller. Jeder Schweißausbruch verlängert die Prozedur.

8. Wenn alle Stricke reißen, kaufen Sie Ihre Kompressions-Dessous eine Nummer größer. Oder komprimieren sich selbst – in einem Fitnessstudio.

9. ***Nachtrag:*** Bei einem Date die Nagelschere in der Handtasche nicht vergessen, damit Sie sich – wenn's schnell ins Bettchen gehen muss – vorher im Bad aus der Pelle rausschneiden können.

Weniger amüsiert über meine Recherche war dann übrigens meine Frau. Sie fand mein Interesse zwar nicht direkt unwitzig, schien sich aber sehr darüber zu wundern, dass die segensreiche Erfindung der figurformenden Gummischläuche an mir bisher so gänzlich vorbeigegangen war.

»Warum zum Teufel muss ein Mann wissen, was Bodyshape-Wear ist?«, diese Frage drängte sich mir daraufhin verständlicherweise auf. Also stellte ich sie meiner Frau. Und dachte im Stillen hinterher: »Obwohl ... – schaden kann's eigentlich nicht. Schließlich bin ich nun gewarnt, dass nicht alles, was glänzt, Gold ist, und nicht alles schlank, was in einer Konfektionsgröße 36 steckt.«

Die Antwort meiner Frau kam irgendwie in Slowmotion bei mir an: »Weil es die Dinger auch für euch gibt.« – Wie? »Für euch«? Also auch für mich? Was hatte das nun wieder zu bedeuten?

Es bedeutete exakt das, was ich gehört hatte: Auch Männer tragen Stützunterwäsche. Zwar keiner, den ich persönlich kenne. Aber offensichtlich viele andere. So lässt der »Waist Eliminator« (ein breiter Gürtel, der bis unter die Brustwarzen geschnürt wird) in den USA bereits unzählige männliche Plauzen schrumpfen und der »Flashback Butt Lifting Boxer« (eine Unterhose, ausgerüstet mit einem elastischen Stützriemen) möbelt die Heckansichten entsprechend auf.

Reithosen, Bauchspeck oder Winkearm – es gibt nichts, das sich nicht in die gewünschte Form drücken lässt. »Darf es etwas runder, flacher, höher oder vielleicht ein wenig konkaver sein?« Aber ehrlich: Wie soll das gehen? Zwar lassen sich kleine Dellen und Speckröllchen problemlos in die Breite drücken, Beulen geraderücken und stramme Partien schlanker modellieren. Aber größere Fettpolster? Die würden, schnittig in Form gequetscht, logischerweise an anderer Stelle wieder rausploppen: der Po im Hohlkreuz, der Bauch unterm Kinn.

Wer seine Jeans also nicht mehr zubekommt oder beim Luftholen immer wieder die Hemdknöpfe absprengt, der sollte das Geld für Ganzkörperkondome und Boxershorts mit Speckbremse sparen und stattdessen lieber Zeit investieren – in mehr Bewegung. Dann gibt es auch kein böses Erwachen, wenn man vor der oder dem Angebeteten die schmeichelhaften Hüllen fallen lässt.

Apropos »Hüllen fallen lassen«: Da war noch eine Tatsache, mit der mich mein Schatz zu guter Letzt kichernd konfrontierte – die Bodymax-Herren-Unterhose der englischen Kaufhauskette Marks & Spencer. Über die hatte sie sich mit ihren Freundinnen auf dem letzten Mädelabend schlapp gelacht, weil nämlich jeder Kerl mit dem Schlüpfer sprichwörtlich auf dicke Hose machen kann. Selbst wenn er die selbige mal runterlässt, steht er dank prallem Penis-Polster im Schritt, das sein Gemächt optisch kräftig aufwertet, ganz cool da.

Bei aller anfänglichen Ungläubigkeit über die dekorative Nachbesserung made in UK – in Ruhe betrachtet, ist so ’n Teil ja eigentlich nur gerecht. Die Frauen haben ihren Wonder-Bra, warum sollten Männer kein eigenes kleines Wunder haben dürfen?

32. Ungern gesehene Gäste: »Disst die Dünnen raus!«

Juhu, die überflüssigen Zönchen haben sich tatsächlich verdünnisiert. Doch die Probleme sind damit nicht verschwunden. Im Gegenteil: Schlanksein bringt neue

Mit den tollen Zielen ist das so eine Sache: Erst wird ewig davon geträumt – und wenn man dann endlich angekommen ist, hat das Paradies doch einen Haken. Oder gleich mehrere. Mit dem Verschwinden von Schwarten und Schmerbäuchen sind die problembehafteten Zonen tatsächlich futsch, aber die Probleme nicht automatisch mit ihnen. Die können bleiben, sich verändern und vermehren sich schlimmstenfalls. Da haben Sie plötzlich mit Dingen zu kämpfen, mit denen Sie nie gerechnet hätten.

Andreas und Sabine haben nach dem Baby-Flop zusammen fast zwanzig Kilo geschafft. Er fünfzehn, sie 4,78. Nun geht das mit den ungewohnten Problemen gleich morgens am Kleiderschrank los: Die Stangen biegen sich, die Fächer quellen über, die Türen gehen kaum noch zu. Schrank-Besitzerin Sabine steht verzweifelt davor. Schließlich kapituliert sie laut schreiend: »Hilfe, ich habe nichts anzuziehen.« Andreas stellt automatisch die Ohren auf Durchzug. Darauf ist er konditioniert. Das sagt sie schließlich seit Jahren, obwohl er sich nicht erinnern kann, jemals gesehen zu haben, dass sie nackt das Haus verließ.

Er könnte jetzt hingehen und Hilfe anbieten – so, wie er es in den letzten Jahren immer mal wieder versucht hat: Heranpirschen an den Schrank, vorsichtig einen Stofffetzen herausziehen, hinhalten und »Wie wäre es denn hiermit?« fragen. Oder: »Dieses blaue Teil hast du dir doch letzte Woche erst gekauft. Oder das hier – das hattest du noch nie an.«

Vergiss es, Mann! Sabine schnaubt verächtlich: »Die Wurstpelle? Den Sack? Das Zelt? Dieses fette Viereck? Weg damit!«

Der figursensible Andreas begreift: Diesmal ist alles anders. Wenn seine Liebste mit ihrem nunmehr lächerlichen Restgewicht die »Ich habe nichts anzuziehen«-Arie singt, dann ist das ganze Zeug im Schrank wohl tatsächlich eine Nummer zu groß und Sabines Gejammer kein taktisches. Andreas ist schlau genug, nicht solidarisch zu jubeln – weil dies umgehend einen »Vorher fandest du mich also doch fett!«-Anfall auslösen würde. Andreas macht sich lieber auf den Weg, das Konto zu füllen.

Sabine hat es geschafft. Sie hat abgenommen. Sie erwartet jetzt Beileidsbekundungen und aufrichtige Anteilnahme: »Hey, Schatzi, da passt ja wirklich gar nichts mehr. Viel zu weit, das alte Zeug. Da muss sofort was Neues her.« – Wirklichen Trost spendet in dieser Phase nur eine Shopping-Flatrate bis ans unterste Ende des Überziehungskredits.

Und so ein kleines Einkaufsfest darf Andreas seiner Sabine auch ruhig gönnen, größere Jubelpartys wird's nämlich erst mal keine geben – entweder weil keiner ihre Einladung annehmen mag oder weil Schlankis ungern gesehene Gäste sind. Und wenn sie sich doch irgendwie reinmogeln, ziehen sie garantiert die Stimmung runter.

Ich zum Beispiel habe mich letzte Woche inkognito in eine Küchenparty gemogelt. Ein Nachbar hatte mich als seinen Nachbarn eingeschleust. Ich war bereits dabei, Speichel zu bilden, weil unverkennbarer Duft in meine Nase kroch: saftige Steaks, Pommes im Fettbad und eimerweise Kartoffelsalat, knülledicht mit Geschmacksverstärkern und Konservierungsstoffen. Herrlich! Ich fühlte mich frei von allen gesellschaftlichen Zwängen, denen sich sonst die anwesenden Frauen unterordnen – und denen ich mich, wenn sie mich erkennen, ebenso unterordnen muss. Männer dürfen sich auf Küchenpartys gehen lassen, Frauen und Fitness-Fuzzis nicht.

Wie gesagt, ich dachte, ich wäre inkognito da. Ich richtete mir gerade einen Teller an, als es plötzlich ganz komisch still um mich herum wurde. Zwei Dutzend Augenpaare waren auf mich und meinen Teller gerichtet. Mir wurde heiß. »Jetzt bloß nicht kleckern«, dachte ich. »Messer und Gabel richtig halten. Ketchup sauber abtupfen, bevor jemand eine Handykamera zückt. Pokerface. Nur keine Unsicherheit zeigen.« Ich war enttarnt. Welche Optionen hatte ich? Konnte ich noch kneifen und den Streber raushängen lassen? Alles wegwerfen, »Scherz« brüllen und nach Brokkoli verlangen?

Es kam, was kommen musste. »Guck mal, das ist doch der Heizmann«, hauchte jemand seinem Sitznachbarn zu. »Wie kann der hier zulangen und trotzdem schlank sein?« – Der Sitznachbar mümmelte mit vollem Mund zurück: »Na, wenn der so was isst, dann kann es nicht ungesund sein.« Daraufhin mampften alle Männer munter weiter – nur ich nicht. Denn ich musste jetzt in die Frauensprechstunde.

»Patric, vertrage ich noch drei Pommes, wenn ich aufs vierte Fleisch verzichte?« – »Wie ist das denn mit Oliven? Sind da Kohlenhydrate drin?« Mir ging's wie dem Arzt auf einer Party von Nicht-Ärzten: »Hier hinten zieht's bei mir immer so komisch, Herr Doktor, könnten Sie da nicht mal gucken?« – Nur dass der Partyarzt vermutlich nebenbei weiteressen darf, während ich sehen musste, wie ich mich am schnellsten davonmachen konnte. Ich habe dann statt Kartoffelsalat den Hinterausgang genommen.

So ist das. Sobald ich irgendwo enttarnt worden bin, bleibt mir nur noch der strategische Rückzug. Denn andernfalls erscheint wenig später die Gastgeberin auf der Bildfläche. Wutentbrannt. Wie ich denn bloß hereingekommen sei? Niemand habe mich eingeladen. Es sei doch im ganzen Viertel bekannt, dass kein Schwein mehr Brot und Nudeln isst, wenn ich irgendwo aufkreuze. Wo sie denn jetzt hin solle mit all dem Nahrungsmüll, den keiner mehr anrühren werde?

Ich hätte versuchen können zu erklären, dass ich gar nichts gemacht hätte und auch nicht vorgehabt hätte etwas zu tun – außer zu essen, wie alle anderen auch. Doch das hätte ihr nur neue Munition geliefert: »Du richtest auch Schaden an, wenn du nichts machst oder tust!« Also machte ich mich lieber freiwillig vom Acker.

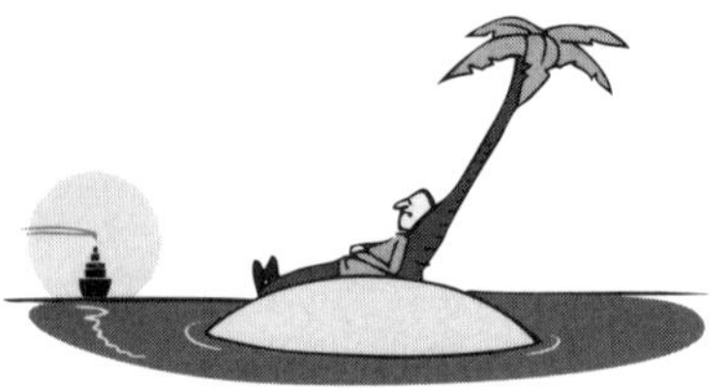

Kurz und nicht schmerzlos: Mit den Pfunden schwinden leider auch die Freunde. Das muss man wissen, wenn man sich aufs Abnehmen einlässt. Nicht nur das Partyvolk grenzt die Dünnen aus, die soziale Isolation setzt sich fort. Wer sich mal verschlankt hat, lernt schnell das ganze Dissprogramm kennen: Die Kumpels von früher verstummen, wenn die Dünnies auftauchen.

Klar, bestimmte Rituale machen schließlich einen homogenen Mindestumfang erforderlich – zum Beispiel beim Thema »Wir jammern gemeinsam über uns und die Welt«. Dabei wird in der Regel weit ausgeholt: In der ersten Hälfte des Lebens geht's von der schweren Kindheit über die traumatische Mutterbeziehung bis zum unkontrollierbaren Schweinehund als Rechtfertigung für die Nougat-Nutella-Sucht, die

Sesselklebe-Lust und die chronische Verschieberitis. Später kommt dann das Kompaktthema »Krankheiten-Schmerzen-Ärzte« dazu.

Darüber lässt sich prima fachsimpeln. Zu »Kranksein« und »Dickfühlen« kann schließlich jeder was sagen – nur die Dünnen und die Gesunden nicht. »Streber!«, »Langweiler!«, »Die gehören nicht mehr zu uns!«, »Früher waren sie ja ganz nett, als sie noch so gemütlich und friedlich waren ...« – Jetzt stören sie, auch wenn sie gar nichts tun. Allein ihr Anblick ist für die Dickgebliebenen bereits eine Provokation. In ihrer Gegenwart können sich die Nicht-Dünnen einfach nicht wohlfühlen. Es droht die Verschwörung zum Rauswurf aus der Herde.

Wenn Sie als Dünner dann nicht von allein das Feld räumen, wird man versuchen, mit ein bisschen Sabotage nachzuhelfen. Am Anfang noch subtil: »Die Sachertorte hat Bine selbst gemacht. Toll, ne? Jeder, der ein echter Freund ist, hilft beim Verspachteln. Gehen auch genau sechs gleich große Stücke raus, eins für jeden von uns.« Die Botschaft ist klar: ***»Du bist echt Feind, wenn du nicht mitspachtelst.«***

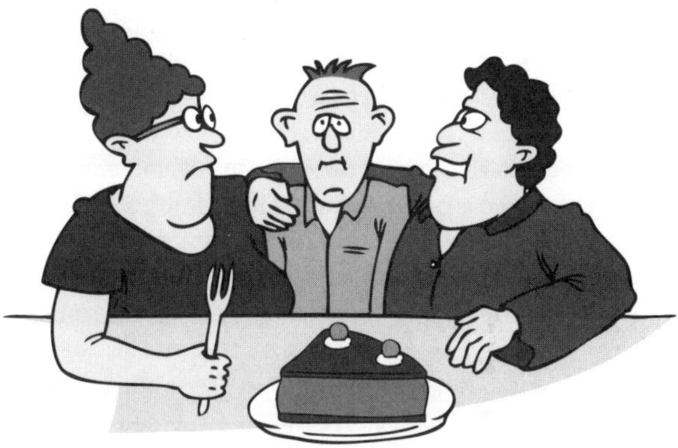

»Unsinn Bine,
Thomas liebt deine Sachertorte, oder?
Hau rein Junge!«

Tortenvernichtung durch Sechsteilen? – Es geht noch härter: Wenn beispielsweise auch einer aus der Schlauberger-Fraktion dabei ist, der die ganze Runde verblüffen kann. So einer wie Klaus. Aufgrund einer neuen Studie weiß er: »Schlank macht krank.« Zum Beleg dieser abwegigen These müssen die Magersüchtigen herhalten. Bei denen, so Klaus, brechen die Knochen schneller. »Und wenn sie herzkrank werden, ist es wahrscheinlicher, dass sie früher sterben, weil die dünnen Körperchen anfälliger sind für Entzündungen. Außerdem haben hagere Herren weniger Spermien, sind also eher mal unfruchtbar und wohl wegen Minderwertigkeitskomplexen in Anbetracht ihrer eigenen Mickrigkeit auch leichter depressiv. Dünne Damen haben öfter Fehlgeburten, und ihre Lungen leiden mehr, wenn's hart auf hart kommt.«

Puh, das klingt nicht schön. Da sind sich alle in der Runde einig. Nur gut, dass es mit der Diät doch nicht geklappt hat und Bine schon wieder eine Torte fertig hat ...

»Aber«, so fragen Sie, »bloß ein bisschen Sport kann doch nicht schaden, oder? Ich meine, wenn man's nicht so doll treibt, dass die Freunde einen zu dissen anfangen – oder dass der Heißhunger einen zum Kühlschrankplündern treibt. Einfach nur mehr Bewegung – das ist doch frei von Risiken und Nebenwirkungen, oder?«

Darauf ein klares »Nein«, Sie Ahnungsloser. Auch »ein bisschen« Sport kann bereits zu schweren Persönlichkeitsveränderungen führen. Zum Beispiel, weil die damit verbundene Endorphin-Ausschüttung erst glücklich und dann süchtig macht. Stellen Sie sich vor, Sie hetzen Ihren Partner in den Park, und dann kommt der zurück und hat unerträglich gute Laune. Das könnte das Stimmungsgleichgewicht Ihrer Ehe ins Wanken bringen.

Sabine und Andreas hatten mal so eine Phase. Zuerst zog mich Sabine ins Vertrauen: »Du, Patric, haste nicht mal einen Tipp für Andreas? Der legt immer mehr zu – und tut zu Hause immer weniger. Ich will's ihm ja nicht so direkt sagen, aber bei der Hochzeit hat er mir noch versprochen ...«

Schon klar. Dazu passt ganz prima Heinz Erhardt:

»Ich hol' vom Himmel dir die Sterne«,
so schwören wir den Frauen gerne.
Doch nur am Anfang! Später holen
wir nicht mal aus dem Keller Kohlen.

»So ist es«, bestätige Sabine nickend. Wir machten einen kleinen Trainingsplan, und Andreas legte tatsächlich los. Doch kaum waren ein paar Muckis aufgebaut, wollte er sie auch im Alltag anwenden, Sabine war begeistert. Andreas holte erst die Sterne runter, also mal die Glühbirne aus der Decken-Lampe, die seit Weihnachten kaputt war; dann jeden Dienstag die Mülltonnen aus dem Keller; und dann wollte er mehr: »Kann ich noch was einkaufen? Eine Tasche schleppen? Hast du was zu putzen, Schatzi? Ich würde jetzt gerne bügeln, muss ja auch die Handflächen-innen-Muskulatur in Form bringen.«

»Sind doch Super-Nebenwirkungen«, werden Sie jetzt denken. Stimmt. Aber da steckt noch ein Restrisiko drin: Bald nämlich hatte Sabine nichts mehr zu tun, und Andreas wollte immer noch mehr. Während sie in ihrer Freizeit nur noch dafür sorgen konnte, dass sich die Kosten fürs neue Sofa durch viel Draufliegen schnell amortisierten (wobei sie natürlich zunahm), schlich Andreas zur Nachbarin: »Hey, pssst, Ute ... – ich bin nicht ausgelastet. Kann ich dir vielleicht was helfen? Beim Schleppen? Bügeln? Putzen?«

33. Ein Leben für die Wurst – warum Grillen Sport ist

Nicht die Insekten, die uns im Sommer unseren letzten Nerv rauben, bringen in jedem Mann den Neandertaler zum Vorschein, sondern das sommerliche Garen erbeuteter Fleischstücke über einer offenen Feuerstelle

Alle Jahre wieder, sobald Weihnachten überstanden ist, die erste Schneeschmelze eingesetzt hat und an der Tankstelle die Eiskratzer der Holzkohle weichen, beginnt mein Freund Matti seinen Grill auf Vordermann zu bringen: Er schleppt ihn aus dem Gartenschuppen in die Kellerwerkstatt und zerlegt ihn liebevoll in seine Einzelteile wie andere einen Ford Mustang, Baujahr 1966. Er putzt, schmiert und ölt die Kiste, bis sie wieder aussieht wie frisch aus dem Laden. Das dauert erfahrungsgemäß zwei Monate, und pünktlich, wenn sich die ersten Narzissen aus den Blumenbeeten stemmen, ist es so weit: Zeit zum Angrillen.

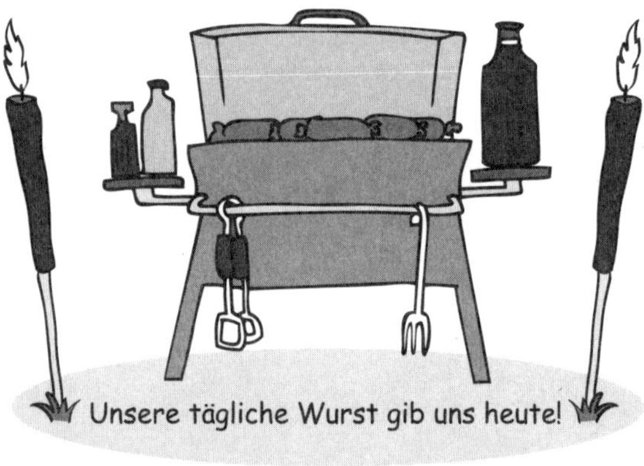

Unsere tägliche Wurst gib uns heute!

Matti zelebriert diesen Tag wie den ersten Anpfiff zur Bundesliga nach drei – nein eher vier – Jahren Pause. Bereits Wochen vorher studiert er die Angebote der Fleischtheken aller Supermärkte im Umkreis von 50 Kilometern. Kein Weg ist ihm zu weit, um sein Sortiment an Koteletts mit und ohne Knochen, Bauchfleisch mit Schwarte, Holzfällersteaks, Spareribs, Spanferkeln, Kroatischen Hackröllchen, Thüringern und Schinkenwürstchen zu perfektionieren.

Das Jagen nach Sonderangeboten und Top-Qualität liegt ihm im Blut wie seinen Ahnen die Hatz auf appetitliche vierbeinige Urzeitbraten. Natürlich stellt Matti die Wildsau nicht per Pedes und mit Keule. Er jagt die Bratwurstschnecke mit seinem Astra-Kombi und EC-Karte. Aber von der Art und Weise, wie die Beute auf den Rost kommt, einmal abgesehen, hat sich seit Urzeiten nicht viel geändert: Grillen ist ein archaisches Ritual, das uns zurückbeamt in jene Tage, in denen der Mann noch ein Mann war und auch so riechen durfte. Auch bei mir schlagen im Sommer die männlichen Urzeit-Gene durch.

So ist es eben: Egal, ob wir tagsüber in Sportklamotten, im Blaumann oder im Armani-Anzug stecken – nach Feierabend werfen wir die äußeren Hüllen ab wie die Urväter das Bärenfell und bringen in Shorts und Schlappen die Kohlen zum Glühen.

Selbst in Zeiten von Induktionsherd und Dampfgarer schlummert in uns Männern ein zivilisationsresistenter Grill-Trieb. Die Faszination vom Hantieren mit Stöckchen und Bratwurstzange wird ungebremst von Vätern auf Söhne weitervererbt. Und ist das gejagte Tier erst durch und knusprig braun, wird es, je nach Entwicklungsstand des Grillmeisters, mit oder ohne Besteck mit der größten Genugtuung verspeist. Wer bei Matti eingeladen wird, weiß, was ihn erwartet: Handarbeit. – Brandblasen an den Fingern werden heroisch ertragen.

Da Matti Single ist, assistieren ihm beim Schwingen der angespitzten Grillgabel seine jährlich wechselnden Freundinnen. Doch die Damen haben bei der Operation am offenen Feuer bestenfalls Handlangerdienste zu erfüllen: Sie reichen das Grillgut an, den Pinsel zum Marinade- oder Öl-Anstrich, die Zange zum zeitgenauen Wenden der Fleischbrocken. Auch den Schweiß auf der Stirn des unangefochtenen Grill-Champions dürfen sie hingebungsvoll wegtupfen. Den Rest erledigt der Chef am »Cactus Jack Barbecue Smoker«, dem Porsche unter den Grills, selbstredend eigenhändig.

Wer also behauptet, Männer trieben zu wenig Sport, der sollte spätestens jetzt wissen, dass es ja noch den Grillsport gibt, der nicht vergessen werden sollte. ***Und weil man Sport gerne mit Gleichgesinnten im Verein perfektioniert, hat Matti mit seinen drei engsten Kumpels den 1. GC »Ein Leben für die Wurst« gegründet.*** Motto des Vereins: »Grille,

grille, sonst gibt's auf die Pupille.« Als Allererstes hatten die frischgebackenen Mitglieder erst einmal einen Kampf gegen Hausdrachen auszufechten, die unbedingt einen Weichduscher-Elektrogrill ins Haus schleppen wollten. Von den Küchenbeherrscherinnen, die meinten, auch am Rost das Sagen zu haben, ganz zu schweigen: »Nix da! Das widerspricht ganz klar den Statuten!«

»Setzt euch jetzt durch, Jungs«, feuerte Matti die Kollegen an. »Drei Viertel der Deutschen sind der Meinung, dass Grillen Männersache ist.«

Das war vor vier Jahren. Inzwischen sind die kleinen Anlaufschwierigkeiten längst Geschichte. Kuno hat sich im Gerangel um die Hoheit am Grill ein blaues Auge geholt und auf den Clubbeitritt verzichtet. Schriftführer Andreas, Kassenwart Hans-Dieter und der zweite Vorsitzende Markus haben sich mit ihren besseren Hälften mehr oder weniger arrangiert, und so lassen es die vier Clubmitglieder in den schönsten Monaten im Jahr auf Terrasse, Balkon und Campingplatz reihum krachen und bruzzeln. Mit – anders als bei Kuno – sichtbaren Folgen nicht nur im Gesicht, sondern auch in der Bauchregion.

Denn allem Anschein zum Trotz: Unsere »Ein Leben für die Wurst«-Heroen sind anders als ihre Neandertaler-Vorfahren. Denen ist der Leibesumfang nämlich nicht bis unters Kinn gewachsen. Die wilden Kerle mampften zwar auch munter ihr geröstetes Fleisch, hatten aber wegen der unbequemeren Lebensumstände in den Höhlen-Appartements auch einen ordentlichen Kalorienbedarf.

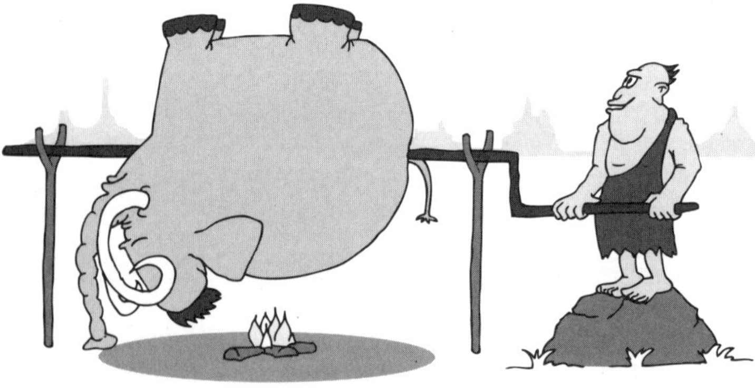

Kleine Sprints bei Begegnungen mit Säbelzahntigern, Faustkämpfe mit unförmigen Beuteltieren, wildes Keulenschwing-Gerangel mit den Kontrahenten um den besten Schinken – all das sorgte dank einer funktionierenden Fettverbrennung für einen schmalen Hintern. Bei Matti verbrennt Fett nur auf dem Grillrost, gejagt werden Sonderangebote und beim späteren Verputzen derselben werden Ballaststoffe in Form flüssigen Getreides zugeschossen: »Nicht viel schnacken, Kopf in den Nacken«, heißt es oft und öfter.

Ich bin übrigens offizielles Ehrenmitglied des 1. GC, aber, ehrlich gesagt, eigentlich nur als Quoten-Dünner geduldet. Ich sollte nämlich auch einmal das Fleisch besorgen und habe das in mich gesetzte Vertrauen durch das Heranschleppen von mageren Putenschnitzeln, Tatar-Frikadellen, Fisch, Garnelen und bunten Gemüsespießen schmählich missbraucht. Fleisch ist eben nicht gleich Fleisch.

Noch schlimmer wog aber wohl das Weißkraut in Essig und Öl, das ich anstelle der Maiskolben mit triefender Butter als Beilage auserkoren hatte. Und Kartoffelsalat mit Mayo-Dressing hatte ich auch nicht im Gepäck. Das Entsetzen in Mattis Augen werde ich nie vergessen. Er stürmte in den Keller an die Tiefkühltruhe und – »So ein Glück!« – da lag noch ein halbes gefrostetes Schwein drin. Der Abend war gerettet. Und ich? Muss mir seitdem immer das freundschaftliche Geplänkel der anderen anhören: »Das Grünzeug für die Weiber – und für Patric – steht dort drüben.« Apropos »Frauen«: Man könnte ja auf den Gedanken kommen, das weibliche Geschlecht könnte den sommerlichen Bratspaß einfach genießen, ohne ein Gramm zuzulegen – einfach, weil die Damen die fetten Knusperschwarten weglassen. Und im Gegensatz zu Matti (»Ich bin doch kein Kaninchen!«) auch gern Salat essen.

Doch auch die Frauen haben eine Art genetischen Defekt, der ihnen immer wieder ins Kalorien-Kontor grätscht: das zwanghafte Resteverwerten nach der Outdoor-Sause nämlich. Wenn alle satt sind und die Gefahr eigentlich gebannt sein sollte, geht's los. Gerade gestern konnte ich's wieder beobachten:

Die Vereinsbrüder hatten sich zum Fußballgucken zurückgezogen, die Kinder waren ausgeflogen – und das kalte Buffet wünschte abgedeckt zu werden. Das zeitsparende und figurfreundliche Aufräummodell »Müllsack auf, alles rein, Müllsack zu« wurde zwar kurz andiskutiert, scheiterte dann jedoch am Mentalen.

»Essen in den Abfall? Das macht man einfach nicht!«, lehnte Isi die Maßnahme kategorisch ab. »Das haben wir doch alle schon als Kind gelernt.«

Die anderen pflichteten ihr bei – und dann vernahm ich nur noch gelegentlich Sätze wie: »Das geht jetzt auch noch!«; »Komm, die Schüssel machst du kalt, dann ist's geschafft ...«; »Den winzigen Brotrest kann ich so nicht aufheben. Jeder ein Stück, und fertig!«

So ist das halt: ***Wenn Gruppenzwang und Solidaritäts-Spachtelei zusammenkommen, sind die guten Vorsätze, dieses Mal maßzuhalten, kaum noch zu retten.*** Freunde mit Reste-Schüsseln liefern die besten Argumente fürs Zuviel: Man will höflich sein, den lieben Freunden helfen und ... dazugehören.

Wie gut, dass ich ein Mann bin, wenn auch nur der Quoten-Dünne. Dank meines Geschlechts ist es mir erlaubt, mich schnell zu den anderen vor den Flachbildschirm zu verziehen. Und dann: Fußballgucken und Quatschen bis tief in die Nacht – und dabei von meiner Weinschorle profitieren. Denn während sich die anderen vier mit ihren gepflegten Blonden amüsieren, bleibe ich von allen Angriffen verschont, wenn sich geschätzte 2500 Stechmücken veranlasst sehen, sich mit lauten Freudenschreien auf die Jungs mit Bier im Blut zu stürzen.

Forscher vermuten, dass die geflügelten Beißer auf weniger Gegenwehr hoffen, wenn sie eine kräftige Pilsfahne riechen. Keine Ahnung, ob Mücken so weit denken können. Vermutlich liegt es doch eher an Mattis müffelndem T-Shirt. Oder kann man vielleicht nicht nur die Mitglieder des 1. GC »Ein Leben für die Wurst« mit meinem Weißkrautsalat verjagen, sondern sogar Mücken? – Wenn das nicht längst erforscht worden ist, dann sollte sich jemand unbedingt sofort darum kümmern! Tatsache ist nämlich: Es funktioniert.

Mail an Patric Heizmann

Sehr geehrter Herr Heizmann,

Sie haben in Ihrem Vortrag gesagt, die Männer würden den Sommer verschönern, weil sie die wahren Grillmeister der Nation seien. Das kann auch nur ein Mann glauben. Ein normaler Grillabend in Deutschland sieht so aus: Die Frauen kaufen ein, schleppen die Einkäufe und Bierkisten hoch in die Wohnung, bereiten die Salate vor, schieben den Grill zurecht, putzen das Rost, stellen das Fleisch und die Utensilien zurecht, während der Mann den Flüssigspiritus auf die Holzkohle kippt, sie anzündet und 45 Minuten mit einem Bierchen in der Hand dabei zusieht, wie sie durchglüht. In dieser Zeit schieben wir Frauen das Brot in den Ofen, wuchten Tabletts voller Soßen, Salate, Teller und Bestecke raus und decken alles auf, bis sich der Tisch biegt. Dann begrüßt sie die Gäste und serviert ihnen literweise Getränke. Liegt das Fleisch dann endlich auf dem Rost, wendet der Grillmeister der Nation es ein, zwei Mal mit wichtiger Miene, während er dabei das zweite oder dritte Bierchen zischt. Nach dem Essen loben alle Besucher den Mann, während die Frau den Tisch wieder abdeckt, die Küche saubermacht und sich später am Abend über den Satz des Gatten freuen darf: »Na, ist doch auch schön, wenn ich mal koche, gell, mein Pummelchen?«

Mit freundlichen Grüßen

Ihre
Katharina Schwinger-Meisel

34. Heiße Themen rund um den Teller

Beim Essen übers Nicht-Essen zu reden, kann nur schiefgehen: Den einen verdirbt's den Appetit; die anderen essen dann auch nicht mehr. Ob man Komplimente macht oder danach fischt – Dialoge übers Dünnwerden sind hochexplosiv

Diätmenschen sind unberechenbar. Heute hängen sie den Maso raus: »Ich bin ja soooo fett, sag's mir ruhig. So ein Tritt in den Hintern hilft immer!« – Morgen, wenn der erwünschte Tritt dann kommt, schnappen sie ein: »Wie bist du denn drauf? Kannst deine Meinung wohl nicht für dich behalten? Guck dich doch selbst mal an!«

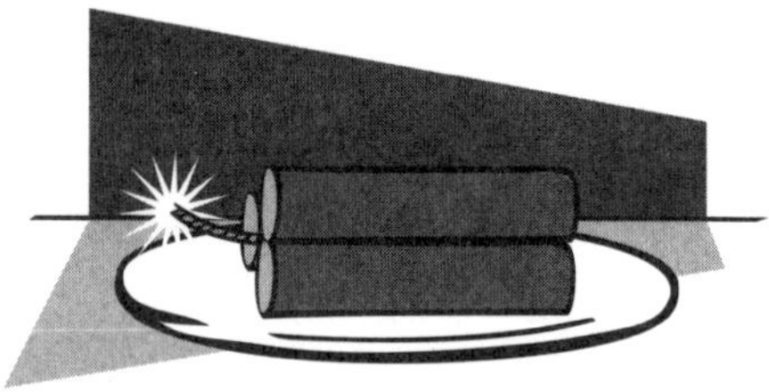

Weil die meisten mich für einen Dauer-Diäter halten, entstehen beim Thema »Essen« oft unangenehme Gesprächslücken. Wenn zum Beispiel die Zeit reif ist für einen Snack, werden die Leute um mich herum nervös: »Wann geht der endlich?« – »Der war doch nur bis elf Uhr zum Meeting im Café eingeladen.« – »Wir haben Hunger.« Sobald ich mich dann vom Acker mache, schnellen sofort die Hände in die Höhe: »Herr Ober, jetzt bitte fünf Mal Schwarzwälderkirsch!«

Den anderen geht's in diesem Moment richtig gut. Gemeinsame Lustbefriedigung schweißt zusammen. ***Essen ist sozialer Kitt. Wer da nicht mitmacht, gerät in die Isolation.*** Das ist fast wie eine ansteckende Krankheit. Ein Tabuthema.

Nettes, unverbindliches Geplauder übers Essen ist ganz schwierig. Der eine will sich vorm anderen nicht entblößen, sich nicht von ihm erwischen und erst recht nicht belehren lassen. Zwischen Männern und Frauen fehlt in Sachen »Abnehmen« eine gemeinsame Basis als Gesprächsgrundlage. Ohne Grundverständnis fürs Gegenüber kommen Dialoge nicht so recht in Gang, sie enden im Nichts. Der Klassiker:

Abends um halb acht.

Er: *»Ich habe Hunger. Wollen wir essen gehen?«*

Sie: *»Nee, ich bin jetzt nicht drauf vorbereitet.«*

Er: *»Hä? Wie kann man sich denn aufs Essen vorbereiten?«*

Sie: *»Ich hätte heute Mittag nichts nehmen dürfen, damit ich abends noch mal kann.«*

Er: *»Hä? Essen geht doch immer.«*

Sie: *»Gehen geht schon, macht aber dick – vor allem abends.«*

Er: *»Du bist doch gar nicht dick.«*

Sie: *»Genau deswegen.«*

Er: *»Hä?«*

Männer unter sich können nicht viel zum Thema beitragen. Unter ihnen gilt: »Bei Hunger wird gegessen, und lamentiert wird nur fürs Gewissen.«

Abends um halb acht im Restaurant. Zweimal Schnipobi (Schnitzel-Pommes-Bier) wurden gerade aufgefahren.

Er 1: *»Eigentlich wollte ich ja mal weniger essen.«*

Er 2: *»Ich auch. Man wird ja nicht jünger.«*

Er 1: *»Hast recht. Ich müsste da was tun.«*

Er 2: *»Ich auch.«*

Er 1: *» Das soll gar nicht so schwer sein. Mein Kollege Bernd zum Beispiel hat einfach abends kein Bier mehr getrunken – und nach einem halben Jahr waren zehn Kilo weg.«*

Er 2: *»So was schwebt mir auch vor.«*

Er 1: *»Mir auch. Irgendwann.«*

Er 2: *»Ja, später. Und jetzt Prost.«*

Er 1: *»Prost.«*

Bei Frauen funktionieren Kilogespräche eigentlich nur unter halbwegs Gleichgewichtigen – wie bei Männern, wenn's ums Auto geht. Benzingespräche zwischen Enten- und Porschebesitzern machen keinen Spaß – gleichgültig, ob man die Ente oder den Porsche fährt. Da stimmt einfach die Basis nicht.

Wenn zwei halbwegs gleichgewichtige Frauen sich trauen, wird's eine Never-ending-Story.

Abends um halb acht im Restaurant vor der Speisekarte.

Sie 1: *»Was nimmst du?«*

Sie 2: *»Weiß nicht. – Was nimmst du denn?«*

Sie 1: *»Du hast abgenommen, oder?«*

Sie 2: *»Wieso fragst du?«*

Sie 1: *»Steht dir gut.«*

Sie 2: *»Was soll das denn jetzt? Fandest du mich vorher fett?«*

Sie 1: *»Das habe ich nicht gesagt.«*

Sie 2: *»Aber gedacht.«*

Sie 1: *»Quatsch! Das war einfach nur nett gemeint.«*

Sie 2: *»Also doch.«*

Sie 1: *»Was ›also doch‹?«*

Sie 2: *»Du fandest mich doch vorher fett.«*

Sie 1: *»Nein. Und jetzt lass uns endlich was aussuchen. Ich habe echt Hunger. Ich nehme Spaghetti Bolognese.«*

Sie 2: *»Du hast es echt gut, dass du dir mit dem Essen keinen Stress machen brauchst.«*

Sie 1: *»Sollte ich denn?«*

Sie 2: *»Das habe ich nicht gesagt.«*

Sie 1: *»Aber gedacht.«*

Sie 2: *»Jetzt hör du aber mal auf mit dem Quatsch. Ich nehme den Salat Nizza, aber ohne Baguette.«*

Sie 1: *»Meins geht nicht ohne Nudeln.«*

Sie 2: *»Haste eigentlich in letzter Zeit mal Susi gesehen? Die ist mit Atkins zwanzig Kilo losgeworden. Einfach keine Kohlenhydrate mehr. Wahnsinn. Nicht wiederzuerkennen.«*

Sie 1: *»Wieso sagst du das gerade jetzt?«*

Sie 2: *»Fiel mir eben ein – von wegen ›keine Kohlenhydrate‹.«*

Sie 1: *»Du wolltest mir damit sagen, dass mir das auch nicht schaden würde?«*

Sie 2: *»Nein, natürlich nicht. Wie kommste denn jetzt da drauf?«*

Sie 1: *»Ich habe dich schon verstanden. Ich nehme auch Salat Nizza ohne Baguette.«*

Sie 2: *»Wirst du denn davon satt?«*

Sie 1: *»Wieso denn nicht? Du doch auch.«*

Sie 2: *»Ich habe mich gerade erst umgestellt. Mir ist ein ganzer vielleicht zu viel.«*

Sie 1: *»Mir dann wohl auch.«*

Sie 2: *»Sollen wir uns einen teilen?«*

Sie 1: *»Gute Idee.«*

Kein Wunder, dass Sie 1 und Sie 2 eigentlich schlank sind: Sie machen sich gegenseitig dünn. Psychoterror. Sozialkontrolle mit ganz subtilen Methoden. ***Es ist schließlich nicht schwer, anderen ihr Weißbrot mieszumachen, ohne direkt etwas dagegen zu sagen.***

Allein die Tatsache, dass jemand mit jemandem zusammen isst, hat schon einen enormen Manipulationsfaktor. In Gemeinschaft futtert der Mensch mehr. Ist ja auch gemütlicher. Man sitzt länger und greift auch länger zu – aus Lust, aus Höflichkeit, aus Spaß am Essen.

Sind noch esskulturfreie Kinder am Tisch oder hungrige Kerle, kommt Futterneid ins Spiel. Wer schneller schlingt, kriegt mehr. Der Urzeitinstinkt bricht durch. Hamstern gilt nicht. Also flugs runter damit.

Nur Frauen lassen sich in Gemeinschaft bremsen. Nicht etwa durch anwesende kauende Männer oder durch das neueste XXL-Diät-Special aus der letzten Frauenzeitschrift, das sich ja beim Essen schnell in der Schublade verstecken lässt, sondern durch die kalorienreduzierende Konkurrenz am Tisch: Sobald die eine anfängt mit Hungerthemen, muss die andere nachziehen. Am Ende essen alle weniger.

VON FRAU ZU FRAU

Tolle Tricks, um die beste Freundin zur Feindin zu machen:

- »Ich habe mit der neuen Luna-Methode zehn Kilo abgenommen; kann ich dir nur empfehlen.«
- »Neben C&A hat jetzt eine ›Ja, so bin ich‹-Filiale aufgemacht. Ist vielleicht was für dich dabei.«
- »Bei Tchibo haben sie jetzt auch Diäten.«
- »Waaas, ein ganzes Brötchen? – Das schaffst du? Ich bewundere dich.«
- »In unserer Sport-für-Mollige-Gruppe wird demnächst ein Plätzchen frei.«
- »Sachertorte zum Kaffee? – Ach nee, bei dir dran schnuppern reicht mir schon. Dir aber guten Appetit.«

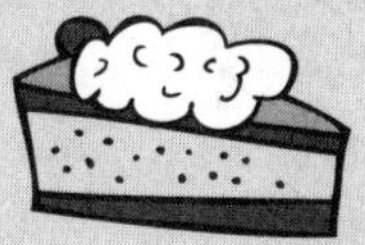

- Zur gleich großen 65-Kilo-Freundin: »Ich habe mich so beschissen fett gefühlt, als ich nach der Schwangerschaft immer noch 65 wog.«
- Im Restaurant zum Kellner: »Haben Sie auch Light-Gerichte für mich und meine Freundin hier?«
- »Ich habe noch einen Schwangerschaftsbadeanzug im Schrank. Kaum getragen. Möchtest du den haben?«
- Nach einem halben Salat: »Boah, macht der satt! Mehr schaffe ich beim besten Willen nicht. Übernimmst du nach deiner Pizza den Rest?«
- Beim Torten-Anblick: »Ohhh, das ist aber gar nichts für uns!«
- »Ich habe für die Kinder Nudeln gemacht ... und für uns Gemüse.«

VON MANN ZU MANN

Tolle Tricks, um sich die Wampe schönzureden:

- »Da kann man nichts machen, der Bauch wächst mit dem Gehalt.«
- Sich den Bauch tätschelnd: »Von wegen, ›der muss weg‹! Der ist teuer angefressen.«
- »Ich bin nicht dick, ich bin nur kräftig gebaut.«
- »Ich muss ja meinen Benz regelmäßig bewegen. Da bleibt keine Zeit zum Selberlaufen.«
- »Ich persönlich würde ja gern ein bisschen abnehmen ... aber meine Freundin liebt mich nun mal so, wie ich bin.«
- »Ich habe einen Waschbrettbauch. Da liegt nur Wäsche drauf.«
- »Ich bin Manager: In meinem Beruf sind Übergewicht, Herzrhythmusstörung, Stress und fünf Bypässe keine Krankheit – sondern Leistungsnachweise.«

Schlankis und diejenigen, die beim Essen am liebsten vom Nicht-Essen reden, lassen sich also durchaus als Appetitzügler einsetzen.

Der Umkehrschluss könnte ein Therapieansatz für Essgestörte sein, so eine Art Schnellhilfe für Hungerhaken. Erwiesen ist: Wer mit Übergewichtigen am Tisch sitzt, nimmt leichter zu. Kaum hockt ein Moppel mit beim Mahl, schwinden die guten Vorsätze und das Verlangen nach Essbarem steigt. Dahinter verbirgt sich das starke Motiv der psychologischen Entlastung: So wie die Schlanken unbewusst Verbote in die Welt setzen, verkünden runde Begleiter, ganz ohne etwas zu sagen, dass es vollkommen in Ordnung ist, ruhig noch ein bisschen mehr zu nehmen. Sie signalisieren: »Im Vergleich zu meinen sind deine Formen doch undramatisch.«

Sie müssen schon sehr mutig sein, um sich den gängigen Konventionen zu widersetzen und zur eigenen Figur zu stehen. So verhüllen viele schamhaft die schlanke Taille, um von langjährigen Wegbegleitern nicht ausgegrenzt zu werden. Meine Frau hat mal ein Coming-Out gewagt. Sie hatte gerade drei Kilo abgenommen und dachte: »Warum soll ich das vor meinen Freundinnen verbergen und so tun, als wäre nichts gewesen? Ich stehe schließlich zu mir – auch wenn andere mich vielleicht zu dünn finden.«

Dann kam der Mädelsabend. Ohne Männer wollten die Damen es mal richtig krachen lassen. Der Kellner erschien, und alle forderten laut – wie zur Demonstration ihrer Essfreiheit – die Festlichkeiten des Fast Foods: Wiener Schnitzel mit Pommes, Pizza Gigantomia, Hamburger de luxe.

Meine Frau hatte, als sie schließlich an der Reihe war, richtig Angst bekommen. Sie winkte den Kellner zu sich heran und flüsterte ihm ins Ohr: »Für mich bitte einen Hühnchen-Salat, Essig und Öl getrennt, und keinen Brotkorb. Dazu hätte ich gerne ein Wasser ohne Zitrone und ohne Kohlensäure.«

Der Kellner simulierte Schwerhörigkeit und verstärkte seine Rückfrage mit doppelter Dezibelzahl, die den Grundlärm kräftig übertönte: »Können Sie nicht etwas lauter sprechen?«

Ein kreischender Kellner? Wo gibt's denn so was? Die Mädels verstummten vor Schreck und starrten ihn an. Die restlichen Restaurantbesucher auch. Offenbar wollte der Kellner es meiner Frau so richtig geben: Sie musste ihre Worte wiederholen, ohne inhaltlich abzuweichen. »Einen Hühnchen-Salat, Essig und Öl bitte getrennt, keinen Brotkorb. Dazu hätte ich gerne Wasser ohne Zitrone.«

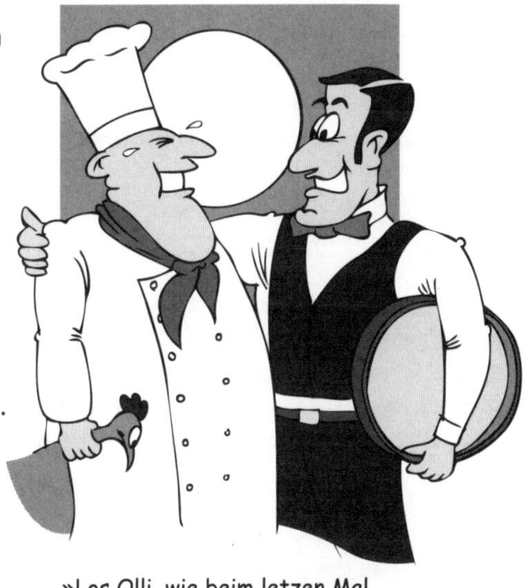

»Los Olli, wie beim letzten Mal.
Das wird wieder ein Heidenspaß.«

»Puh!« Sie war froh, als sie endlich beim Wort »Zitrone« angekommen war. Den Satzteil mit »ohne Kohlensäure« ließ sie lieber weg. War nicht mehr so wichtig.

Doch der Kellner hatte Erfahrung beim Durchschauen seiner Kunden. Hier bot sich ihm ein Opfer an, um seine Mobbing-Show noch ein bisschen weiter zu zelebrieren. »Das Wasser doch sicher ohne Kohlensäure, oder?«, gellte seine Stimme, während er verschwörerisch den Fast-Food-Freundinnen zuzwinkerte. Zum Glück reichte ein Nicken als Antwort. Meine Frau war erleichtert, als er endlich abzog ...

... leider nur, um kurz darauf mit einem breit grinsenden Koch zurückzukehren. »Noch mal 'ne Frage: Das ist unser Chefkoch Olli. Der fängt dir jetzt 'n frisches Hühnchen. Willst du es dann selbst zu Tode streicheln oder darf Olli wenigstens das für dich erledigen?«

ACHTUNG! KOMPLIMENT!

Er sagt: *»Hui, deine Beine! – Ich stehe echt auf stramme Waden.«*
Sie denkt: *»Meine Beine sind zu dick, ab morgen nur noch lange Röcke.«*

Er sagt: *»Du hast so süße Hände. Viel schöner als Carolas Krallen.«*
Sie denkt: *»Wie kommt der jetzt auf Carola? Doch nur, weil ich Fettpfoten habe.«*

Sie 1 sagt: *»Ich bin ja sooo dick.«*
Sie 2 sagt: *»Aber bei dir sitzt doch alles an der richtigen Stelle.«*
Sie 1 denkt: *»Doofe Kuh! Selbst ein Klops, aber mir nicht sagen, dass ich keiner bin.«*

Er sagt: *»Du hast das schönste Gesicht der Welt.«*
Sie denkt: *»Wieso ›Gesicht‹? Ist ihm der Rest zu dick?«*

Er sagt: *»Du hast wunderbare Haare.«*
Sie denkt: *»Typisch! Das sagt er jetzt, damit er meine Figur nicht ansprechen muss. Wenn das alles ist, was ihm an mir gefällt, dann tschüss.«*

Er sagt: *»Wow, in der Jacke siehst du viel schlanker aus.«*
Sie denkt: *»Tssss, in allen anderen bin ich dir also zu fett.«*

Er sagt: *»Donnerwetter. Das Kleid macht dich fraulich.«*
Sie denkt: »Alles klar, zu viel Bauch. Das Teil ziehe ich nie wieder an.«

Er sagt: *»Deine Figur ist perfekt.«*
Sie denkt: *»Mistkerl! Er reduziert mich auf Äußerlichkeiten.«*

Er sagt:*»Du bist wirklich hübsch.«*
Sie denkt: *»›Hübsch‹? Wieso bloß ›hübsch‹? Wieso findet er mich nicht schön?«*

Er sagt: *»Ich liebe jedes Pfund an dir.«*
Sie denkt: *»Warum liebt er nicht mich?«*

35. Der Spiegeltrick

Manchmal mag man sich einfach nicht sehen. Besonders in Umkleidekabinen mit Neonröhren und doppelt verspiegelter Rückansicht. Aber das ist ungefährlich. Vorausgesetzt man bewahrt die Ruhe – und lässt abgenagte Knochen in Sichtweite liegen

Ich erwähnte ja bereits, dass wir Menschen in Gegenwart von anderen länger, mehr und fröhlicher essen. Den Spaß verderben dabei allerdings nicht nur die etwa anwesenden Dünnen. ***Es gibt noch effektivere Feinde, und zwar die eigenen Spiegelbilder.*** »Wer sich beim Mümmeln selbst beobachtet, verliert den Appetit.« – Diese Erkenntnis gab ich bei einem Essen mit Freunden zum Besten – nicht ahnend, was ich damit anrichten könnte ...

Kaum waren Sabine und Andreas wieder in den eigenen vier Wänden aufgelaufen, als sie auch schon verkündete: »Okay, dann futter ich ab sofort alleine. Und zwar im Flur, vor dem Spiegel.« Ihr Gatte lachte herzlich über den, wie er fand, gelungenen Scherz – bis er am nächsten Tag seinen Teller mit Erbsensuppe solo am Küchentisch vorfand, während Sabine den ihren vor dem Garderobenspiegel auf dem Bügelbrett einzunehmen gedachte.

Sie hockte sich auf einen Schemel und sah sich selbst beim Löffeln zu. Kommunikativ war das nicht gerade. Nach drei Tagen zermürbender Trennung von Tisch und Brett brüllte Andreas ein zorniges »Der Spiegel oder ich!« in den Flur. Am vierten Tag nahm er seinen Beck-&-Stecker-Power-Akkubohrer, den Sabine ihm zu Weihnachten geschenkt hatte, und schraubte das goldgerahmte Ding kurzerhand ab. Darauf packte Sabine ihre Koffer und zog zu ihrer Mutter Helga, die einen verspiegelten Schlafzimmerschrank besitzt.

Natürlich bekam ich dafür mein Fett weg: »Wie konntest du nur einen solchen Müll erzählen?«, grollte Andreas. »Frauen glauben alles. Schließlich machen sie ja auch jede Diät mit, die sie in den Klatschblättern finden können.« Mein Versuch, seinen Vorwurf zu entkräften, fand Andreas nicht so richtig überzeugend: Wie, so fragte ich ihn, hätte ich wissen sollen, dass sich tatsächlich jemand – und dann noch aus dem Freundeskreis – zum Essen vor den Spiegel setzt?

Wer Andreas kennt, der weiß, dass er ein harmoniebedürftiger Softie ist, der bei jedem Streit grundsätzlich einknickt. Also stand er, wie zu erwarten, an Tag fünf mit einem Strauß roter Rosen plus 150-Euro-Einkaufsgutschein vor Schwiegermutter Helgas Reihenhaus. Weil, so sein Kalkül, Frauen nun mal gerne shoppen, sollte Sabine den Gutschein auf den Kopf hauen. Gut kalkuliert, Andreas! Es wurde sich allgemein versöhnt und der Spiegel war vergessen, bis – unverhofft kommt oft – die nächste polierte Oberfläche den Haussegen erneut in Schieflage brachte.

Dieses Exemplar der Gattung »Spieglein, Spieglein an der Wand« baumelte in der Damenumkleidekabine des »Tara«-Trendshops und reflektierte neonröhrenummantelt Sabines Rundumsicht beim Anprobieren kristallklar bis ins Detail: Jedes noch so kleine Röllchen, Fältchen, Dellchen wurde wie unter einem Vergrößerungsglas gescannt, die etwas größeren ... – Schwamm drüber, der Gentleman schweigt. Andreas, ahnungslos, schleppte derweil munter die anzuprobierenden Klamotten hin und her. Selbstverständlich waren die Größen »M«, »L« und »XL« dabei tabu ...

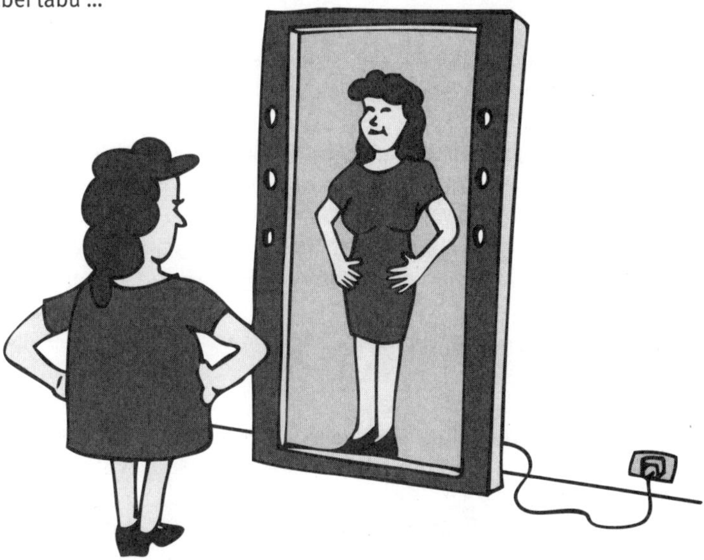

Obwohl er ein kleines Vermögen gekostet hat, bereut Sabine keine Sekunde den Kauf des neuen ›i Mirror‹ mit seiner adaptiven Beauty-Engine.

... als plötzlich ein ohrenbetäubendes Scheppern aus der Kabine drang. Aus Angst um seine Liebste riss er den Vorhang auf – und dann Sabine in seine rettenden Arme, die halb im kleinen, geradezu winzigen Schwarzen steckengeblieben war wie ein Korken im Flaschenhals.

Andreas erspähte nichts als Beine, einen Playboy-Tanga-Slip und oben ein Büschel Haare. Der Rest von Sabine ruderte und prustete irgendwo in der Stoffpelle.

Den Spiegel samt Trennwand zur Nachbarkabine hatte seine Holde in einem Anfall von Wut über die Dellchen, Fältchen und Röllchen sowie einer Prise Klaustrophobie umgehauen, direkt auf die Dame, die nebenan gerade einen Hauch von Negligé probierte und darin nun hysterisch kreischend durch den Laden wehte.

Nach diesem Erlebnis war beiden klar: »Spiegel sind Mist!« – Und Zeiten, in denen ein ehemals immer passendes »L« das neue »S« ist, ebenfalls. Klar, dass diese Erkenntnis im Zusammenspiel mit dem vorherigen Schock sofortige Wiederbelebungsmaßnahmen in einem der benachbarten Coffee-Shops erforderlich machte.

Und warum auch nicht? Schließlich ist erwiesen, dass Kaffee beim Abnehmen helfen kann: Immer, wenn der Hunger kommt, einfach einen kleinen braunen zuckerfreien Freund trinken. Dann hat der Magen wieder was zu tun. Allerdings sollte man unter vier Bechern der Größe XXL bleiben, da sonst nervöse Zuckungen und unkontrollierte Hektik nicht ausgeschlossen werden können. Ansonsten ist Kaffee aber empfehlenswert, weil er den Appetit auf Süßkram mit jedem Schluck ein wenig mehr verschwinden lässt. Theoretisch.

Also nichts wie rein ins Ladenlokal, das wie alle seinesgleichen in warmen Brauntönen, gemütlichen Sesseln und Caféhaus-Flair die Passanten anlockt?

Vorsicht! Die Schwelle dieser Shops ist – im Gegensatz zur klassischen Konditorei – leicht überschritten. Man will ja nur einen Kaffee trinken und keine Tortenschlacht veranstalten. Doch, hoppla, zum Kaffee gibt's auch hier Kuchen, Brötchen & Co. – all die üblichen verdächtigen Kaffee-Begleiter. Sie haben nur andere Namen. Sie heißen Carrot Cake, Blueberry Muffins, Chocolate Brownies oder Bagel. Und auch der sonst kalorienfreie Kaffee wird hier mächtig aufgepimpt – mit Worten, Zucker,

Eis, Sahne, Sirup oder Schokolade. Ob Flavoured Macchiato, Moccaccino oder Mocha Frappuccino – kaum jemand weiß, was für Kalorienbomben sich dahinter verbergen.

Sabine und Andreas war all das nach dem Rundumschlag in der Damenumkleide komplett latte. Sie sanken in die Sessel und gönnten sich nach dem Trubel erst mal ein Päuschen mit allen Schikanen. »Nie wieder kriegst du mich in so einen Weiberladen«, schwor Andreas, »eher lass ich mich scheiden.« Und schob sich seinen zweiten Double-Choc-Muffin mit flüssigem Marmeladenkern in die oberen Backen – von wo sie, vermutlich ungebremst, in die unteren hinabrutschten.

»Muffst du nich«, beteuerte seine Bine, die gerade genüsslich einen großen Bissen Strawberry-White-Cheesecake-with-extra-whipcream kaute. »App jepst befstelle ich beim Offo-Versanft.«

Friede, Freude, Eier-Cake. Endlich war das Spiegel-Problem vom Tisch. Als Abbitte für meinen fehlgeschlagenen Ratschlag habe ich den beiden gleich zwei interessante, aber harmlose Studien herausgesucht, die beim Abnehmen helfen können, aber – im Vergleich zu dem Spiegeltrick – keinerlei Gefahr für ihren Ehefrieden darstellen dürften.

Die erste Studie bewies einmal mehr, dass unsere Augen mitessen – sofern wir sie lassen. ***Steht im Büro eine Keksschale auf dem Tisch, reicht eine gefühlte Mikrosekunde und schon haben die Pupillen »Hand ausfahren, zugreifen, reinbeißen!« ans Gehirn gemorst.*** Anders, wenn wir wüssten, dass die Süßigkeiten in der Schublade der Kollegin lägen. Dann müssten wir gezielt danach fragen – und würden es vermutlich nicht tun: aus den Augen, aus dem Sinn.

Würden wir uns diese Weisheit zunutze machen, könnten wir mit wenigen Handgriffen eine Menge Kalorien sparen: Wer zum Beispiel die gefüllten Schüsseln statt auf den Tisch außer Sichtweite stellt, nachdem die Teller voll sind, nimmt erwiesenermaßen weniger Kalorien zu sich. Weil das erneute Zulangen schwieriger geworden ist, als wenn die Kelle in der Suppe und diese im Topf direkt vor Ihrer Nase stehen würde.

Umgekehrt dürfen abgenagte Knochen während der Mahlzeit in Sichtweite auf dem Tisch liegen bleiben: Würden sie sofort weggeräumt, sähen wir nämlich nicht mehr, wie viel wir schon gegessen haben – und langten unbewusst doppelt und dreifach zu, im Durchschnitt um 28 Prozent mehr.

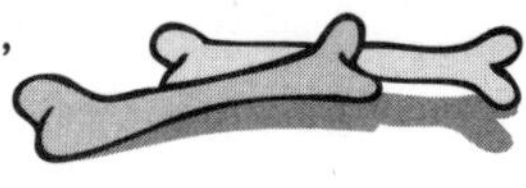

Die zweite Studie besagt, dass Frauen in Gegenwart von Männern deutlich weniger und kalorienärmer essen – »weniger« und »kalorienärmer«, als wenn sie mit anderen Frauen (vorausgesetzt, dass die gerade keine Diät machen) an einem Tisch säßen. Das haben kanadische Psychologinnen beobachtet. Nur der Vollständigkeit halber sei angemerkt, dass es den Männern – so die Studie – piepegal ist, ob sie mit männlichen oder weiblichen Tischgenossen speisen: Sie spachteln unter den Augen beider Geschlechter wie die Scheunendrescher.

Fakt ist: Andreas übernimmt als Sabines Gegenüber beim Essen quasi die Rolle des Garderobenspiegels. Damit kann er umgehen. Die Reduzierung seiner Person auf einen piefigen Einrichtungsgegenstand kratzt ihn nicht die Bohne, solange seine Frau bei ihm am Tisch sitzt und nicht im Flur.

36. Raketenpulver und Roboter

Männer haben seit der Steinzeit so allerlei erfunden – sogar ziemlich Kompliziertes. Aber ihre Frauen verstehen sie bis heute nicht

Es gibt Abende, die muss man einfach gemütlich vor dem Fernseher ausklingen lassen. Dumm nur, wenn ausgerechnet dann eine seit der Kindheit ungefähr 54-mal gesehene Wiederholung einer Derrick-Folge läuft, als Alternativprogramm der Musikantenstadl und eine Auswahl von C-Movies unterschiedlicher Genres: vom Hackebeil-Massaker bis zum Schmachtfest für Tränendrüsen, äh Heulsusen. Kein Wrestling, zapp, kein Fußball, zapp, kein Blockbuster, zapp ...

Nun könnte ich mich natürlich ins Kino aufmachen. Allerdings geht mir das Dauer-Geknarze, Geschlürfe und Geknusper während der Filme seit Jahren zunehmend auf die Nerven. Was früher den Namen Popcornkino ehrlich verdiente, ist heute zum gigantischen Schnellimbiss mit optischer Berieselung mutiert.

Ob Familien, Paare oder Singles – der erste Gang nach dem Ticketkauf führt die Besucher wie auf einer Ameisenstraße zielstrebig zur Futtertheke, die derjenigen eines Fastfood-Restaurants in nichts nachsteht. Dort gehen in rasender Geschwindigkeit ansehnliche Ladungen an Fruchtgummi, Chips mit Käsesoße, Eis und Grillspezialitäten in salatschüsselgroßen Näpfen über den Tresen. Dazu in Literbechern klebrige Süßgetränke, die durch überdimensionale Strohhalme lautstark weggeblubbert werden.

Meine Freunde bilden beim Kino-Gelage keine Ausnahme. Gerade letztens schleppte Hans-Dieter gefühlte zehn Kilo Proviant für 28,90 Euro in den Saal, statt sich figurfreundlicher auf eine kleine Tüte Wampe-Weg-Snacks wie Salzstangen oder Trockenobst zu beschränken.

Dabei weiß niemand besser als er, dass, wer einmal anfängt, so schnell nicht aufhören kann. Hans-Dieter, der essenstechnisch einem Labrador ohne natürliche Fressbremse ähnelt, mampft während der Filmberieselung immer so lange mechanisch weiter, bis auch der letzte Krümel verputzt ist. Und damit sein Vorrat keinesfalls vor dem Abspann zur Neige geht, ordert er regelmäßig noch fix eine Schlemmertüte Eiscreme mit heißem Schokoladenkern zur schleckenden Überbrückung der halbstündigen Werbung vor dem Hauptfilm.

Meine Anwesenheit auf dem Sitz neben ihm bremst sein vergnügliches Kinogefuttere nicht im Geringsten: »Patric, das gehört nun mal einfach dazu«, sagt er dann grinsend. Und schiebt scheinheilig hinterher, es gebe nun mal keine Gemüsesticks im Kino: »Sonst würde ich selbstverständlich *die* kaufen ...«

An den Film, der laut Aussage der anderen vorgeführt worden sein soll, kann ich mich übrigens nicht mehr erinnern. Mangels Untertiteln habe ich früh den Faden verloren – hören konnte ich jedenfalls nur Hans-Dieters mahlenden Kiefer. So beschloss ich, lieber ein Nickerchen zu machen.

So gesehen hätte ein gemütlicher Fernsehabend zuhause durchaus seine Vorteile – wenn nur wenigstens eins von 84 Programmen meinen Geschmack treffen würde. Als ich also in der Hoffnung auf wenigstens ein unentdecktes TV-Highlight weiter mit qualmendem Finger vor mich hinzappte, machte ich plötzlich eine Vollbremsung an der Fernbedienung:

Im Shoppingkanal pries eine dralle Blondine etwas an, das so ähnlich klang wie »WC-Raketenpulver«. Konnte das sein? – Tatsächlich: »Raketenpulver«! Ein Kraftschaum fürs Klo mit Selbstreinigungs-Effekt. Wahnsinn. Einen Kanal weiter suchten Badeschlappen mit eingebautem Flaschenöffner nach neuen Besitzern. »Wie konnten wir nur jemals ohne solche Sendungen der Zivilisation zurechtkommen?«, fragte ich mich unwillkürlich.

Danach wurde mindestens zehn Minuten lang ein automatischer Fensterputzer präsentiert, der mit rotierenden pinkfarbenen Lederläppchen übelst verdreckte Scheiben zum Spiegeln brachte. Ich bestellte das Teil spontan als Geschenk für meine Frau. »Einfach genial, dieser schier unerschöpfliche Erfindungsgeist männlicher Tüftler«, stellte ich fest.

Und der macht definitiv auch vor Hilfsmitteln fürs Problemzonendezimieren nicht halt. Topaktuelles Beispiel dafür ist ein wadenhoher Roboter-Zwerg aus Hongkong, der den Übergewichtigen des Abendlandes beim Abwurf der Rettungsringe behilflich sein will. Dazu kullert der batteriebetriebene Kasten auf Rollen mit seinen großen blauen Augen – und quetscht seinen neuen Besitzer erst einmal gründlich aus. Alles will er wissen: das jetzige und das erträumte Gewicht, die Ernährung und, sofern überhaupt vorhanden, die sportlichen Aktivitäten.

Danach rollert der Knirps seinem Herrn und Meister um die Beine, spuckt hohe Töne, gibt kluge Ernährungstipps, zählt Kalorien und nervt mit Warntönen und Grafiken über nicht vorhandene Fortschritte. Laut asiatischem Hersteller ist der Robo eine sichere Sache, vorausgesetzt, man versteht die Gebrauchsanweisung und im Notfall fließend Chinesisch. Denn ein falscher Knopfdruck – und schon schwafelt der Knirps mit seiner schrillen Kopfstimme Kantonesisch oder Mandarin. Davon abgesehen ist Kullerauge ideal für alle, die ihren Finger gut im Griff und einen Mangel an Hunden und zweibeinigen guten Freunden haben, die ihnen beim Abnehmen auf die Sprünge helfen könnten.

Angesichts solch brillanten Gespürs für komplizierte technische Feinstabstimmungen ist mir vollkommen unverständlich, dass uns Männern immer wieder intellektuelle Schwächen nachgesagt werden. Insbesondere, wenn es um das Frauenverstehen geht. Dabei können wir, wie so oft, wieder einmal gar nichts dafür. Wissenschaftler haben herausgefunden: Schuld an den Defiziten in der Disziplin »Frauenverstehen« sind – die Damen selbst. So einfach ist das.

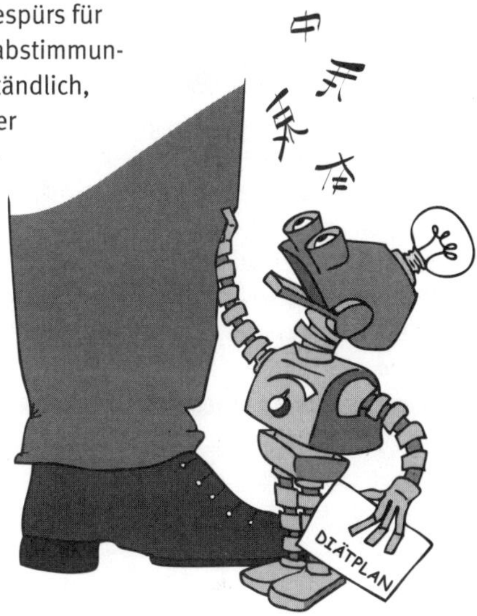

Im Klartext: Die weibliche Stimme ist so komplex und melodiös, dass ein männliches Gehirn mit ihrer Entschlüsselung schlichtweg überfordert ist. Unsere grauen Zellen geraten ins Schleudern, weil sie Teile des weiblichen Sprachcodes nur mit Mühe entziffern können. Die Folge: Das Hirn läuft Marathon, ermüdet in null Komma nichts, schaltet kurz vor dem Zusammenbrechen auf Stand-by – und alles, was die Dame unseres Herzens, die Chefin oder die Finanzbeamtin am Telefon danach erzählt, rauscht undechiffriert durch – was den Dauergebrauch des Satzes »Also echt – das habe ich doch schon alles erzählt!« nach sich zieht. Das Schlimme daran: Wir Männer können nicht überprüfen, ob die Behauptung zutreffend ist – oder glatt gelogen.

Allerdings wird auch umgekehrt ein Schuh draus, denn eigentlich müssten die Frauen uns Männer viel besser verstehen, als sie es vorgeben. Unsere Stimmlage kommt schließlich recht schlicht daher und sollte – was ja irgendwie auch den tieferen Sinn dieses Sinnes ausmachen sollte – bestens und bis ins letzte Detail zu verstehen sein. Hirnforscher meinen, in der Schlichtheit sogar den Grund gefunden zu haben, weshalb halluzinierende Kranke immer nur männliche Stimmen hören: Sie zu erfinden, fällt ihren Hirnen schlicht leichter.

Also, meine Damen: Was halten Sie davon, sich mal etwas mehr zu bemühen, uns Männern beim Verstehen etwas entgegenzukommen? Wir sind hier auf Ihre Hilfe angewiesen. Und schließlich haben, quasi als Ausgleich, unsere männlichen Vorfahren bereits im Neandertal Erfindungen gemacht, die ihnen noch heute Freude bereiten: den weltberühmten Rollbraten beispielsweise, der im urzeitlichen Wrestling der Jäger mit einem widerspenstigen Wildschwein seine Wurzeln hat.

Auch die Nudelrolle wurde übrigens von einem findigen Neandertaler geschnitzt, als seiner Talerin die Keule zu unhandlich fürs Getreidefladen-Plätten wurde. Wobei – einige Frauen sollen dem Hörensagen nach die beiden hölzernen Werkzeuge ja auch heute noch miteinander verwechseln ...

37. Motivation ist alles

Nichts beflügelt Männer auf dem steinigen Weg zum Erfolg mehr als ein lobendes Wort – wenn es von der Dame seines Herzens kommt. Ja, wenn …

Jeder kennt sie: die Zeitgenossen, die, schon bevor sie anfangen, etwas für ihre Gesundheit zu tun, allen davon erzählen, die nicht bei drei auf dem Baum sind. Ob nun die Kollegen im Büro, sämtliche Freunde, selbst der Bruder auf den Lofoten (per wöchentlichem Skype-Termin) – jeder muss es erfahren: »Du, ich gehe jetzt jeden Morgen joggen. Und abends trinke ich kein Bier mehr – … Hä? Wie meinste das: ›Wer's glaubt, wird selig‹?«

Die meisten tun's nur deshalb vor großem Publikum, weil sie danach sicher sein können, von allen Seiten unbarmherzig beobachtet und unter Druck gesetzt zu werden. Nach erfolgter Selbstanzeige in sämtlichen Lebensbereichen gibt es nämlich kein Zurück mehr – es sei denn, man will sozialen Selbstmord begehen und sich bis auf die Knochen blamieren. Diese Art des Sich-selbst-in-den-Hintern-Tretens ist besonders bei Diätmenschen weit verbreitet – auch, weil der Druck von außen etwas mit sich bringt, was ihnen besonders erstrebenswert scheint: das Lob.

Kaum ist der erste kleine Erfolg zu vermelden, hagelt es auch schon Anerkennung von allen Seiten: »Ja Wahnsinn! Ein Pfund mehr Gewicht auf der Hantel? Sauber!«; »Donnerwetter, ein Pfund weniger auf der Waage? – Wow, tatsächlich: Die Hose schlottert ja schon. Weiter so!« – Nichts motiviert mehr auf dem oft so steinigen Weg zum Erfolg als hier und da ein anerkennendes Wort.

Auch die Sucht von allen bewundert und gelobt zu werden, verdanken wir unseren Steinzeitverwandten. Kein Wunder: In Zeiten des Keulenschwingens war es nicht nur klug, sondern überlebenswichtig, sich mit den anderen in der Sippe gutzustellen. Wer versuchte, nach dem »Ihr könnt mich mal«-Prinzip sein eigenes Ding zu fahren, wurde als Außenseiter und Nervensäge von der Horde kaltgestellt – mit Abmurksmethoden, wie sie, original steinzeitgetreu, bis heute von der Mafia kultiviert werden.

Das heißt: Wer aufmüpfig war, den anderen Stress machte und nie deren Wohlwollen erreichen konnte, wurde ausgestoßen, aufgespießt oder mit Feuersteinen beschwert an Nessie verfüttert. In jedem Fall konnte er die Urzeit-Radieschen von unten ansehen. In den Genuss, steinalt zu werden, kamen nur die Sportkanonen, Trendsetter, Mitläufer und Schleimer. Auch diese evolutionsbedingten Strategien haben sich bis heute gehalten, obwohl sie nicht nur von der Mafia praktiziert werden.

Zurück ins Hier und Jetzt: Auch wir Gegenwartsmenschen wollen von den anderen gemocht werden – selbst wenn die Überlebenschancen heutzutage auch bei Nichterreichen dieses Ziels immer noch ausgesprochen gut sind. Aber mit Lob geht's halt besser: Es macht Beine, erfolgreich und glücklich. Der klitzekleine Haken: Heute zahlt sich stärker als in der Urzeit aus, dass wir Lob nicht nur kassieren, sondern gelegentlich auch verteilen. Dass die Welt sich nicht nur ausschließlich um sie selbst dreht, vergessen einige Vertreter des starken Geschlechts dann doch hin und wieder gern. Sie träumen sich halt immer noch mit Vorliebe in der Superman-Rolle die Welt schön. Da ist es gut, wenn ihre Frauen den einen oder anderen He-Man-Hype mit Humor nehmen können. Gerade kürzlich wurde ich zufällig Zeuge eines Gesprächs zwischen Isi und Sabine:

»Kennst du das auch?«, so Isi: »Ich rackere mich den ganzen Tag ab. Und wenn Torben ***einmal*** seine Tasse selbstständig in den Geschirrspüler räumt, erwartet er gleich, dass ich Lobgesänge anstimme.«

»Klar kenn ich das«, erwiderte Sabine lachend: »Für jeden halbwegs gerade eingeschlagenen Nagel will Andreas gleich die Nationalhymne hören.«

»Mit Kotau!« – Isi kriegte sich kaum noch ein. »Mein Held, du hast nach nur dreimaliger Aufforderung den Müll runtergebracht. – Wie wunderbar du doch bist.«

»Und die Krönung? – Wenn ich mal ›Ich hatte einen harten Tag‹ sage, bekomme ich als Antwort ›Ich auch, mein Schatz, ich bin fix und fertig. Kannst du mir mal den Nacken kraulen?‹ zu hören«, berichtete Sabine.

Unter dem schadenfrohen Gekicher der beiden schlich ich mich unentdeckt zurück in die Runde der ehrlichen, gradlinigen, sensiblen

Männer, die meine Freunde sind. Ich brachte es nicht übers Herz, sie an meinem Wissen teilhaben zu lassen. Manchmal ist es besser, nicht alles zu wissen ...

Apropos »Heimlichtuerei«. Im Beautybereich sind versiegelte Lippen ein Feld, das vor allem von den Mädels gern beackert wird. Bevor sie nämlich allen stecken, dass sie eine Zeitschrift nur wegen, sagen wir: der ultimativen Bikini-Diät gekauft haben, pfeifen viele lieber auf die bei uns Männern so beliebte Lobkassier-Masche und probieren erst einmal im stillen Kämmerlein, ob die Pfunde dieses Mal tatsächlich purzeln. Motto: ***»Wer schön sein will, muss schweigen.«***

Dafür präsentieren sie sich dann nach dem Undercover-Abspecken wie Kai aus der Kiste in neuen Klamotten mit schlanker Silhouette. Wenn jetzt auch dem letzten Abnehm-Skeptiker die Kinnlade herunterfällt, geht ihnen das runter wie Butter und toppt alle bis dahin versäumten Lobhudeleien um ein Vielfaches. Potenziellen Nachahmerinnen wird, damit sie den Triumph nicht verwässern können, selbstverständlich gleich der Wind aus den Segeln genommen: »Ich? Abgenommen? Ach ja, ein wenig vielleicht. Hab' einfach ein-, zweimal die Schokolade weggelassen.«

38. »Süßer die Schwarten nie schwingen ...«

Von Neujahr bis Advent hat's einigermaßen geklappt. Doch dann kam Weihnachten dazwischen. Gegen Gefühls-Essen in der Kerzen-Kuschelzeit ist kaum ein Kraut gewachsen

Ja, es war ein schweres Jahr. Alle haben wieder irgendetwas ausprobiert, haben an Ansprüchen und Essplänen herumgeschraubt, Fitnessstudios durchgeschnuppert, Kurse belegt, neue Rezepte gekocht, mit Zucker-Entzügen angefangen, wieder aufgehört und wieder angefangen. Alle haben kleine Gewohnheiten verändert und tageweise beim Bewegen tatsächlich einen Hauch von Spaß empfunden. Nicht immer, aber immer öfter.

Matti, Isi, Andreas, Sabine oder Markus – sie alle haben gemerkt, dass zumindest ein bisschen möglich ist. Sie träumen nicht mehr von Revolutionen und Wampe-weg-Wundern in einer Woche. Sie wollen den Kampf mit dem eigenen Körper jetzt einfach etwas friedlicher angehen. Sie sind auf einem guten Weg.

Vom Sommerurlaub bis zum ersten Advent ging's einigermaßen: Das Wetter stand unseren Körper-Kämpfern von September bis November freundlich zur Seite; es war kalt draußen, das bedeutet mehr Energieverbrennung. Der eigene Körper muss dann anheizen gegen Regen, Sturm und Schnee – vor allem der von Sabine, weil Andreas gern die Heizung runterdreht, um Kosten zu sparen. Doch dann kam Weihnachten mit aller Wucht und machte alles wieder kaputt.

Die vier Dezemberwochen sind wie ein Rundum-Kahlschlag. Hier findet das ganz große Vorsatz-Killen statt. Gute Pläne? Werden einfach weggestoßen. Im zwölften Monat läuft der Schweinehund zu Hochform auf. Er hat jetzt extrascharfe Zusatzargumente parat, die ihm nur im Advent zur Verfügung stehen. Bei den Damen setzt er auf »Romantik« und »Nächstenliebe«. Isis Hund zum Beispiel lässt sich beim Gang zum Supermarkt nicht unter dem Schild »Ich muss leider draußen bleiben« anbinden. Er geht einfach mit rein und lauert auf die besten Momente, um am Ende doch noch Kuchen & Co. abzustauben:

Isi *(denkt): »Ich habe nur zehn Euro dabei. Die reichen für Obst, Salat und Zimtjoghurt.«*

Schweinehund *(denkt): »Ich sag hier vorne mal besser nichts. Wenn wir in der Weihnachtsecke sind, hab ich leichteres Spiel.«*

Isi steuert ihren Wagen zielstrebig in die Gesund-Ecken und hält sich tatsächlich an ihre Einkaufsliste: Äpfel, Apfelsinen, Naturjoghurt, Zimt.

Der Schweinehund schweigt tapfer weiter und trottet mit Pokerface hinter Isi her. Er weiß aus Erfahrung, dass sein Auftritt erst kurz vor der Kasse am effektivsten ist. Dann wird Isi entspannter sein, weil sie ihre Pflicht schon erfüllt hat. Und zwar mit Erfolg, der ja bekanntlich Flügel verleiht.

Als die beiden in den letzten Gang biegen, wirft der Schweinehund einen Blick in Isis Wagen und lobt sie überschwänglich:

Schweinehund: *»Ganz große klasse, Isi. Super, dass du bis hierhin eisern durchgehalten hast. Da sind nur gesunde Sachen im Wagen! Siehste, ist doch gar nicht so schwer. Jetzt nur noch bis zur Kasse – das wird ein Triumph!«*

Isi *(lächelnd): »Oh, danke. Ich merke selbst, wie prima das geht. Ich weiß gar nicht, warum es früher so schwer war.«*

Schweinehund: *»Du bist jetzt einfach eine Stufe weiter und brauchst den ganzen Süßkrempel nicht mehr. Das ist ja auch eine Frage der Intelligenz.«*

Isi: *»Süß, Kleiner, aber übertreib mal nicht. Ich würde eher sagen, das ist eine Frage der Gewohnheit.«*

Schweinehund *(schmeichelnd): »Vielleicht beides? Kluge Leute können Gewohnheiten ändern. Bewusst genießen. Klasse statt Masse. Essen mit Köpfchen. Da reicht eine Kleinigkeit zum Glück.«*

Bei dem Wort »Glück« rücken die Weihnachtstische in Isis Sichtfeld. Lebkuchenduft kommt auf. Ein himmlischer Chor singt »Leise rieselt der Schnee« – Isi wird ganz warm ums Herz.

Schweinehund *(andächtig flüsternd): »Schön hier, nicht wahr? Bleib doch einen Moment stehen. Guck mal all die Köstlichkeiten an: Elf*

Monate haben wir sie nicht gesehen, aber jetzt sind sie endlich wieder da. Da könnte man doch glatt ...«

Isi: *»Nein, bloß nicht jetzt noch auf den letzten Drücker. Wir sind schon so weit gekommen.«*

Schweinehund: *»Gut, dass du durchhalten willst. Also nur gucken, nicht anfassen.«*

Isi *(nimmt mit leicht verklärtem Blick die Zimtsterne in die Hand): »Nur gucken und anfassen, aber nicht essen.«*

Schweinehund: *»Und mal dran riechen.«*

Isi: *»Lecker! Nur gut, dass wir kein Geld mehr haben.«*

Schweinehund: *»Na ja, das stimmt ja wohl nicht ganz. Für ein kleines Marzipanschwein würde es noch reichen. Für ein klitzekleines.«*

Isi: *»Keine Ausnahmen! Du weißt doch, wenn ich einmal damit anfange ...«*

Schweinehund: *»Das Argument zählt nicht. Weihnachten ist nur einmal im Jahr.«*

Isi: *»Stimmt. Und wenn ich mit dem Durchhalten doch Schwierigkeiten bekommen sollte, kann ich das Schwein immer noch weiter verschenken. Ich brauche sowieso noch 'ne Kleinigkeit, wenn meine Schwester mit den Kindern kommt.«*

Schweinehund: *»Dann nimm für die Kinder doch gleich das Multipack. Ist billiger, und du musst nicht noch mal los, wenn der Besuch kommt.«*

Isi: *»Dann müssen wir aber die Äpfel und einen Joghurt zurückbringen. Sonst reicht das Geld nicht.«*

Schweinehund: *»Okay. Das muss dann wohl sein.«*

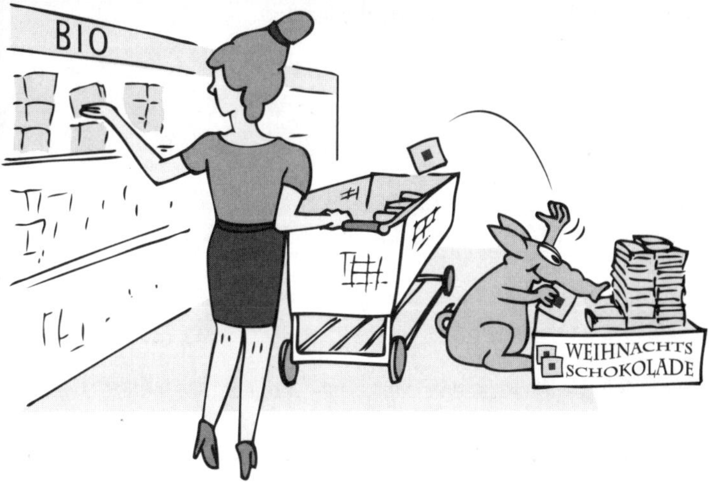

In den dunklen Tagen unterwandert das Gefühls-Essen selbst hartgesottene Figurstreber. Denn jetzt kommt's emotional von allen Seiten: »Im Dezember ist Essen doch total romantisch. Das gehört einfach zur Jahreszeit«, sagt Sabine, die, der Figur zuliebe, seit einigen Monaten im Zusammenhang mit Schlucken jedes Gefühl unterdrückt. »Auch im Job kann ich jetzt nicht ›Nein‹ sagen«, erklärt sie, »sonst kann ich mich nirgends mehr sehen lassen.«

Markus geht's nicht anders. Er rollt sich von einem X-Mas-Business-Meeting zum nächsten. »Das ist wie Alltag mit All-inclusive«, behauptet er. Mit seinem Weihnachts-Schweinehund hat er schnell ein Agreement gereacht: Beide geben sich gegenseitig Schützenhilfe bei den immer gleichen Argumenten ...

»Man gönnt sich ja sonst nichts.«

»Einmal im Jahr muss ja wohl erlaubt sein.«

»Wird schon gehen.«

»Im Januar mache ich dann Diät. Das hatte ich sowieso vor.«

»Weihnachten hat noch keinem geschadet.«

»Ich tu's für die Familie.«

»Eine ganze Industrie lebt davon. Die kann ich doch nicht pleitegehen lassen.«

»Nach den Feiertagen ist genug Zeit für 'ne Hungerkur.«

»Bietet das Fitnessstudio nicht im Januar immer wieder die supergünstigen Einsteigerkurse an?«

»Meine Frau (wahlweise ersetzen durch: Mutter, Großmutter, Tante, Schwester oder Schwägerin – gern auch in Kombination) wäre beleidigt, wenn ich nicht zugreife.«

Wer der Form zuliebe auf Schokolade, Lebkuchen und Printen verzichten will, muss in den Weihnachtstagen mit der Höchststrafe aus dem »Das tut der Seele weh«-Strafregister rechnen. Ob im Kollegenkreis, unter Freunden des gepflegten Advents-Mampfens oder in der Familie – wer jetzt allein ist, wird es bis Silvester bleiben. Er wird wieder einmal aus der Gemeinschaft verstoßen (»Wenn du nicht mitfutterst, kannste gleich zu Hause bleiben!«), findet keine neuen Freunde (»Dein Anblick macht uns ein schlechtes Gewissen!«) und bleibt Erpressungs-Opfer (»Kein Nachschlag? Dann ist Tante Käthe aber beleidigt!«).

Nun will ja niemand ausgerechnet in der Kerzen-Kuschel-Zeit Chaos im eigenen Sozialgefüge anrichten. Also wird pragmatisch mitgemacht: »Ein dicker Bauch ist an himmlischen Tagen nun mal Brauch – und macht ja auch Spaß. Süßer die Schwarten nie schwingen.« – Dumm nur, dass Schwarten nicht »schwingen«, sondern krachen. Warum nur passiert das alle Jahre wieder?

Zum einen, weil der Mensch im Grunde ein Herdentier ist. Das vergisst er nur gerne, weil die Herde um ihn herum an elf Monaten im Jahr überwiegend nervt: »Feste Beziehung? – Verschon mich!«; »Familie? – Alptraum!«; »Kollegen? – Feinde! Ich komm auch gut alleine zurecht.«

... trotzdem schlummert tief in uns drin das Bedürfnis, dazuzugehören und nicht einsam zu sein. In Höhlenzeiten wäre Einsamkeit der sichere

Tod gewesen. Und heute stört's auch ein bisschen. Im Dezember sogar überzeugte Singles.

Studienfreund Klaus hat mir erklärt, dass englische Wissenschaftler für das ungesunde Verhalten vor Weihnachten sogar Fachworte haben. Sinngemäße Übersetzung ihrer Theorien: Wer ein paar Mal im Leben (zum Beispiel in der Kindheit) erfahren hat, dass lecker Kekse-Essen in der Nähe von netten Menschen bei Kerzenschein und Tannenduft ein Gefühl von Geborgenheit vermittelt, der lernt ganz nebenbei auch noch, dass die Beziehung zu diesen Menschen dadurch enger wird und Verlassenheitsgefühle schwinden. Das tut gut und hat Folgen: Auch wenn die Menschen von damals später alle verschwunden sind, macht das Kekse-Essen bei Kerzenschein immer noch happy. Also: »Her mit dem Gebäck!«

Wer nicht mehr Kekse will, sondern tatsächlich aussteigen aus den alten Fresszwängen, der braucht dafür sozialverträgliche Pläne und muss auch zu unlauteren Mitteln greifen. »Täuschen, tarnen, tricksen«, heißt die Devise:

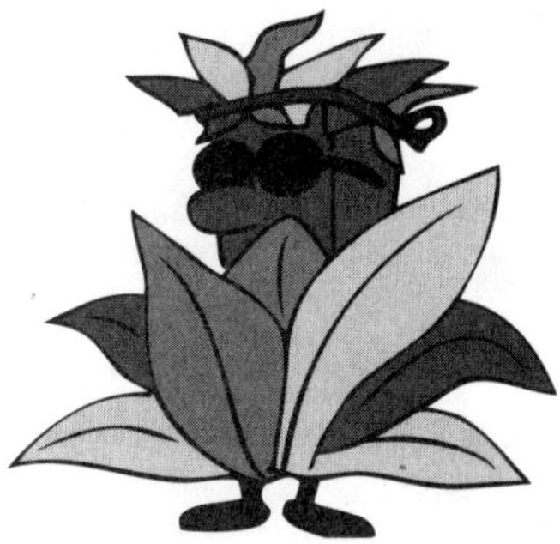

Zuckerbäcker-Sparer-Trick

Andreas' Lieblingstrick. Wenn er auserkoren ist, im Büro den Teller zum zweiten Advent zu füllen, heißt es: Mandarinen statt Pralinen. Das ist nicht nur billiger, sondern auch vorbildlich. Tatsächlich stürzen sich die Kollegen wie die Geier auf die Früchte und danken überschwänglich: »Super Idee! Mal was anderes.« Die kleinen Vitaminkugeln gehen weg, als wären sie aus purem Nougat. Doch nicht etwa, weil sie auch so schmecken und Gesundfutter plötzlich Spaß macht, sondern – das verrät eine Kollegin ungeniert – weil man sich damit ein gutes Gewissen eressen kann: »Jippi, dank der Mandarine habe ich den Nikolaus in Ruhe gelassen und kann heute Nachmittag auf dem Weihnachtsmarkt bei den gebrannten Mandeln reinhauen.«

Heimlich picken am kalten Buffett

Bei der Organisation der Weihnachtsfeier hat Sabine diesmal der Oberbetriebsnudel Konkurrenz gemacht. Die sucht nämlich jedes Jahr das Restaurant aus, in dem das Weihnachtsgeld in Kalorien umgesetzt wird, hat sich aber von Sabine überzeugen lassen, dass es auch mal ein kaltes Buffet sein darf. Da können sich die Heimlich-Hungerer nämlich unerkannt von einem Salatblatt zum nächsten picken und sehen dabei so beschäftigt aus, dass niemand laut kreischt: »Waaas? Bist du irre? Du machst im Advent Diät?«

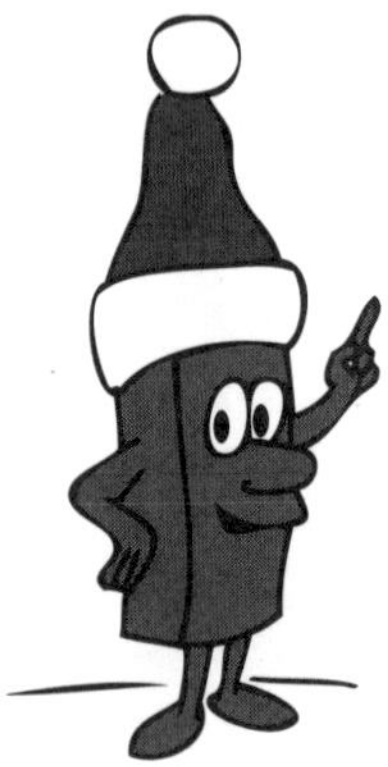

Falsche-Fährten-Deko

Auch Markus kann sich – wegen Performance – kein Coming-out als Spaßbremse leisten. Um an seiner Figur zu retten, was zu retten ist, legt er falsche Fährten. Seine fünf Freunde in der Schublade tragen jetzt Weihnachtsmann-Look. Hat er einen geschlachtet, verwahrt er den Silberpapiermantel, den er als Tischdeko auf den Schreibtisch legt. Wenn dann jemand vorbeikommt und ihn mit Nachschub versorgen will, zeigt er mit Leidensmiene auf die Hülle und erklärt kopfschüttelnd: »Nee, danke, ich hatte schon.« Das versteht jeder. Und Markus bleibt von weiteren Nachschub-Attacken verschont.

Kalorienkiller im Wald

Für Uwe sind die vorweihnachtlichen Wochen nicht so schlimm. Er isst zwar traditionell etwas mehr, verbraucht aber auch mehr Kalorien als sonst. Zum Beispiel schlägt er den Tannenbaum selbst, trägt ihn bis zum Sportwagen neben der Tannenschonung, wuchtet den Baum aufs Sportwagendach und muss ihn da auch noch festbinden. Beim Geschenkekaufen heißt es: mehrmals fahren. Sein Sportwagen-Kofferraum ist sportlich klein; für eine Rückbank fehlt der Platz. Und auch Verwandte müssen einzeln zu Bahnhöfen und Flughäfen gekarrt werden. Das größte Bewegungsplus beschert ihm dann aber Glatteis auf den Straßen. Aus Angst ums Auto geht Uwe bei Temperaturen unter dem Gefrierpunkt streckenweise zu Fuß.

Flucht ans Ende der Welt

Isi und Torben überlegen, ob sie nicht einfach abhauen könnten – und zwar ans andere Ende der Welt. Dahin, wo jetzt Sommer ist. Nach Australien oder Neuseeland. Bei 35 Grad dem Weihnachtsmann auf Jet-Skiern zuwinken und Geschenke am Sandstrand auspacken. Dann ein Zitronenwasser in der Hängematte schlürfen und nicht an die Dominosteine daheim denken. Das würde ihnen bestimmt leichtfallen. »Bei solchen Temperaturen kann man doch gar nicht essen«, sagt Isi und freut sich schon. Bei ihrer Rückkehr nach vier Wochen Australien will sie im Fitnessstudio die inoffizielle Frauenmeisterschaft in der Disziplin »Wer hat über Weihnachten am wenigsten zugenommen?« gewinnen.

Teilzeit-Dornröschen

In den Wochen vor und nach Weihnachten verdrückt Matti Mengen wie im Henkersmahlzeiten-Modus. Er benutzt dann aber ein anderes Wort dafür, weil er weiß, dass Henker an Feiertagen auch mal Ferien machen. Deshalb will er den Weihnachtsmannmahlzeiten mit einer anderen Methode beikommen: Er plant, sich in eine Art Konservierungs-Schlaf zu begeben wie einst Dornröschen, aber nur in Teilzeit. Also: Urlaub nehmen, jeden Tag bis mittags schlafen, dann ein Frühstück mit Marzipan-Stollen fürs Weihnachtsfeeling, danach fünf Stunden gar nichts und am Abend – abwechselnd bei Mama, Tante oder im Restaurant – das kohlenhydratfreie Schlank-Paket aus Schweinebraten und Leipziger Allerlei. Damit will Matti sein Wettkampfgewicht nicht nur halten, sondern sogar senken – was in der Tat klappen könnte, aber nur theoretisch. Denn solange Matti noch nicht weiß, wie er die Zeit von abends um acht bis morgens um vier essenstechnisch rumkriegen soll, dürfte es mit dem Durchhalten schwer werden. Eins ist nämlich leider sicher: Schlafen wird er zu dieser Zeit garantiert nicht.

Heimlich sportlich

Hans-Dieter hält viel auf Traditionen. Kein Wunder. Traditionen sind ja auch ein beliebter Klassiker aus der Kategorie »Da kann ich doch nichts dafür«. Da seine sportliche Tätigkeit sich – außer im Grillclub – auf passive Mitgliedschaften in verschiedenen Aktivklubs beschränkt, liefern ihm die kalten Kerzentage prima Vorlagen zum Komplett-Abschlaffen. Zwischen Tannenbaum und Tafelrunden klebt er am Sessel. Vielleicht hebt er gerade mal das Hinterteil, um von einer Sitzgelegenheit zur nächsten zu schlurfen. Vom Braten mittags am Esstisch zum nachmittäglichen Baumkuchen im tiefen Sessel und später wieder zurück an die Tafel zum abendlichen Mehr-Gänge-Mahl. Der Vorteil für die Sippe: Zwischendurch wird er so müde, dass er nicht merkt, wenn jemand heimlich zum Sauerstoffschnappen nach draußen geht. Das wird wiederum – der Reiz des Verbotenen – schnell zum beliebten Familiensport, Mahlzeitverpassen inklusive.

Schlank dank Mitleidsmasche

Wer einfach nur frei von Zwängen, nach seinen echten Bedürfnissen in Gemeinschaft essen will, ohne dauernd etwas erklären zu müssen, der braucht eine Leidensmiene und eine gute Geschichte. Markus hat das zu Hause schon eingeübt – falls es wirklich mal ernst wird beim Geschäftsessen und wichtige Verträge, Kunden, Abschlüsse oder Angebote auf dem Spiel stehen. Er wird dann seinen Teller nur bescheiden mit Salat füllen und auf den ersten grimmigen Blick warten, um in einen geheimnisvollen Flüsterton zu verfallen: »Mehr hat mein Arzt verboten«, wird er raunen. Markus kann sich darauf verlassen, dass die meisten Menschen taktvoll schweigen – nicht nur aus Mitleid, sondern auch aus Eigennutz. Wer hört schon gerne Schauergeschichten aus dem Unterbauchgewölbe?

Advents-Askese im Alltag

Klaus hat ein ganz eigenes Überlebenskonzept für Magen und Hirn entwickelt. Dem liegt – na klar – eine wissenschaftlich fundierte psychologische Erkenntnis zugrunde: Weil der Mensch ein Gewohnheitstier ist, macht er gern immer wieder das Gleiche. Leider verschwindet mit jeder Wiederholung der Zauber des Außergewöhnlichen. Das heißt: Der erste Dominostein am ersten Advent ist eine Offenbarung; danach geht's nur noch bergab, bis Klaus die schwarzen Würfel nicht mehr sehen kann. Weil Gewohnheit der Feind der Lust ist, durchbricht er das eine, um das andere zu steigern. Im Ernst, das funktioniert: Er hat seine Theorie im letzten Jahr in der Praxis erprobt; am ersten Advent gab's Lebkuchen, am zweiten Marzipanbrot, am dritten Spekulatius, am vierten zum ersten Mal Zimtsterne und zu Weihnachten dann endlich ein Stück Stollen. Damit Klaus den Höhepunkt seiner Lust am Sonntag so richtig genießen kann, bleibt sein Alltag im Dezember zuckerfrei. Er wirkt zwar am Anfang ein bisschen komisch, wenn er die selbst gemachten Kekse seiner backwütigen Kolleginnen im Vorbeigehen ablehnt und dabei was von Luststeigerung fürs Wochenende erzählt, doch es wirkt. Die Backdamen lassen ihn in Ruhe (und spekulieren hinter seinem Rücken eifrig über sein Liebesleben); die männlichen Kollegen haben schon nach seinem Rezept gefragt.

Runter mit den Erwartungen

Nicht vergessen: Bei allen Weihnachtsfreuden verdrängen wir gern, dass der Wunsch nach Frieden, Freude und Schokokuchen auch viel Frust bringt. Frust, der wiederum Hunger macht. Stundenlanges Kampf-Shoppen in überhitzten Kaufhäusern und kein vorzeigbares Ergebnis? Da ist der Weihnachtsmarkt doch das beste Therapiezentrum. Die Nase führt direkt zu den zuckrigen Trösterchen. Familienstreit (statistisch gesehen an Feiertagen höchstwahrscheinlich) tut besonders weh, wenn alle eigentlich ganz lieb zueinander sein wollen. Da ist Frustfuttern vorprogrammiert. – Was hilft? Erwartungen runterschrauben und cool bleiben.

Richtig dick wird man nämlich nicht zwischen Weihnachten und Neujahr, sondern zwischen Neujahr und Weihnachten.

39. Jäger der verlorenen Schürze

Der Mann von heute kann kochen. Schließlich machen es Jamie, Tim und ihre Freunde im Fernsehen pausenlos vor – und die beiden haben Schlag bei den Frauen

Dass Chili nicht nur die Suppe scharf macht und auch Möhren in ein Verführungs-Menü gehören, hat sich bei ambitionierten Hobbyköchen inzwischen rumgesprochen. Und davon gibt es immer mehr. ***Seit die Fernsehköche sexy wurden, hat auch der männliche Trendsetter Einzug in die Küche gehalten*** – um in einer Welt, in der kein Platz mehr für Jäger und Sammler ist, ein letztes großes Abenteuer zu erleben.

Bereits auf dem Wochenmarkt kann sich der semiprofessionelle Maître beweisen. Er muss schneller sein und sich gegen die Konkurrenten die saftigsten Brocken sichern. Im Schutz von Gemüseständen und Blumenkübeln, um die sich die Frauen scharen, hat er längst mit geschärftem Blick den Fleischwagen von Bauer Lemcke ausgemacht, sich angeschlichen und in der Auslage die Haxe seiner Begierde entdeckt. Von gegenüber naht ein Kochkumpel, der ihm das beste Beutestück streitig machen könnte.

Express-Abbiegung nach links, antäuschen und von hinten wieder an die Fleischtheke sprinten. Blitzschnell zugreifen. »Darf's vielleicht ein bisschen mehr sein?« – »Ja, warum denn nicht? Der monströse Rostbraten da drüben und ein, besser gleich zwei badelakengroße T-Bone-Steaks.« Und dann mit schwer schleifenden Einkaufstaschen zurück in die Höhle – äh, Küche. Auf direktem Weg ...

... ohne Umweg über den Gemüsekarren. Das labberige Grünzeug kommt ihm nicht in die Tüte. Wenn er kocht, gibt's was Ordentliches zwischen die Zähne. Nach Jahren des Verzichts, nach verzweifelten Blicken in mit Joghurtbechern und Salatgurken bestückte Kühlschränke, lautet sein Motto jetzt: »Wer kocht, bestimmt.« ***Die Schweinshaxe ist seine Waffe im Kampf gegen Grünkern-Auflauf und Petersilienwurzel-Diät.***

Selbstverständlich bruzzelt der moderne Jäger und Sammler nicht jeden Tag. Das wäre viel zu profan. Wenn, dann bitte anschließend mit angemessenem Applaus. Die Mühe muss sich schließlich lohnen – ungefähr so, wie man einen edlen Tropfen nur mit Kennern teilt. Alles andere wäre Verschwendung seiner geistigen (»Menü erstellen«), männlichen

(»Beute jagen, stellen, sichern«) und handwerklichen (»schnippeln, raspeln, hacken, flambieren«) Ressourcen. Also wird nur vor Besuch gewirkt.

Auch Studienfreund Klaus stellt sich seit einiger Zeit in eine Reihe mit Jamie Oliver, Tim Mälzer und den anderen jungen Bratröhren-Wilden. Er selbst ist zwar nicht mehr ganz so knackig wie das junge TV-Gemüse, aber – man schmecke und staune – erträgt man seine Fachsimpelei rund um japanische Santoku-Supermesser, beidseitig geschliffen und aus berühmtester Stahlschmiede, und der kleinen Trüffel-Kunde seit 3000 vor Christus, kommt man bei Klaus kulinarisch voll auf seine Kosten.

Es muss daran liegen, dass Klaus Oberstudienrat ist und sozusagen berufsbedingt perfektionistisch veranlagt: Wenn er etwas anfängt, dann zielführend, ordentlich und ohne Geschluder. Und so schraubt er jetzt, statt, wie früher, seinen Heimwerkerfimmel im Hobbykeller auszuleben, in der Küche herum.

Ergebnis: ganz großes Kino. Er zerlegt – ***zackzackzackzack*** – mit einem Urschrei eine Gurke sekundenschnell in 78 exakt gleiche schmale Scheiben, ohne sich dabei auch nur einen Fingernagel oder Schlimmeres zu kappen, und wendet Crêpes zirkusreif in einem dreieinhalbfachen Salto aus der heißen Pfanne knapp unter derZimmerdecke.

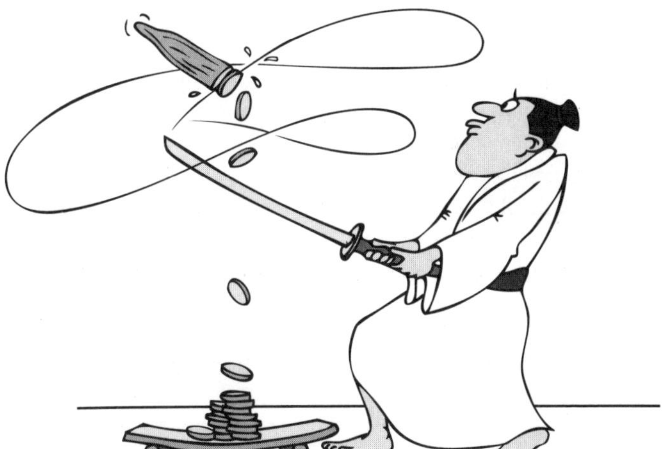

Bei Obi hat er letztens nicht den üblichen Fliesenkleber gekauft, sondern einen Bunsenbrenner zum Karamelisieren von süßen Dessertkrusten. Und selbst der bei Lehrern ja unendlich lange und dauernd nachwachsende Urlaub wird nicht mehr gemütlich auf Malle verbracht, sondern führt Koch-Klaus an die abenteuerlichsten Orte der Welt: Neulich war er im Irak – als Erntehelfer beim Krokuspflücken für die Safran-Herstellung. Ebenso geplant ist eine Verabredung zum Russischen Roulette mit einem Kugelfisch im japanischen Kyoto und einen Ausflug auf den Schwarzmarkt für Arganöl in einer mafiösen Wüstenoase, von der ich gar nicht wissen möchte, wo die liegt.

Schmecken tut alles, was Klaus zaubert – und das allein zählt. Kleine Überraschungen wie glänzendes Blattgold, das sich hartnäckig in meinen Zahnlücken festgesetzt hatte und mir tagelang den Look eines erfolgreichen arabischen Kamelhändlers bescherte, nehme ich dabei gern in Kauf.

Die Kochmanie bringt auch für den Hobby-Küchenchef einen großen Vorteil mit sich. Wer sich nämlich bewirten lässt oder sich von morgens bis abends von Fastfood, Fertiggerichten oder Kantinen-Essen ernährt, darf sich nicht wundern, wenn Hüftgold und Doppelkinn wachsen und gedeihen. Selbst den Kochlöffel und das Hackmesser zu schwingen, kann an der Umfangerweiterung dauerhaft etwas ändern: ***Wer schnippelt, Schaum schlägt und dünstet, behält den Überblick über das, was er in sich hineinspachtelt,*** isst bewusster, schlingt nicht heißhungrig und schnell hinunter – ein Gesamtpaket mit figurfreundlichen Folgen. Und möglicherweise beziehungstechnischen Vorteilen.

Wo die emanzipierte Frau eher Herdflucht betreibt (beziehungsweise wenig Ambitionen an den Tag legt, den Liebsten rund um die Uhr zu bekochen), ist es nicht schlecht, sich selbst die eine oder andere Zivilisationstechnik anzueignen – etwa ein Ei braten zu können oder gar ein ganzes Menü auf den Tisch zu bringen. Und was für Kerle in Beziehungskisten gilt, stimmt umso mehr für Singlemänner, denn nichts erobert das Herz einer Frau schneller als ein Mann, der aus dem Stand ein romantisches Candle-Light-Dinner herbeizaubern kann. – Mit Chilimöhren? Na, warum denn nicht ...?

Fest steht: Wer virtuos Rouladen wickelt, der kann auch Frauen um den kleinen Finger wickeln. 95 Prozent der Damen bis 29 Jahre erwarten von ihrem Traummann Kochkünste. Das sollte den Herren zu denken geben.

Klaus ist übrigens der lebende Beweis dieser Studie: Den ledigen Lehrerkolleginnen, die ja berufsbedingt ähnlich gerne klugscheißen wie er selbst, hat es die Sprache verschlagen. Sie sind ganz hin und weg und so was von angetan von ihrem »Klausi«, dass man sogar behaupten könnte, das Überdenken der steinzeitlichen Arbeitsteilung an der Feuerstelle habe sich für ihn voll ausgezahlt.

Allerdings möchte ich den Damen davon abraten, einen Kaffee mit Klaus zu trinken – jedenfalls denjenigen, die eher nicht dem experimentierfreudigen Typ zuzurechnen sind. Beim Kaffee ist nämlich Vorsicht geboten. Neuerdings schwärmt Klaus auffällig oft von Kopi Luwak. Die Bohnen dieser Kaffeesorte werden von Schleichkatzen gefressen und erst verarbeitet, wenn sie einmal den kompletten Rundgang durch den Verdauungstrakt der Miezekatzen gemacht haben.

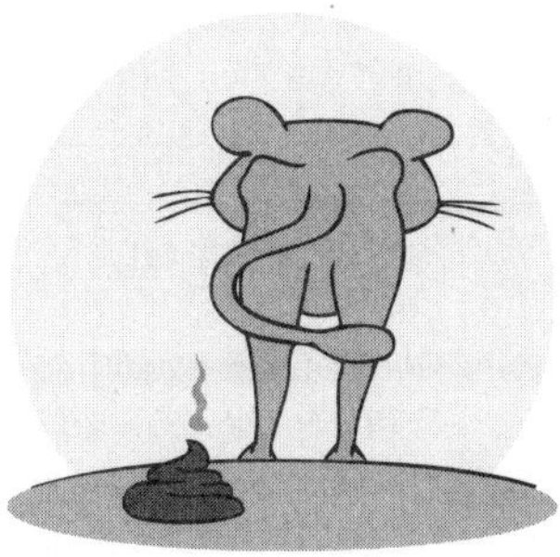

Gut, dass Kopi Luwak eine Rarität ist, nicht leicht zu beschaffen. Obwohl ... – wer weiß, wo Klaus seine nächsten Ferien verbringen wird?

40. Klug oder schön?

Top oder Flop – ob wir schön genug für diese Welt sind, bestimmen jetzt die Wissenschaftler. Aber wie wollen die das wissen?

Es gibt verlässliche Formeln, die unser Leben tatsächlich sehr vereinfachen können. Die Berechnungsgröße der halbzylindrischen Beleuchtungsstärke für Straßenlaternen im deutschsprachigen Raum beispielsweise. Selbst die Grenzwerte zum Abwägen des Lästigkeitsunterschieds zwischen Schienen- und Straßenverkehrslärm bei gleichem Mittelungspegel haben durchaus ihre Berechtigung. Und interessant kann auch die Berechnung des eigenen Intelligenzquotienten sein, vorausgesetzt, man ist der höheren Mathematik mächtig.

Da wir Lebenshilfen aus dem Forschungslabor sehr gern in Anspruch nehmen, freuen wir uns selbstverständlich auch über eine nagelneue Formel, mit der sich einige lange Diskussionen und sogar Streitereien über das eigene Aussehen verlässlich ausschließen lassen. Ich spreche vom sogenannten BQ.

»Der BQ ist einfach fantastisch.« – Das schrieb jedenfalls die Redakteurin einer Frauenzeitschrift, die über diese »sensationelle Vereinfachung des objektiven Körper-Vergleichs« geradezu aus dem Häuschen war: ***»Statt den Intelligenzquotienten zu messen, werden jetzt Beautyquotienten erstellt und abgeglichen. Der Attraktivitätswert eines Menschen ist berechenbar geworden! Wow!«***

Skeptiker fragen natürlich sofort, wie ausgerechnet Wissenschaftler »Schönheit« beurteilen wollen. Die sind schließlich nicht gerade berühmt für ihre Affinität zu Äußerlichkeiten. Zerre ich beispielsweise all die Zahlenmenschen, die mir in meinem bisherigen Leben begegnet sind, vor mein geistiges Auge ... – mannomann! Allein mein Mathelehrer, Herr Bothe: Birkenstockpantoffeln, Flanellhemden und Schlabberhosen waren bei ihm an der Tagesordnung – und maximal in zweifacher Ausführung vorhanden. Also wie kommen solche eher pragmatischen Koryphäen mit einem Hang zum Sammeln von Doktortiteln darauf, beurteilen zu wollen, was schön ist und was gruselig?

Nun, sie zeigten einfach mal 85 000 Testpersonen Bilder von Frauen. Und die bewerteten dann so spontan wie kritisch die Formen der Damen von »super« bis »superschlecht«. Das Ganze in eine Formel gepackt, fertig war der BQ.

Aber wie kann so eine Formel funktionieren, wo doch selbst Heidi Klum jedes Jahr mehrere Wochen und unfassbar viele Prüfungen braucht, um aus einer Truppe Mädels die Allerschönste, das aktuelle next Topmodel made in Germany herauszufiltern? – Sogar ausgewiesene Beauty-Expertinnen wie Isi und Sabine sind sich in Sachen »Wer ist der/die Schönste im ganzen Land?« eigentlich immer komplett uneinig:

»George ist der Allergrößte. Wahnsinn. Den würde ich nicht von der Bettkante stoßen ...«

»Der ist viel zu alt. Außerdem hat er einen Bauchansatz. – Aber der Brad, der ist um Klassen besser.«

»Isser nich!«

»Isser doch.«

»Nich!«

»Doch, doch, doch!«

»Nich. Basta ...«

Und so weiter. So ein Fachgespräch unter Beauty-Profis kann locker 30 Minuten dauern und Freundschaften dauerhaft gefährden. Wäre es da nicht super, wenn man den Taschenrechner zücken und – tipp, tipp, tipp – den sinnlosen Dialog mit den Worten »Also, Clooney ist der attraktivere von beiden. Er hat eine Drei plus und der Brad nur eine Drei minus. Sorry, Sabine, der kackt neben dem Schorsch total ab« beenden könnte?

Klar, traumhaft – sollte aber vielleicht besser ein Traum bleiben: Noch mehr Leistungsdruck, was das Ideal angeht? Noch mehr Diäten? Das alles braucht kein Mensch. »Schönheit« ist erstens für jeden was anderes – und, so abgedroschen es auch klingt, innere Werte toppen jede Formel. Andreas würde Sabine niemals abservieren, nur weil sie nicht aussieht wie Angelina Jolie. Wobei die ihn ihrerseits eh nicht gegen ihren Hollywoodgatten eintauschen würde. Und wo bleiben Ausstrahlung, Lächeln, Charisma? – Wie soll man das bitte sehr in eine mathematische Formel packen?

Obwohl ... – man muss ja heute mit allem rechnen. Irgendwann fangen die Wissenschaftler sicher noch damit an, auch die Ausstrahlung zu messen. ***Mein Tipp: Einfach den Normwert für die Beleuchtungsstärke von Straßenlaternen mit der Wurzel aus dem IQ und einem Zehntel BQ zusammenaddieren. Dann die Quersumme ziehen und mit der eigenen Kleidergröße multiplizieren.*** Und fest an diesen Hokuspokus glauben.

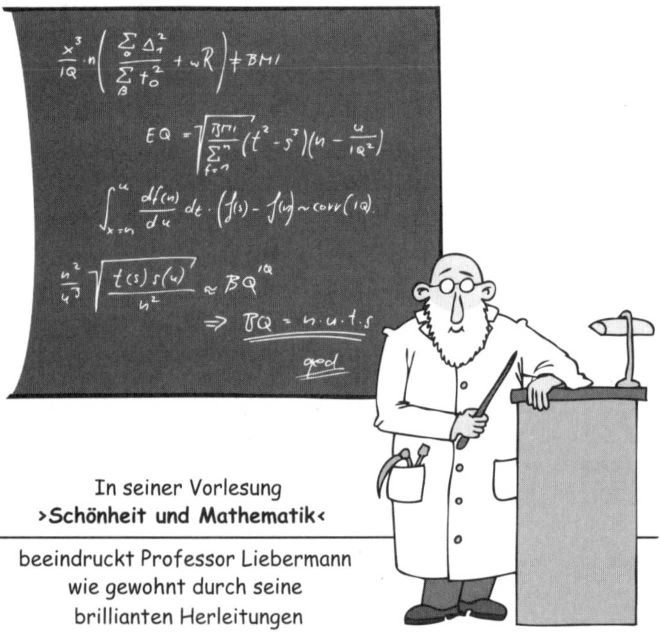

In seiner Vorlesung
›Schönheit und Mathematik‹
beeindruckt Professor Liebermann
wie gewohnt durch seine
brillianten Herleitungen

41. Bitte mit viel Gedöns

Schlaue Schummler profitieren gleich mehrfach: Die besten Strategien für Simulanten sichern Bewunderung ohne Anstrengung

Viel Zeit geht ins Land, nachdem man sich entschieden hat, sich mehr ums Essen und ums Aussehen zu kümmern. Komisch, dass bei maximalem Aufwand oft nicht mal ein Minimum an Wirkung herauskommt, oder?

Sie finden das schade? Von wegen. Denken Sie noch mal darüber nach: ***Die Erkenntnis, dass Resultate nicht schnell zu haben sind, ist ungemein wichtig.*** Denn auf ihr basieren sämtliche Strategien der Fitness- und Diät-Simulanten.

Wer die Tricks kennt, kann das ganze Programm von Bewunderung und Respekt absahnen, ohne sich anzustrengen. Wer geschickt vorgeht, kriegt am Ende sogar noch einen Bonuspunkt obendrauf.

Saisonsieger mit Minimaleinsatz

Hans-Dieter zum Beispiel geht taktisch vor. Sehnt er sich mal wieder nach ein bisschen Verwöhnaroma in Form von Menüs, Massagen und mentaler Erhöhung, meldet er sich zu Hause ab, um mit den Jungs der Nachbarn Bundesliga zu spielen. Beifall ist ihm bereits beim Festschnüren der alten Fußballschuhe sicher. Bewundernde Worte für seine Sozial-Leistungen (»Die Jugend vorm Abgleiten in Alkohol, Kriminalität, Verwahrlosung oder Drogensucht bewahren!«) verschafft er sich im Vorfeld durch rechtzeitiges und wiederholtes Hinweisen darauf.

Dann verschwindet er außer Sichtweite. Wenig später sitzt er beim zweijährigen Enkel der Nachbarn im Sandkasten und lässt sich von dessen Mutter und Großmutter mit Kaffee und Kuchen für den Kick stärken. Endlich auf dem Spielfeld angelangt, schießt ein kleiner Sandkasten-Ronaldo den Ball dreimal in die Hecke, muss ihn danach selbst wieder rausholen (»Das gehört dazu. Verantwortung für das Spielgerät kann man nicht früh genug lernen!«) und hat danach keine Lust mehr. Abpfiff und Saisonsieg für Hans-Dieter. Das muss gefeiert werden: Zu Hause dampft der Braten, der unter Schulterklopfen gleich doppelt gut schmeckt.

Bonuspunkt: Wenn später am Tag Hans-Dieters eigener zwölfjähriger Enkel mit dem Fußball unterm Arm auf der Matte steht, zeigt jeder Verständnis, dass bei ihm heute einfach nichts mehr geht.

Diät-Heldin, ohne verzichten zu müssen

Auch Hans-Dieters Käthe tut gern was für die Familie. Bevor die Sippe bei ihr zum Essen anrückt, wird lange herumgefragt, wer was in welcher Menge und Zusammensetzung serviert haben will. Vor allem möchte Käthe wissen, wer gerade welche Diät macht. Da würde sie sich nämlich gerne anschließen: »Bei mir muss ja auch mal was weg.«

Mit Engelsgeduld lässt Tante Käthe sich Kohlsuppenrezepte, ausgefallene Kombinationen aus Ananas und Avocados oder Lowcarb-Kuchen diktieren, um dabei Respekt und Bewunderung von jedem Einzelnen abzuschöpfen: »Das willst du alles für mich tun und dich selbst auch daran halten? Wahnsinn!«

Bei so vielen verschiedenen Wünschen kann die gute Käthe natürlich nichts unversucht lassen. Sie muss alles vorher probieren – und dann zusätzlich das Übliche für Hans-Dieter auf den Tisch bringen. Da ist die Diät-Heldin schon satt, bevor das Familien-Essen überhaupt losgegangen ist, und kann am Tisch mit Bescheidenheit punkten: »Für mich auch nur das Kohlsüppchen, bitte.«

Bonuspunkt: Weil Hans-Dieter Diät-Reste grundsätzlich nicht mag, kann Käthe hinterher in der Küche noch mal zulangen, ohne ihren Heldenstatus aufs Spiel zu setzen.

Wartezeiten-Überbrückung vor Zeugen

Hinwetzen, was hochwuchten und wieder abturnen? So könnte ein Kurz-und-knackig-Trip ins Fitnessstudio nach einem schnellen Stündchen effektiv zu Ende sein. Bringt aber wenig Bewunderung. So kriegt ja keiner mit, was in Windeseile alles gelaufen ist. Also ist es wichtig, rechtzeitig Zeugen am Wegesrand aufzustellen.

Gehen Sie dabei folgendermaßen vor: Sie kommen morgens an und grüßen viele Leute. Sie checken ein und simulieren dabei am besten einen technischen Defekt am Karteneinleser, sodass erst der Facility Ma-

nager (früher: Hausmeister) geholt werden muss. Bis der aufgetaucht ist, können Sie mindestens fünfzehn Minuten mit der Thekenmieze flirten; wenn dabei der Dialog verebbt, starren Sie visionär aus dem Fenster (»Ich trainiere mental!«) – für mindestens zehn Minuten.
Weitere fünf Minuten können Sie schinden, indem Sie das Schwarze Brett, das Clubmagazin, den neuesten Shop-Katalog und die Cappuccino-Karte studieren – gerne mit Rückfragen bei Passanten (»Hast du schon den Cappu-Shake probiert?«), was Ihnen weitere drei Minuten einbringen sollte; jedes ordnungsgemäße Auf- und Wiederzumachen Ihrer Schuhe sichert Ihnen nochmal vier Minuten.

Seien Sie an den Geräten bloß nicht flexibel: lieber lange warten, bis das Lieblingsinstrument frei wird; dabei mit anderen Wartenden das Gespräch suchen, gegebenenfalls Cappuccino für die Runde bestellen (bringt zehn Minuten) und ein Rückzug aufs Örtchen (acht Minuten). Wer noch langsamer in die Hufe kommt, kann den Tag im Fitti komplett machen – inklusive Mittagessen, Mittagsschläfchen, Sauna und Duschen. Das spart viele umständliche Wege.

Bonuspunkt: Bei der Zeugenbeschaffung Angestellte mit Vollzeitjob bevorzugen. Der Facility-Manager darf beim Auschecken am Abend ruhig noch mal geholt werden (»Waren Sie nicht heute Morgen schon da?«), und die Thekenmieze sollten Sie unbedingt vor deren Schichtwechsel passieren (»Mensch, du immer noch hier? Das ist ja Wahnsinn!«).

Komische Kräfteverhältnisse

In Haushalten, die von Männern und Frauen gemeinsam betrieben werden, herrscht häufig ein auffälliges Ungleichgewicht beim Kräfteeinsatz, sobald es um anstehende Hausarbeiten geht:

- Vati stemmt im Fitnessclub die 20-Kilo-Hantel, hat es aber grundsätzlich am Knie oder am Rücken, wenn jemand gesucht wird, der den Müll rausträgt.

- Mutti hält Ausschau nach ein paar kräftigen Oberarmen, die am Wochenende den Garten umgraben könnten. Leider haben alle drei halbwüchsigen Söhne da einen Termin – im Fitnessstudio.

- Acht Getränkekästen müssten von der Garage ins Haus geschafft werden. Reflexartig wird in die muskelbepackten Zonen gegriffen, Mutti blickt in schmerzverzerrte Gesichter: Die Herren des Hauses geben vor, aufgehalten worden zu sein; eigentlich seien sie längst auf dem Weg ins Krankenhaus.

- Ob vielleicht jemand zumindest das Sixpack Bier schleppen könnte? – »Nö, das passt jetzt gerade ganz schlecht ...« Es stellt sich heraus, dass die Männermannschaft dringend zum Sixpack-Training muss.

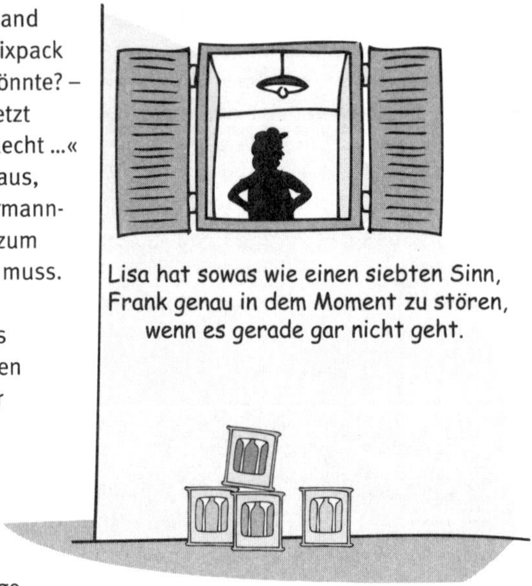

Lisa hat sowas wie einen siebten Sinn, Frank genau in dem Moment zu stören, wenn es gerade gar nicht geht.

- Mal eben auf das Fahrrad schwingen und beim Bäcker um die Ecke ein paar Brötchen holen? »Unmöglich. Die alte Gurke hat nur drei Gänge und keinen Tacho. Die Treteinheiten werden nicht registriert und in der Bilanz ausgewertet.« ***Merke:*** Strampeln lohnt nur auf dem Homefahrrad mit Direktanschluss an den PC, wo der Online-Coach mit der Tagesstatistik wartet.

Bonuspunkt: Hartes Training hilft nicht nur beim Drücken vor tragenden Tätigkeiten im Haushalt. Es kann auch Arztbesuche, Rehamaßnahmen und Physiotherapien notwendig machen, sodass aus rein zeitlichen Gründen auch Zwiebelnschneiden, Geschirrspülen und Staubsaugen ausfallen müssen.

Helden-Verehrung mit Vollpension

Mein Freund Matti ließ sich einen Sommer lang füttern und verehren – wie einer, der die Tour de France fährt. Wie er das hinbekommen hat? Durch gezielte Legendenbildung. Schon am ersten Sonnentag des Jahres im Mai wusste es jeder: »Haste schon gehört? Matti will dieses Jahr nicht nach Malle fliegen, sondern Fitnesstraining machen. Er will jeden Tag Freunde besuchen – und zwar mit dem Fahrrad.« – »Wow!« Morgens, so hieß es, wollte er zum Beispiel von Hamburg nach Buxtehude, dort mit befreundeten Fans futtern (Motto: »Du hast bestimmt Hunger vom vielen Radeln. Wir kochen was, wenn du kommst.«) und dann zurück.

Für ihn fiel die Saisonbilanz erfreulich aus: Nie zuvor hatte Matti zwei Wochen lang so viel Gutes zu Essen bekommen. Und dass sein Intensivtraining nicht sofort in seinen Körperformen sichtbar wurde, schoben Mattis Bewunderer auf das noch nicht erkennbare Mehr an Muskeln: »Die Muckis müssen ja erstmal aufgebaut werden, bevor sie das Fett fressen.«

Dass er sein Bike nie in Sichtweite der Gastgeber parkte, nahm man als hanseatisches Understatement: »Ist bestimmt eine Zweitausend-Euro-Protzkarre, mit der er nicht angeben will.« – Weil Matti vorhat, die Tour im nächsten Jahr wieder zu fahren, legt er größten Wert darauf, dass niemand Wind davon bekommt, dass er stolzer Besitzer eines dieser neumodischen E-Bikes ist ... also einen Drahtesel mit Motor fährt.

Bonuspunkt: Unbeobachtet ist Matti mal eine Stunde lang auf einem richtigen Fahrrad gefahren: Er wollte rausfinden, wo es nach dem Radeln weh tut. Beim nächsten Trip wird er vor allem Boxenstopps ansteuern, die von Frauen in medizinischen Berufen betreut werden. Mit etwas empirisch unterlegtem Jammern gibt's dann nach dem Essen noch eine gratis Bein-Po-Massage obendrauf.

Sich frei kaufen für die Fitness

Wer viel um die Ohren hat, sollte nicht alles selbst machen. Das gilt vor allem für Mütter. Die haben nie Zeit, nicht einmal zum kleinen Durchatmen zwischendurch. Und dann noch der ganze Haushalt. Oje! Wer in dieser dauerangespannten Situation ein regelmäßiges Fitnesstraining vorschlägt, riskiert eine verbale Ohrfeige: »Du hast ja wohl überhaupt keine Ahnung, was ich den ganzen Tag mache!«

Zuzugeben, dass ein paar dienstbare Geister hermüssen – für Kinder, Haushalt, Garten & Co., damit die Powerfrau auch mal abhängen kann? Ungern. Klingt ein bisschen faul. Andere schaffen das ja auch. – Aber jemanden bezahlen, der das Haus schrubbt und die Kinder wuppt, wenn Mami mal wieder was für die Form tun will? – Das wird akzeptiert. Also her mit den Hilfen und raus aus dem Haus.

Leider reicht die Restkraft maximal für den Weg ins Café zwei Straßen weiter. Eineinhalb Stunden Löcher in die Luft starren, im Cappuccino rühren und nichts tun – was gibt es Schöneres? Wichtig: Zu Hause unbedingt über Muskelkater, den strengen Trainer und die schlappe Mütterkonkurrenz klagen, damit nicht allzu schnell ergebnisorientierte Nachfragen kommen.

Bonuspunkt: Sollte es doch einer wagen, sich nach dem Befinden zu erkundigen, gleich eins draufsetzen: »Meint hier wirklich jemand, dass eine Stunde in der Woche reicht, um abzunehmen? – So ein Quatsch, das verhindert doch nur weiteres Zunehmen. Wenn mehr passieren soll, brauche ich zwei Stunden, und zwar jeden Tag.«

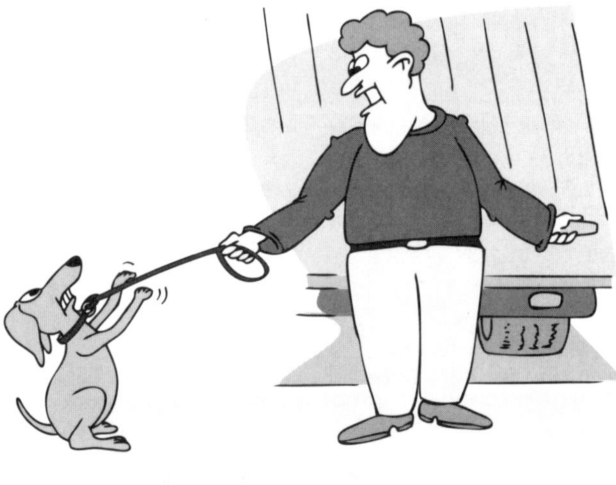

»Jetzt stell dich doch nicht so an, bissi laufen tut gut!«

Sie geraten beim Sport aus der Puste? Das muss nicht sein. Hier weitere Anstrengungsvermeidungs-Tricks:

- Warum laufen? – Wer sich mit dem Fahrstuhl oder per Rolltreppe ins Studio bringen lässt, bleibt länger frisch.
- Theorie muss sein, um nicht sinnlos herumzuhampeln. – Also erst einmal ein halbes Jahr die Sportschau ansehen.
- Die bessere Hälfte geht Schwitzen? Das sollte unterstützt werden. – Der treue Begleiter wartet brav auf sein Frauchen ... im Clubheim beim Bier.
- Der Hund muss mal raus? – Sportlich, sportlich, wenn er sich neben dem fahrenden Auto mal so richtig ausrennen kann.
- Nur faul auf dem Sofa hängen gilt nicht. – Also mutieren Sie von der Couch-Potato zur Coach-Potato: Kommentieren Sie jedes Fußballspiel aus der Waagerechten, das zeugt von Sportsgeist ohne lästigen Kalorienverbrauch.

42. Wasser marsch!

Auch wenn viele Männer es ungern tun: Abtauchen kann beim Abnehmen helfen – mit und ohne Aromakerzen am Wannenrand

Dass Frauen im Durchschnitt älter werden als Männer, ist eine Tatsache, die sich nicht leugnen lässt. Aktuell haben sie einen Vorsprung von pi mal Daumen fünf Jahren – was wahrscheinlich nicht daran liegt, dass Männer schlechter Auto fahren.

Stattdessen sollten wir davon ausgehen, dass wir, aufgrund unserer etwas unterentwickelten Kritikfähigkeit uns selbst gegenüber, mehr Gewicht auf die Waage bringen als die Frauen – und natürlich viel gestresster sind als sie, weil wir es nur mühsam schaffen, unser körpereigenes Betriebssystem zu motivieren, mehrere Aufgaben gleichzeitig zu erledigen, während die Mädels das sogenannte Multitasking locker aus dem Ärmel schütteln. So kommt Stress bei ihnen gar nicht erst auf, und obendrein gewinnen sie dabei Zeit, die sie für ihren Wellness-Fimmel prima brauchen können: für häufiges Abtauchen in der heimischen Wanne mit quiemelnden Aroma-Duftkerzen auf der Keramik und Gurkenscheiben auf den Augen beispielsweise.

Zermürbender Stress kann den Mann allerdings auch anfallen, wenn er gemeinsam mit einer Frau eine neue Bleibe sucht. Aus diesem Grund sind kürzlich bei Isi und Torben die Fetzen geflogen. Dabei hatten sie nach ewiger Sucherei endlich eine Traum-Wohnung gefunden: 1-A-Lage im angesagten Stadtviertel, drei wunderschöne Zimmer, Altbau, Balkon ins Grüne, Miete erschwinglich, kurzum: Alles perfekt! – Nein, nicht ganz. Perfekt war leider nur fast alles. ***Ein unerhebliches Detail fehlte und löste eine regelrechte Beziehungs-Explosion aus: die fehlende Wanne.***

Isi wollte unbedingt eine – groß, rundherum turbo-bedüst und auf jeden Fall in der Ecke unterm Velux-Fenster mit Blick in den Sternenhimmel. Torben hätte diese »unnötige Platzverschwendung« im neuen Bad Isi zuliebe zwar akzeptiert, wäre aber auch ganz prima ohne ausgekommen. Priorität hatte für ihn erst mal der Stellplatz für den Golf GTI im Hof und: »Hauptsache die Dusche ist groß genug für zwei!« So wagte er in unsere Richtung augenzwinkernd zu scherzen.

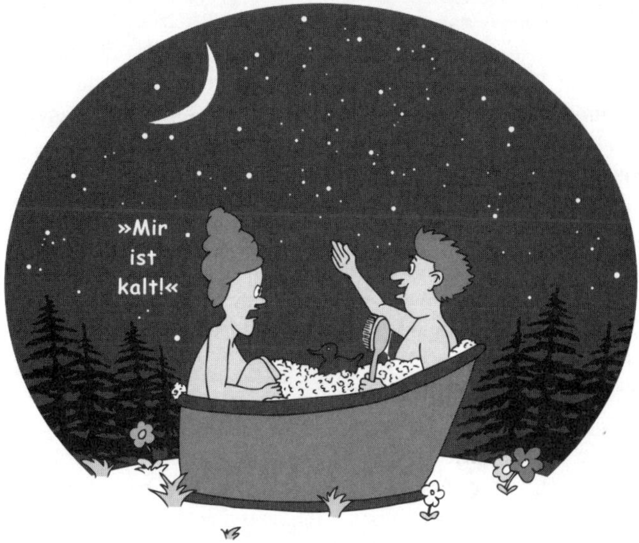

»Aber Liebling, das ist doch so romantisch und tausendmal besser als ein Velux-Fenster ... und – nein, das hat nichts mit der neuen Garage zu tun!«

Es war dies eine Bemerkung, die sich als Flammenwerfer entpuppte. Torben setzte damit die Lunte in Brand, die Isi unangespitzt durch die Decke gehen ließ. »Wir waren uns aber einig ...«; »... du fällst mir vor allen Leuten in den Rücken ...«; »... das wird ein Nachspiel haben!« – An aus weiblicher Logik geborenen Argumenten fehlte es ihr definitiv nicht.

Klaus' pragmatisches Abwägen von Zahlen, Daten und Fakten hätte Torbens Standpunkt stärken können, doch selbst stichhaltige Infos wie »Duschen ist hygienischer, das ist wissenschaftlich erwiesen. Der Dreck rinnt an dir runter und ratzfatz ab in den Gulli« oder »Baden verbraucht mindestens dreimal mehr Wasser als Duschen« glitten an Isi ab wie ihr Jil-Sander-Luxus-Badeöl. »Duschen ist aber nicht Wellness«, schaltete sich Sabine in die Auseinandersetzung ein. Es war leicht zu durchschauen, auf wessen Seite sie stand: »Wo sollen denn in der Duschkabine die Kerzen stehen?«

Andreas fühlte sich prompt aufgefordert, Klaus beizustehen, und zückte seinen Solar-Taschenrechner aus der Hemdtasche: »Viel zu teuer so ne Wanne. Für das Wassergeld kannst du glatt einmal volltanken.« Ein wütendes Funkeln in Isis Augen erstickte seinen Solidaritätsversuch im Keim: »... andererseits lässt sich ordentlich Wasser sparen, wenn man sich zu zweit reinsetzt. Die Hälfte. Oder sogar mehr.« Ich sag einen Schlag ins Wasser auf uns zukommen – sprichwörtlich – und zog schon mal den Kopf ein. Wie erwartet kam Isis Reaktion ebenso schnell wie giftig: »So dick bin ich nun auch wieder nicht!«

»Da gibt es keine zwei Meinungen!« Torbens Zusatz, Baden sei nur was für Warmduscher, sollte sich ebenfalls als nur begrenzt hilfreich erweisen. Es war höchste Zeit einzugreifen, sollte der harmonische Abend unter Freunden nicht nachhaltig unter der eskalierenden Wannendiskussion leiden.

»Also«, räusperte ich mich, »ich bin Warmduscher und stehe auch dazu. Ich sitze ab und zu sehr gerne gemütlich im Schaumbad. In diesem Punkt gebe ich den Damen unbedingt recht. Und außerdem – die Badewanne hilft uns beim Schlankwerden.«

Ehrlich! – Abtauchen nach einem anstrengenden Arbeitstag wirkt wie ein Kurzurlaub. ***Im angenehm warmen Wasser fühlen wir uns leicht, da volle 70 Prozent des Körpergewichts sekundenschnell von uns abfallen.*** Außerdem lässt die Anspannung nach, Verspannungen lösen sich, die Durchblutung zieht an, die Herzfrequenz sinkt ...

»Und wenn ich wieder raussteige, bin ich schlank, weil das Fett noch 'ne Runde weiterschwimmt«, höhnten die Herren. »So ein Quatsch, und das von dir!« – »Okay, okay, so läuft das natürlich nicht«, erklärte ich, »aber der Stress geht eben auch baden: Er zieht Leine und mit ihm die Hormone, die dauernd unsere Lust auf Zucker und Fett ankurbeln und die Fettspeicherung fördern. Ein gepflegtes Wannenbad hilft, den Stress zu reduzieren.«

Und das Minus auf dem Stresskonto kommt in Form zusätzlicher Lebenszeit natürlich besonders den Männern zugute. Wenn wir auf den Wellness-Zug aufspringen, in dem unsere Frauen ja längst gemütlich sitzen, geht's mit Sicherheit auch für uns ein paar Stationen weiter als bisher.

Den Beweis für diese Behauptung tritt übrigens eine Studie an, in der die Daten von 12 000 bayerischen Nonnen und Mönchen analysiert wurden. Nicht, dass die besonders viel Zeit im Wannenbad verbracht hätten, aber ***im Kloster sind die Lebensbedingungen von Männern und Frauen annähernd gleich. Mit erstaunlichen Folgen: Der Unterschied in der Lebenserwartung löst sich in Luft auf.*** Das beschauliche, stressfreie Leben bekommt den Männern ausgesprochen gut. Hinter Klostermauern müssen wir uns natürlich nicht gleich zurückziehen, aber ab und zu abtauchen kann nicht schaden.

Isi triumphierte und Torben investierte. Sie nahmen die Wohnung, warfen vorher die Dusche raus und bauten eine sündhaft teure Eckbadewanne ein. So schnell kann man der Liebe wegen zum Sitzduscher werden – und dabei vielleicht noch ein paar Jahre rausschlagen.

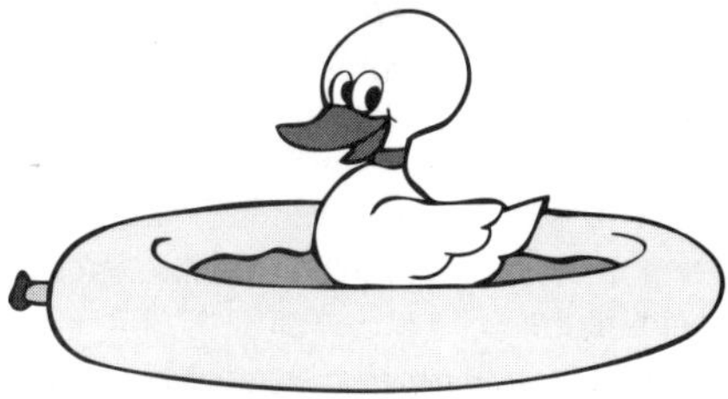

43. Wissenswertes rund ums Thema

Wo Wampen sich lohnen

In Äthiopien punkten junge Männer mit dicken Bäuchen: Dort kürt ein Halbnomadenstamm jedes Jahr den Mann mit dem mächtigsten Wanst. Sechs Monate müssen die Herren sich mit Rinderblut und Kuhmilch mästen. Dann heißt es: Antreten zum Wampen-Casting. Die Stammesältesten fühlen, ob keiner mit Wasser mogelt, nur echtes Fett zählt. Dem Sieger wird große Manneskraft nachgesagt; er darf sich die schönste Frau aussuchen.

Figurfreundliche Ferien mal anders

Im Urlaub mal ungeniert die Pfunde zur Schau stellen? Sich nicht dicker fühlen als andere? Und ohne Sorge, dass jemand blöd guckt, essen? – Als recht spezieller Reise-Geheimtipp für Menschen mit Problemfiguren gilt der Südseestaat Tonga. »Es gibt keinen angenehmeren Ort, um im Bikini Urlaub zu machen«, schreibt die Zeitschrift Neon, die eine Reporterin zur Vor-Ort-Recherche schickte, deren »Bikinifigur exakt dem gleicht, was die Amerikaner die Muffin-Form nennen« und deren »Hintern auch in die meisten Männerjeans nicht passt«, so die Selbstbeschreibung.

Tonga gehört zu den Staaten mit den dicksten Menschen der Welt: Die Bevölkerung ist zu mehr als 90 Prozent übergewichtig; jeder fünfte hat Diabetes. Die Bewohner Tongas sind arm, Dicksein gilt als Wohlstandssymbol. »Was für eine Perspektive!«, schwärmt die Autorin: »Unbeschwert am Strand liegen. Umgeben von Menschen, die für ihr Leben gerne essen. Sehnsuchtsort, Südseetraum!«

Zu diesem Rekord-Ruhm führen Gene, Traditionen und Lebensumstände. Eine gute Fettabspeicherung war auf den Inseln evolutionär mal sinnvoll, als man nach Stürmen und Dürreperioden oft lange durchhalten musste. Bis heute essen die Menschen dort gerne, kalorienreich und viel Schlechtes – industriell gefertigtes und billig importiertes fettiges Fleisch.

Zukunftstrend: Sich gesund kaufen

Weil Gesundheit zu kaufen nicht so anstrengend wie gesund zu essen ist, setzt die Lebensmittelindustrie auf einen neuen Trend: Das sogenannte Functional Food soll all die Übel heilen, deren Ursache stinknormales Essen ist – und zukünftig Milliarden an Einnahmen garantieren. Essend den Cholesterinspiegel senken, die Vitaminzufuhr steigern, Erkältungen verhindern, schöner, jünger, fitter werden – und das alles für ein paar Euro mehr. Der Mehrwert von Functional Food ist zwar nicht bewiesen, gekauft wird aber trotzdem schon mal. Wäre ja auch noch schöner, wenn der Gesundheitskollaps käme, weil man zu geizig zum Geldausgeben war.

Berauscht hungrig

Freispruch für Fettfreunde: Wenn Sie wie ein Junkie in die Chipstüte greifen und sich die salzigen kleinen Platten händeweise in den Mund stopfen, geschieht das im Zustand verminderter Schuldfähigkeit. Weder das schwächelnde Hirn noch der starke Bauch sind schuld, sondern: Der Darm war's! Der löst die Produktion von sogenannten Endocannabinoiden aus und verteilt damit Drogen, die die Lust auf fettiges Essen steigern, fanden Wissenschaftler der Universität von Kalifornien in Irvine heraus. Deren Laborratten produzierten Verbindungen, die ähnlich berauschen wie die Wirkstoffe der Hanfpflanze ... und die immer mehr Hunger machen.

Ab durch die Mitte

Wer braucht heute noch Gelkissen? Auch Fettgewebe pusht den Busen auf, und die Deutschen werden immer dicker. So legt das Holz vor der Hütt'n, wie es im rustikalen süddeutschen Sprachgebrauch heißt, solidarisch ein paar ordentliche Klafter zu. Doch da die Körpermitte stets drastischer drauflegt, wird der Übergang von Brust zur Hüfte laut Experten-Hochrechnung in einigen Jahrzehnten ein grader sein: Sandsack statt Sanduhr.

Brüll dich stark

Fürchten Sie sich nicht, wenn Sie mal wieder einen Vertreter der Gattung Steinzeitmensch im Studio hören. Das, was der da macht, ist kein Verstoß gegen die Menschenwürde, sondern selbst auferlegter Zwang zum Dichter machender Muckis. Grunzende, testosterongeschwängerte Männer entwickeln animalische Züge. Mit dem dazugehörigen Geruch und unverständlichen Urzeitlauten trainieren sie effektiver als die Stillen mit deogestautem Schweiß.

Nur gut, dass die Brüller (bisher) nicht ihr Revier abstecken, indem sie die künstliche Palme im Trainingsraum anpinkeln.

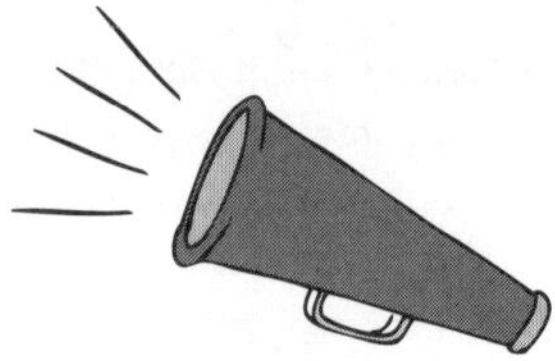

Kilos wegkauen
Es kommt immer gut, wenn jemand ein neues Wort für alte Erkenntnisse findet. So kombinierte der Schauspieler Jürgen Schilling »Schmecken« und »Kauen« zu dem Verb »Schmauen« – und schwupps wurde es zum Diäthit. Wer langsam kaut, isst konzentrierter, wird schneller satt, mümmelt weniger und nimmt ab. Schilling selbst verlor damit sämtliche Verdauungsprobleme und 33 Kilo Übergewicht.

Essbare Freunde gegen Einsamkeit
Wenn wir wollen, können wir alles – sogar uns ein paar Freunde selber machen. Wir müssen dafür nur in Gegenwart unserer Liebsten ein Lieblingsessen vertilgen: immer wieder sonntags Omas Apfelkuchen in Anwesenheit unserer Lieblingsoma oder die gute Hühnersuppe, wenn wir krankheitsbedingt verwöhnt werden. Dann genügt in einsamen Momenten schon der Gedanke an das sogenannte Comfort Food, das Seelenfutter, und der Schmerz der Einsamkeit lässt nach. Wir verspüren einen Hauch von Trost, fühlen uns sicher und geborgen – auch wenn kein Mensch da ist. Weil aber Gedanken die Vorstufe zum Handeln sind, begnügen wir uns in einsamen Momenten leider selten nur mit Kuchenduft. Die Nase führt dann schnell zum Supermarkt, und schon heißt's wieder mal: »Was Echtes muss her.«

Hungerhaken real
Wenn sich beim Anblick überirdischer Schönheiten in Modemagazinen mal wieder Frust breit gemacht hat, hilft ein Blick aufs Original – zum Beispiel an der Eingangstür zu einem großen Fotostudio. Da können Sie dann die Models herumstehen sehen, nicht mal halb so hübsch wie auf den Fotos und zu dünn, um den Klamottenkoffer die Stufen hochzukriegen. Die teuer bezahlten Kleiderständer hungern so heftig, dass der Körper die Muskeln weggefressen hat.

Heiß umwickelt

Kleiner Tipp: Wenn eiskalte Verhandlungen drohen, stellen Sie ruhig was Heißes auf den Tisch. Eine warme Tasse, an die sich jemand so richtig drankuscheln kann, soll nämlich ähnlich milde stimmen wie ein Hühnersüppchen. Vielleicht denkt Ihr cooler Geschäftspartner dann an den letzten Sonntag bei Oma auf dem Sofa und fühlt sich plötzlich schnullerwohl.

Die ganz harte Tour

»Abnehmen auf die Ekeltour«? Manche schwören drauf. Die stopfen sich – zumindest beim Mentaltraining zum Abgewöhnen – Sardellen in die Sahnetorte und ein Büschel Haare in die Suppe. Wer sucht, der findet noch mehr, um sich selbst den Appetit zu verderben. Im Internet verraten Fachleute, wo und wie man frisch geschlüpfte Rattenbabys, lebende Tintenfische oder gegrillte Vogelspinnen als Delikatessen serviert. Hobbyköche verbuddeln Hühnchen in Ente, stecken die Kombi in einen Truthahn und matschen einen Speckmantel drumherum. Manche ertränken auch Cheeseburger in Chilisoße oder kleben Karamellbonbons auf Pizza. Gruseleffekte mit Bauchschmerz-Garantie.

Wussten Sie, dass ...

... Männer Frauen in den Ausschnitt gucken müssen?

Wie Sie oben nachlesen konnten, können Frauen gar nicht anders, als uns Männern auf den Po zu gucken. Und die Männer – wohin schauen die zuerst bei den weiblichen Wesen? Genau, in die schönen Augen. – Okay, zugegeben, das war ein platter Kalauer – Männer gucken auf die Oberweite. Aber das kann man ihnen gar nicht übel nehmen, denn ... die Neandertalerinnen mit den üppigsten Brüsten konnten natürlich am ehesten die Ernährung des Nachwuchses garantieren. Und so wissen die Männer auch heute, in Zeiten von Hipp und Alete noch immer einen schönen Busen zu schätzen. In diesem Zusammenhang ist vielleicht die Tatsache interessant, dass die deutschen Busen wachsen – nicht nur in der Praxis von Dr. Beauty, sondern ganz von allein.

… Kartoffelchips die schlimmsten Übeltäter im Sündenregister sind?
Wer viel knabbert, legt in einem Zeitraum von 20 Jahren 7,6 chipsbedingte Extra-Kilos zu. Um das herauszufinden, haben US-Forscher 120 000 Menschen jahrelang begleitet. Dabei wurden auch weitere Dickmacher entlarvt: Pommes frites, gezuckerte Getränke, rotes Fleisch und Wurst führen die Hitliste an. Als weniger schlimm entpuppte sich ein tägliches Dessert oder eine Ration Süßigkeiten. Der Umkehrschluss der Studie: Wer sich künftig bei Chips und Softdrinks zurückhält und stattdessen mehr Gemüse, Vollkorn, Nüsse, Naturjoghurt und frische Früchte isst, nimmt ab.

… Veränderungen schlank machen können?
Ein neuer Partner, ein anderer Job, der Umzug in eine fremde Stadt – grundsätzlich verbessert sich mit jeder Veränderung die Aussicht, etwas Neues anzufangen. Das gilt jedoch nur, wenn wir innerlich dazu bereit sind. Sich nur einen frischen Partner zu suchen, um endlich ein paar Pfunde abzulegen – das haut nicht hin.

… Gartenarbeit und Gassi gehen für alle, die das mögen, ausreicht, um gesund in die Jahre zu kommen?
Hart und heftig muss nicht sein. Hauptsache, man tut überhaupt was und hat Freude daran.
Doppelt gut:
Ganz egal, wann Sie damit anfangen – Bewegung verbessert und verlängert das Leben in jedem Alter.

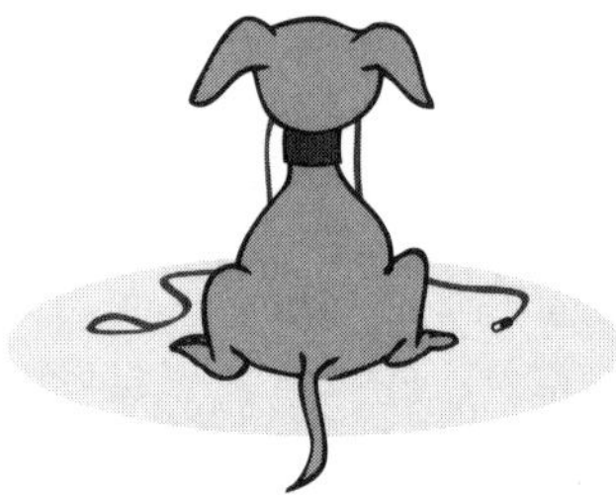

… die Infrastruktur der Figur guttut?
Die Universität in Utah (Salt Lake City) ermittelte: Wer so wohnt, dass Supermärkte, Läden, Freunde und Parks leicht zu erreichen sind, lässt gerne mal das Auto stehen und macht sich zu Fuß auf den Weg.

... die Zahl der Diabeteskranken sich in den letzten 30 Jahren weltweit verdoppelt hat?
350 Millionen Menschen sind mittlerweile davon betroffen – die meisten, weil sie zu dick sind. Die Weltgesundheitsorganisation geht davon aus, dass die Zahlen weiter ansteigen und Diabetes zu einem der größten globalen Gesundheitsprobleme werden wird. Zwei Gründe gelten als Hauptursache: Zum einen hat der Fast-Food-Boom auch die Entwicklungsländer erreicht, zum anderen werden wir immer älter, essen also immer länger ungesund. So hat Diabetes immer mehr Zeit, zu entstehen.

... Funzellicht beim Dinner dick macht?
Ja, so ist es. Und es ist leider logisch: Je gemütlicher wir es uns machen, desto länger sitzen wir und desto mehr wird auch gegessen. Schade, denn das bedeutet Zweisamkeit unter der Neonröhre oder Hungern bei Kerzenschein.

... Männer beim Fitnesstraining am liebsten hanteln?
Angeblich ist mann ja nicht eitel, doch an der Hantel kommt's raus: Da wird gewuchtet, was das Zeug hält, und bald im Spiegel stolz das Ergebnis in Form von Breite obenherum betrachtet. Dass sich selten ein Herr in den Bauch-Beine-Po-Kurs verirrt und der Kehrseite auch sonst weniger Aufmerksamkeit schenkt, ist reine Eitelkeit: Von hinten sieht mann sich ja nicht im Spiegel. Hauptsache, die Frontoptik stimmt, alles andere ist nicht so wichtig.

... Bildungsgrad und Körpergewicht zusammenhängen?
Die weniger gebildeten Menschen sind häufiger übergewichtig als Leute mit hohem Bildungsabschluss. Am härtesten trifft es Frauen mit Hauptschulabschluss. Einer der Hauptgründe dafür: Je ärmer und unwissender die Menschen sind, desto leichter glauben sie, was die Werbung verspricht. Nämlich, dass man sich mit schlechtem Essen angeblich gesund ernähren kann.

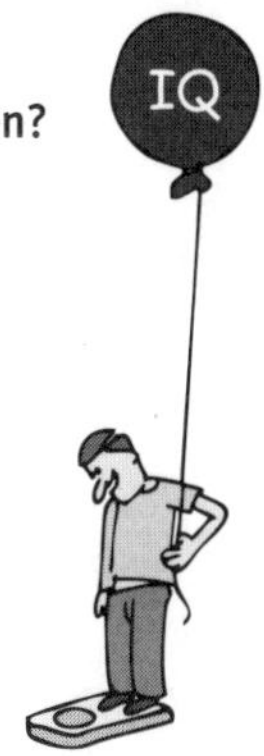

44. Die Seiten zum Frustablassen

Hier abschneiden. Dann zerknüllen und zum Wutablassen gegen die Wand werfen.

ENTSPANNUNGS- *Maßnahme:*

Zwei Seiten in Streifen schneiden, sie zu Kringeln drehen und aus den Kringeln eine Kette machen. Entweder als Schmuck tragen oder den Kühlschrank damit verketten.

BREMSE *für den Kühlschrank:*

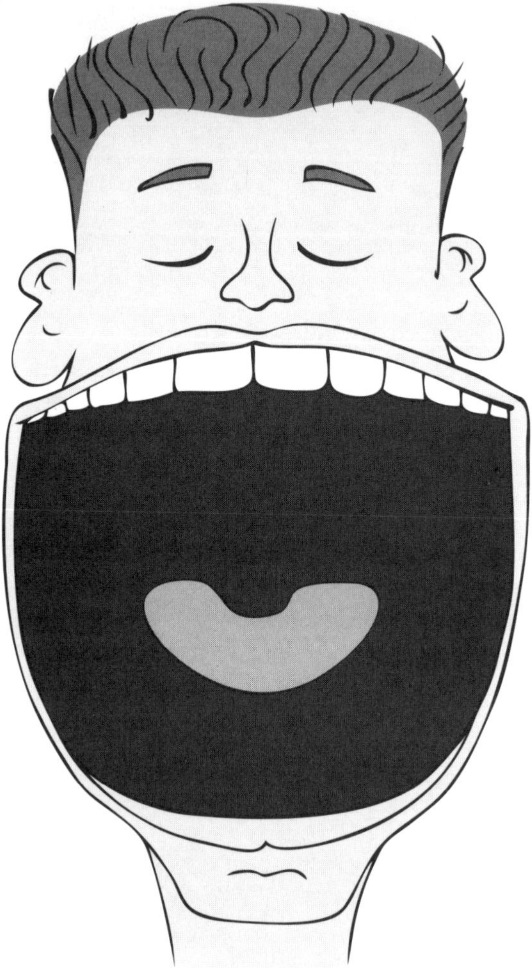

»Bitte füttern Sie mich,
dann essen Sie selbst nicht.«

Unsere **ESSECKE:**

Falls Sie gerade Hunger haben sollten:
Ecke ausschneiden und kauen (nicht schlucken).

Wem das nicht reicht:
Einen Stapel von ca. 20 Seiten an beliebiger Stelle im Buch von einer Ecke her »anknabbern«.

Hinweis: Kein Esspapier!
Aber im Mund geformte Kügelchen sind zum An-die-Wand-schießen mit Gummiband geeignet.

BASTELANLEITUNG *für eine Blume*
(Anti-Stress-Maßnahme und Selbstbelohnung):

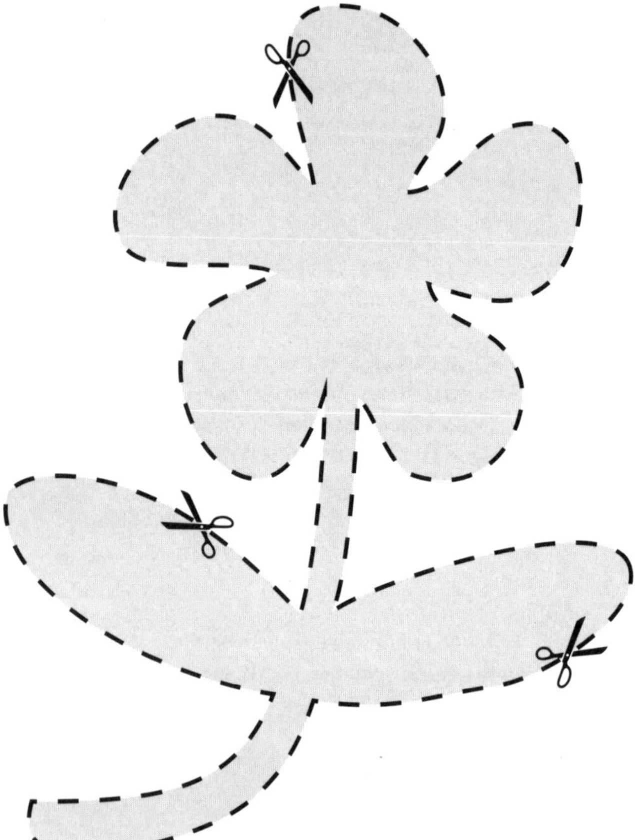

Sollten Sie Langeweile haben, können Sie, ***statt zu naschen,*** aus dieser Seite einen Papierflieger basteln.

Abschließende **HINWEISE**
zum weiteren Gebrauch des Buches:

- Dieses Buch ist auch als Steppbrett geeignet.
- Kaufen Sie drei Exemplare und lernen Sie, damit zu jonglieren.
- Kleben Sie aus mehreren ausgerissenen Seiten eine Turnunterlage und legen Sie los.